RECETARIO
– *de la* –
BRUJA VERDE

"Vrylak Faemana es una pionera entre las brujas verdes en América Latina y está profundamente conectada con el corazón y el espíritu del Sendero Esmeralda. *Recetario de la Bruja Verde* es un testimonio de la profundidad de ese trabajo".

COBY MICHAEL, PRACTICANTE DE LA SENDA DE LOS VENENOS DE LA HERBORISTERÍA OCULTA, CULTIVADOR DE HIERBAS ENTEÓGENAS, AUTOR DE *HERBOLARIO DE LA SENDA DE LOS VENENOS* Y *GRIMORIO DE LA SENDA DE LOS VENENOS*

"En un mundo en el que la naturaleza se instrumentaliza constantemente, Vrylak ofrece un soplo de aire fresco al poner de nuevo sobre la mesa un enfoque animista y respetuoso con el mundo vegetal. Su profunda sabiduría sobre los espíritus verdes, basada en el estudio y en su extensa experiencia, constituye una aportación invaluable al panorama de la herbolaria mágica. Su obra es una fantástica guía para establecer relaciones significativas y bellas con las plantas".

NATALIA SALDAÑA PEREA, ARTISTA, ESCRITORA Y AUTORA DE *ALMANAQUE DE LA BRUJA TRADICIONAL*

"*Recetario de la Bruja Verde* es una expresión del profundo amor que Faemana siente por las plantas y de su dedicación para ser un puente entre el mundo vegetal y las personas que buscan el conocimiento ecológico para tener una vida mejor de manera respetuosa y amorosa. Faemana es una mujer medicina de nuestro tiempo, una bruja y herborista que entiende las necesidades de los practicantes de magia y herboristería del siglo XXI y transmite la sabiduría de las plantas de manera muy comprensible. Recomiendo este libro a quienes no saben por dónde empezar su relación con las plantas y a quienes ya están conectados al mundo vegetal y quieren seguir su camino en busca de la sabiduría ancestral y divina de la naturaleza, pues el conocimiento compartido en estas páginas, aunque accesible, es también profundo, mágico y transformador".

Debora Greer, makumbeira, bruja y herborista

"*Recetario de la Bruja Verde* es un tesoro enraizado en la sabiduría ancestral y la experiencia vivida. El profundo conocimiento de Vrylak sobre la medicina de los espíritus de las plantas y los misterios de la naturaleza se manifiesta en cada receta y ritual. Este libro es una invitación a recorrer el camino de los sabios, con el corazón, las manos y la tierra entrelazados".

Kris Gurky, bruja y herborista

"Vrylak es una figura clave en el mundo moderno de la herboristería espiritual, la magia verde y la hechicería. Con un corazón y un espíritu profundos, aporta sabiduría ancestral y la hace accesible para quienes somos aquí y ahora. No hay otra voz como la suya en el mundo, y quienes tengan la suerte de escucharla recibirán innumerables bendiciones verdes. Este libro es un clásico instantáneo y una obra imprescindible para todos los que trabajan con plantas".

Josh Williams, herborista tradicional

"Vrylak es una herborista muy completa que basa sus conocimientos en prácticas ancestrales y sabe combinarlas con una perspectiva moderna y su propia experiencia. Es una persona muy sensible e intuitiva, y la he visto evolucionar durante el tiempo que hemos sido amigas y colegas. Nunca deja de sorprenderme con sus ideas. Tiene alma de artista, algo que se aprecia tanto en su arte como en su forma de hablar y escribir. Consigue presentar sus ideas de una forma muy singular, poética, esotérica y realista al mismo tiempo sin ningún esfuerzo. Como herborista, he aprendido mucho sobre los aspectos ocultos del reino botánico gracias a la sabiduría que ha compartido conmigo. Además, está deseosa de aprender, siempre abierta a nuevas ideas y perspectivas, lo que la convierte en una brillante maestra del mundo de las plantas".

Devana Verónica, curandera, herborista y conservacionista

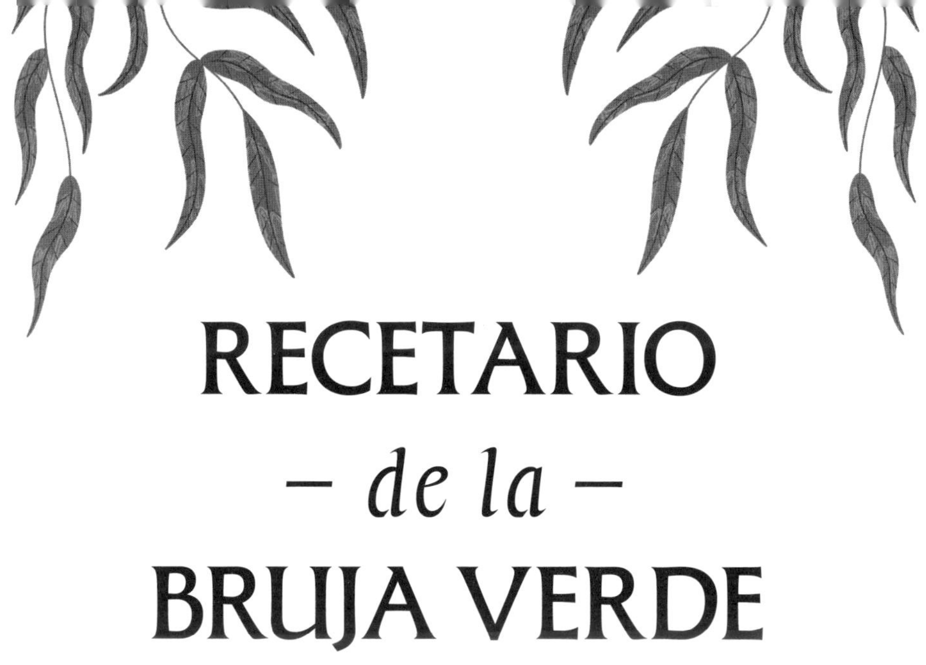

RECETARIO
– *de la* –
BRUJA VERDE

Fórmulas mágicas, medicinales y rituales del Sendero Esmeralda

VRYLAK FAEMANA

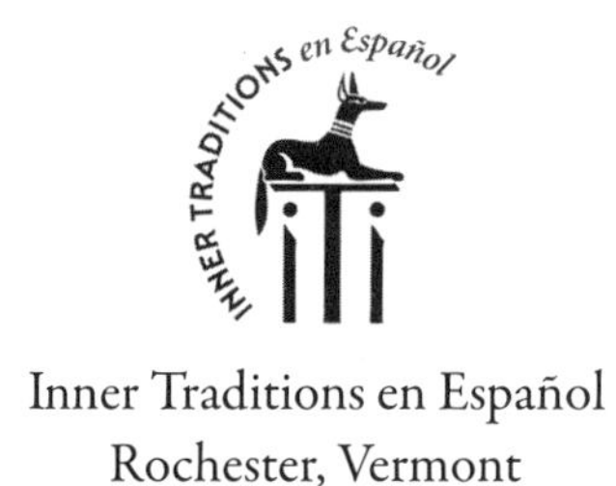

Inner Traditions en Español
Rochester, Vermont

Inner Traditions en Español
One Park Street
Rochester, Vermont 05767
www.InnerTraditions.com

Inner Traditions en Español es un sello de Inner Traditions International

Nota al lector: La información contenida en este libro no pretende diagnosticar, tratar, curar, prevenir ninguna enfermedad ni reemplazar el consejo médico profesional. Nunca ingiera ni administre remedios a base de hierbas sin antes realizar una investigación y evaluación exhaustiva de los posibles riesgos. Ni el autor ni el editor son responsables de ningún mal manejo que resulte de la siguiente información de *Recetario de la Bruja Verde*. Practica siempre magia segura.

ISBN 979-8-88850-354-6 (impreso)
ISBN 979-8-88850-355-3 (libro electrónico)

Impreso y encuadernado en China por Reliance Printing Co., Ltd.

10 9 8 7 6 5 4 3 2 1

Diseño y maquetación por Kira Kariakin.

Para la maquetación de este libro se han usado las fuentes Garamond Premier Pro, Gill Sans MT Pro, Calendula, Beloved Ornaments, Bodoni Ornaments y Forevs.

Para enviar correspondencia al autor de este libro, envíe una carta a la atención de Inner Traditions • Bear & Co., One Park Street, Rochester, Vermont 05767 y le remitiremos la comunicación.

Dedico las páginas de este libro a todas las consciencias de la naturaleza, a las plantas, a sus númenes y a sus dioses.

Agradecida, porque debido al conocimiento que impartieron a la humanidad, hoy tenemos herramientas para hacer más llevadera la dura vida terrenal.

Agradecida con el mago Ish Kerioth, por ser mi primer mentor, el que me entregó las bases más importantes para la práctica de la magia vegetal.

Agradecida con Francisca Duarte, "Ánima del Taguapire", de la Corte Chamarrera de mi Reina María Lionza, mamá Francisca, gran sabia de las plantas, por acompañarme en este camino.

Agradecida con los espíritus maestros, guardianes de la sabiduría vegetal Tabaco, Yopo, Yagé, Ayahuasca y Cannabis, por retirar la venda de mis ojos y dejarme entender la realidad oculta en la naturaleza.

Agradecida conmigo misma, con mi corazón, presencia álmica en este mundo. Agradecida siempre por haber abierto el corazón y caminar en compromiso absoluto con el Sendero Esmeralda en gracia, infinita curiosidad, cautela y maravilla.

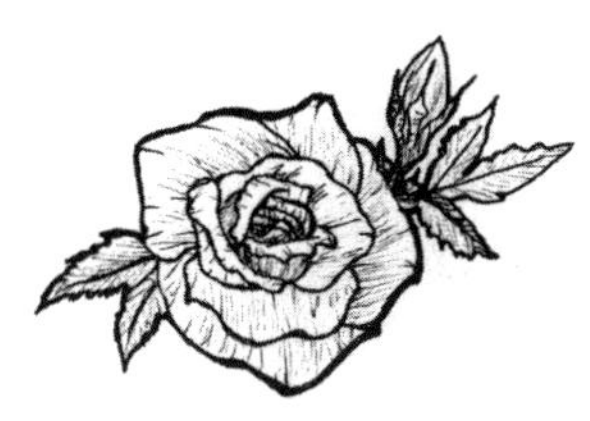

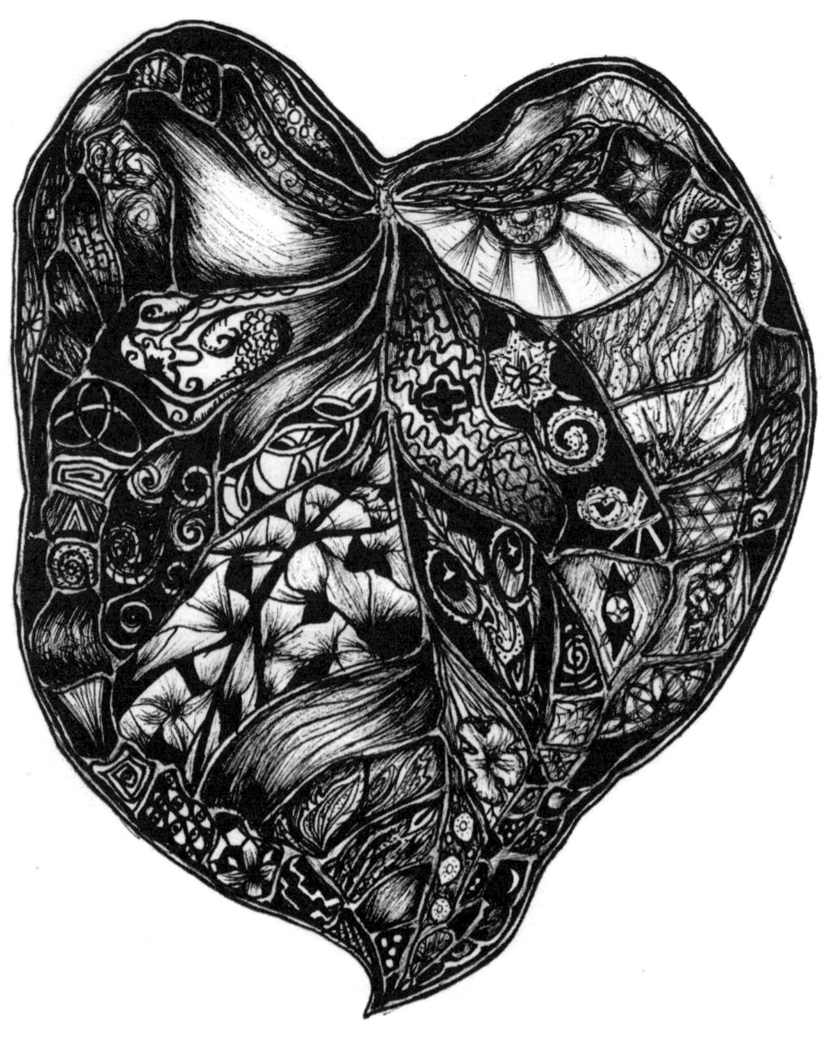

"A glimpse to the Green Misteries"

Una mirada a los misterios vegetales

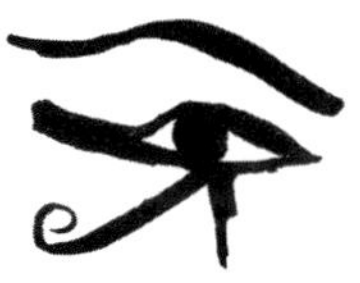

Recuerden, hermanos y hermanas, del camino:
debemos dejar de pelear contra la naturaleza.
Ya bastante hemos perdido
al desconectar nuestras raíces de la Madre Tierra
con los zapatos, la tecnología, el alimento envenenado y el concreto.
Toda guerra contra Gaia y sus seres
es una batalla contra nosotros mismos,
y no habrá más resultado
que la extinción del amor.
Así que renueva tu conexión
si quieres cambiar el mundo para mejor.
Comienza contigo mismo.
La fe mueve montañas.
Cúrate con las plantas, la tierra, los minerales, la lluvia y el Sol,
porque donde hay VIDA hay AMOR,
y AMOR y VIDA son los pilares de la salud.
No pelees contra el Sol, contra la lluvia,
contra los árboles.
TODO existe para que TÚ existas.
Recuérdalo. Somos UNO.

Índice

Índice del *Herbarium*

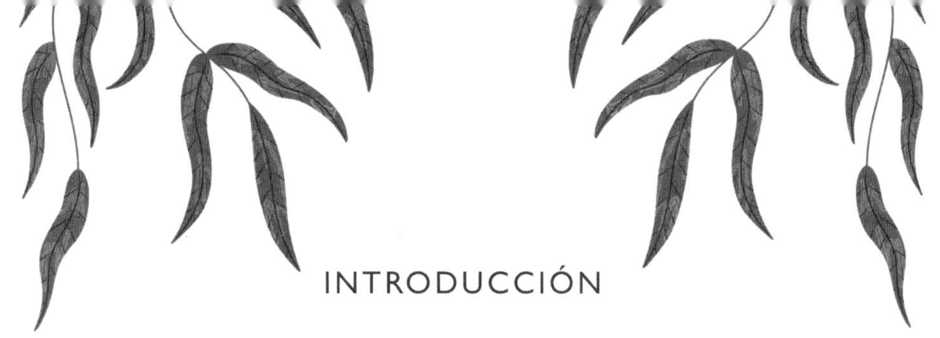

INTRODUCCIÓN

El gran misterio esmeralda

"La naturaleza en su seno tiene la curación de los seres vivientes con sus propios medios".

Celia Blanco

Un gran maestro que conocí dijo una vez que el reino más cercano al humano no era el animal, como todos pensábamos, sino el vegetal. Y si nos detenemos a pensar en ello, podemos darle la razón. Existe una conexión íntima entre las plantas y los seres humanos: desde nuestro nacimiento, al respirar por primera vez el oxígeno que ellas producen, hasta la muerte de nuestro cuerpo físico, cuando regresa, vacío de vida, a la tierra que alimenta sus raíces.

Las plantas han estado presentes en la medicina y la magia de los pueblos originarios desde tiempos inmemoriales. Los seres verdes más antiguos que existen, como esos árboles centenarios que sobreviven hasta nuestros días, han sido testigos de nuestra evolución como especie. Han visto reyes y guerreros alzarse en victoria; han presenciado desgracias, enfermedades, sufrimientos y también alegrías. Siempre he pensado que las plantas conocen bastante bien el sufrimiento humano. Han estado a nuestro lado desde que el homínido original pisó la tierra por primera vez.

Una creencia antigua sostiene que, en los inicios de los tiempos, los humanos podían ver a los espíritus de la naturaleza e interactuar con ellos. Fue así como aprendieron a comunicarse con las plantas y a obtener información directamente de ellas. Gracias a esta relación descubrieron los poderes de estos seres verdes. Con el paso de los eones nacieron mitos y leyendas cargados de magia, temor y maravilla. En muchas culturas se atribuye a algunas plantas el origen de la humanidad, o se les guarda un respeto profundo por haber salvado a los pueblos ancestrales del hambre, el frío y la enfermedad.

Toda esta sabiduría ancestral, tejida con el uso, el mito y la magia de las plantas, es lo que conocemos como *lore* o conocimiento tradicional. Y, aunque gran parte de este saber fue enterrado bajo la influencia de la Iglesia sobre los pueblos originarios, aún persiste. Está presente en los textos antiguos y en las tradiciones orales que han sobrevivido al tiempo, esperando ser recordado por aquellos que deseen escuchar la voz de las plantas.

Hay una realidad que no podemos ignorar: con la llegada del cristianismo a América, gran parte del conocimiento ancestral se perdió. Entre las conversiones forzadas, la siembra del miedo, el odio y el rechazo hacia quienes creían en la naturaleza y sus poderes, se destruyó una riqueza invaluable. Resulta irónico que existan registros de personajes cristianos que, en secreto, dedicaron su vida a la práctica de las artes mágicas y la alquimia, a pesar de que su organización repudiaba y perseguía a los seguidores de las antiguas artes.

Sin embargo, una parte de este conocimiento logró sobrevivir gracias al fenómeno del sincretismo. Costumbres y tradiciones consideradas "paganas" fueron transformadas y adaptadas para que encajaran dentro de lo aceptable para la fe cristiana. Esta transformación no ocurrió por simple estrategia, sino porque el pueblo creía profundamente en los poderes de las plantas, de la naturaleza y de sus dioses, y buscaron la forma de integrarlos a la "nueva religión". He visto muchas tradiciones antiguas relacionadas con las plantas, ahora revestidas con nombres de santos, vírgenes y cristos, pero en esencia aún conectadas con el mismo origen ancestral. Así es como han llegado a nosotros: disfrazadas, pero vivas.

Hoy en día, los médicos tradicionales, conocidos como curacas, curanderas, rezanderos, yerbateros, así como los chamanes, terapeutas florales, brujos verdes y vegetalistas, son los guardianes de este saber. Poseen un conocimiento profundo sobre las plantas y su capacidad para sanar no solo el cuerpo, sino también el corazón, la mente, el alma y el espíritu. Cada tradición tiene sus propias formas de acercarse a ellas y de aprovecharlas, pero todas comparten una misma raíz: el verdadero maestro no es el ser humano; es la naturaleza misma.

Cuando adoptamos este concepto no solo en nuestra mente, sino también en nuestra alma, nos abrimos a una nueva realidad, llena de infinitas posibilidades. Infinito es el conocimiento oculto en la naturaleza de las plantas, y los conceptos relacionados son la piedra angular de la práctica del Sendero Esmeralda.

El enfoque de este libro es profundamente animista. Para poder tejer realidades o hacer magia con las plantas, debemos acercarnos a ellas con plena consciencia de su sacralidad, su poder y su inteligencia. Cada planta debe ser considerada como un ente viviente, habitado por un espíritu individual, inteligente, sintiente, que evoluciona, recuerda e interactúa. Así pues, amerita ser nombrado, saludado y honrado si deseamos que nos ofrezca su Virtud.

Para adentrarnos en el fascinante mundo del herbalismo, es imprescindible entender que no podemos aproximarnos a los seres vegetales sin intentar percibirlos como un Todo. Cada planta debe ser estudiada como una entidad completa, un microcosmos lleno de inteligencia y sabiduría.

En este libro encontrarás las bases para el pensamiento y la práctica relacionados con el trabajo y la conexión con las plantas, tanto en la magia como en la medicina. Encontrarás protocolos de trato con las plantas basados en mi experiencia, con ejercicios adicionales para experimentar en tu práctica personal. He incluido información básica sobre las correspondencias elementales y planetarias, para ir comprendiendo la arquitectura energética de las plantas. Asimismo, podrás apoyarte, especialmente si eres neófito en la práctica, en protocolos esenciales para llevar a cabo rituales con invocaciones a los elementos y a la consciencia vegetal; tómalos como referencia. Además, he incluido una selección de fórmulas, rituales y hechizos diseñados para diversas finalidades, abarcando lo medicinal, lo mágico y lo terapéutico: tal es la piedra fundamental de esta obra. Al final, en el *Herbarium*, se describen brevemente los poderes de las plantas mencionadas a lo largo del texto. Estas virtudes, que comparto aquí, son fruto de mi experiencia personal trabajando con estos espíritus.

Por cierto, verás a lo largo de este libro que los nombres de las plantas se encuentran con las iniciales en mayúsculas, algo poco común e incluso considerado inadecuado en las reglas gramaticales del español, siendo la mayúscula exclusiva para los nombres propios. Está así por un motivo personal. Es mi forma de honrar a las plantas, de decir: "Son tan poderosas, tan inteligentes y tan sabias que el romero merece ser llamado Romero y así todas las plantas de esta Tierra". Una mayúscula es sinónimo, para mí, de honorificación.

Debo decir que no soy una bruja teórica. Aunque investigo insaciablemente sobre las plantas en textos de diferentes tradiciones y latitudes, mi práctica no se basa únicamente en ellos. Las fórmulas de mi creación surgen de algo más profundo: la consideración de las afinidades energéticas entre los elementos (ley de correspondencia) y las sinergias únicas que las plantas pueden compartir entre sí. Algunas plantas se rechazan, otras se complementan y, en ocasiones, un tercer ingrediente puede armonizar por completo una mezcla.

No existen muchos textos que hablen de estas dinámicas, ni tengo conocimiento de un grimorio especializado en sinergias y sustituciones. Este saber no está en los libros; se aprende practicando, observando y conectando con la energía y la personalidad de las plantas. Por eso considero tan fundamental integrar el animismo en esta práctica. Sin esta perspectiva, las plantas se reducen a meros ingredientes que copiamos o seleccionamos según lo que otro experto en el tema haya indicado. No digo que esta forma de trabajar sea incorrecta; simplemente es. Pero, en mi opinión, es limitada.

En su momento me hice muchísimas preguntas. Esos cuestionamientos me condujeron al camino en el que estoy en la actualidad: un sendero interminable de conocimiento infinito. Por eso me considero, antes que nada, una investigadora. Mi mayor interés es conectar con los espíritus de la naturaleza y recibir lo que ellos tienen para enseñarnos. También me fascina entrelazar lo antiguo con lo nuevo, con la intención de comprender cómo nuestros antecesores observaban y estudiaban la naturaleza. Así es como ellos, y muchos practicantes actuales, han tejido su sabiduría.

A lo largo de mi recorrido he encontrado coherencias y coincidencias tan hermosas como reveladoras, que me han guiado hacia el camino correcto una y otra vez. Cada planta, desde los majestuosos árboles ancianos hasta el musgo que se oculta junto al río, es un libro lleno de conocimiento. Este descubrimiento es, al mismo tiempo, fascinante y abrumador.

Las plantas, que han habitado esta Tierra desde mucho tiempo antes que nosotros, están aquí para acompañarnos. Al menos, muchas de ellas lo están. Han establecido alianzas ancestrales con la humanidad, permitiéndonos vivir en bienestar. Nos enseñan, cuidan, nutren, visten y resguardan nuestros huesos cuando partimos de este mundo. Para nosotros, el reino vegetal es un vasto altar divino donde se revela el rostro del Gran Espíritu.

Que este conocimiento sea una guía en tu camino, de la forma en que deba serlo.

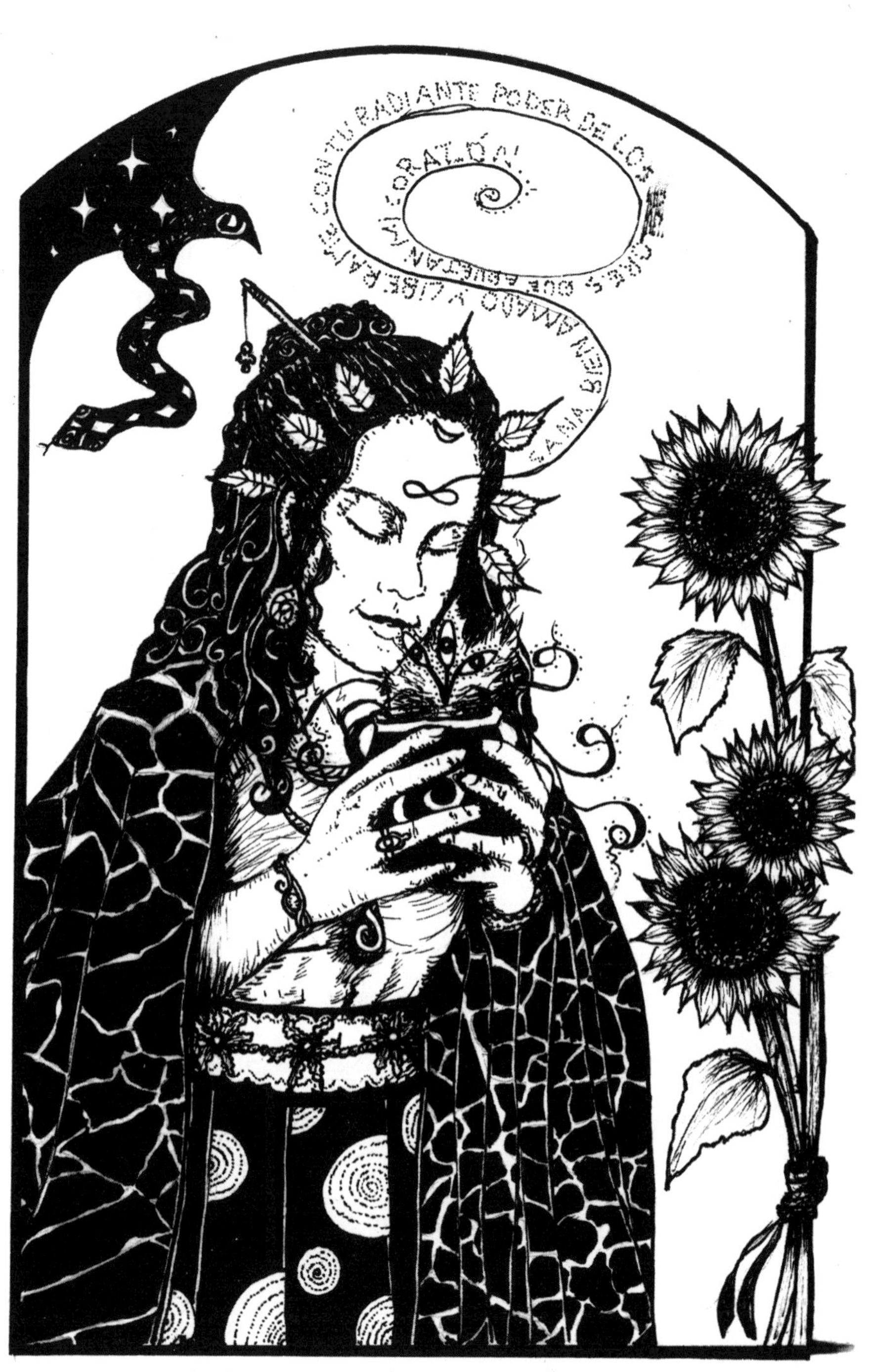

La magia es una conversación con los espíritus

PARTE I

PENETRANDO
— en el —
VERGEL VIVIENTE

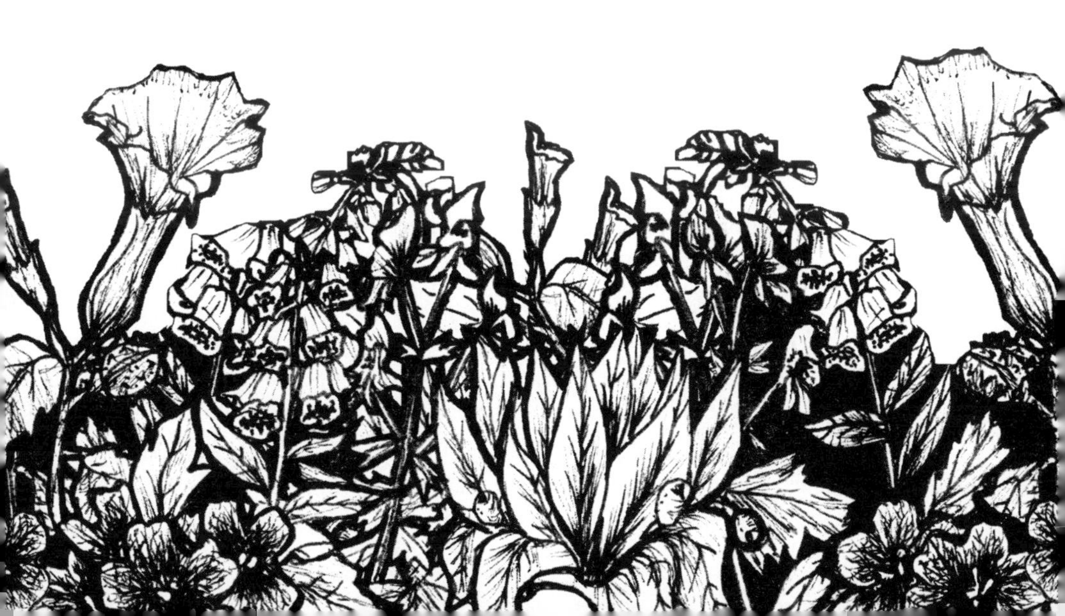

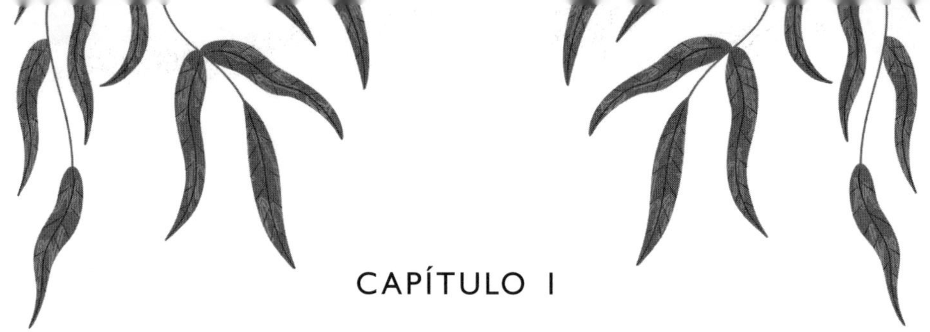

CAPÍTULO I

La Virtud y las diez reglas de las plantas

La Virtud de una planta es su misterio, su arcano. Es el poder capaz de crear, transformar, matar, bendecir, traer desgracia, curar, purificar y regenerar. Esta Virtud es la dádiva que la planta ofrece al ser humano: su esencia espiritual, el fuego esmeralda que impregna nuestros trabajos, ceremonias, preparados, rituales y hechizos. Este poder es el que necesitamos para que nuestras acciones generen efectos significativos y potentes. La Virtud de las plantas es el fuego que teje la realidad que buscamos cuando acudimos a ellas con respeto y sinceridad.

Para acceder a esta Virtud, es necesario conocer ciertas reglas de las plantas. Sin embargo, quiero dejar claro que las "reglas" que aquí comparto no son las únicas válidas. Como mencioné antes, hay innumerables formas de acercarse y trabajar con los seres verdes. Toma lo que resuene contigo y lo que funcione en tu práctica. Estas reglas se basan en mi experiencia personal tras años de inmersión en esta rama del Arte Magice, o Arte Mágico. Espero que te sirvan como punto de partida, o como una herramienta para profundizar tu relación con las plantas.

DEL USO DE LAS PLANTAS EN LA MAGIA

Como seres habitados por consciencias inteligentes y sabias, las plantas poseen la capacidad de cambiar y transformar, de crear e incluso de destruir. Esto demuestra el impacto profundo que pueden tener en el plano material a partir de su esencia verdadera, que habita en las altas esferas del plano espiritual. En otros casos, sus consciencias residen en lo más profundo de la Tierra, en lo que conocemos como el plano ctónico o "lo que se encuentra debajo": esa vasta oscuridad del vientre terrestre, donde todo germina y se transforma.

Los antiguos entendieron bien estas capacidades. Descubrieron que las plantas son portadoras de un conocimiento vasto y profundo y, con el tiempo, construyeron una relación con el reino verde que iba mucho más allá de su uso para alimento, vestido o supervivencia.

Nuestros ancestros aprendieron que las plantas podían sanar y también matar. Que, bajo ciertos métodos de trabajo, podían traer desgracias o buena fortuna. Estudiaron sus caracteres y, poco a poco, desarrollaron un saber oculto y hermético al que pocos tenían acceso. Este es el saber de las brujas, del chamán, de los druidas, de los vegetalistas, de la curandera. Ellos aprendieron a comunicarse con las plantas, escuchando sus dictados para crear pociones, medicinas, polvos, humos y venenos. Así se tejió el antiguo Arte de la magia vegetal, el uso de las plantas en la medicina, el ritual, la ceremonia y la curación.

Regla 1. Toma solo aquello que necesites: ni más, ni menos

Acércate a los seres vegetales con amor y humildad. Pide lo que necesitas y toma únicamente lo que sea imprescindible para tu trabajo mágico. Generalmente, usamos partes específicas de las plantas en nuestros trabajos, pero algunas, como el Llantén (*Plantago major*), se extraen completas de la tierra y son aprovechadas en su totalidad.

Antes de recolectar parte de una planta, tómate el tiempo para observarla. Examina su estado de salud, el punto del ciclo vital en que se encuentra (si está semillando, floreciendo, etc.), y el entorno en el que crece. Si la planta tiene semillas, siémbralas en el mismo lugar donde la tomaste para que pueda seguir expandiendo su presencia. Recolecta raíces, hojas, flores, frutos y semillas con gratitud y alegría.

Recuerda que, cuando un árbol o planta está en floración o dando frutos, muchos insectos y animales dependen de ellos para sobrevivir. Por ejemplo, he encontrado árboles en plena floración, rodeados de abejorros que protegen activamente las flores debido a la importante labor que están realizando. Sé paciente, observa y abre tu percepción para recibir las indicaciones del ser vegetal. La mayoría de las plantas se abren maravillosamente a entregarnos lo que necesitamos para nuestro Arte, siempre que nos acerquemos con respeto y comprensión.

Algunas plantas, como el floripondio, prefieren que sus flores se recojan directamente del suelo y en completo silencio, en lugar de ser arrancadas de sus ramas. Hay tradiciones que prohíben el uso de herramientas metálicas para recolectar partes de las plantas (excepto en el caso de cortezas, raíces o ramas), sugiriendo que se utilicen las manos siempre que sea posible. Si necesitas usar una herramienta, una tijera de poda dedicada exclusivamente a la cosecha vegetal será suficiente.

La tijera o el cuchillo no debe tocar nunca carne ni sangre, y su uso debe estar reservado únicamente al trabajo con las plantas; lo mismo puede decirse respecto de otros instrumentos, como el mortero. Mantén estas herramientas sagradas y dedicadas a tu práctica, pues ellas también se impregnan de la energía del reino vegetal y colaboran contigo en tu Arte.

De las partes aéreas de las plantas debe recolectarse únicamente entre 30 y 40 % de su follaje, como máximo. Además, es fundamental tener en cuenta la fase lunar. Si la luna está llena, las partes aéreas estarán especialmente cargadas de energía. Sin embargo, si se arrancan demasiadas hojas, la planta puede perder fuerza, debilitarse considerablemente e incluso morir.

En el caso de las plantas de estación, como el Yauhtli (*Tagetes lucida*), que florece exclusivamente entre septiembre y octubre, se puede recolectar una cantidad significativa de ramas, flores y hojas para secarlas y disponer de ellas durante el resto del año. En estos casos, es adecuado cortar la hierba cerca de la raíz, sin dejarla completamente desprovista de ramas, asegurando así su capacidad de regeneración.

Cuando recojas partes de una planta, observa cuidadosamente la disposición de los peciolos. Arranca desde las yemas, nudos o pedúnculos en el caso de las flores. Si las recolectas con la mano, respeta la forma de la planta para evitar causarle daños innecesarios. Cuando se trata de plantas más resistentes, es apropiado utilizar herramientas específicas como tijeras de acero inoxidable, tijeras de bonsái o una hoz de acero bien afilada. Estas herramientas deben desinfectarse previamente con alcohol, aguardiente o agua florida, que tienen un alto contenido de alcohol. Asegúrate de cortar con precisión y evitar movimientos bruscos que puedan lastimar al ser vegetal.

Si necesitas tomar raíces, ten a la mano un cicatrizante natural para aplicar en la zona del corte. Esto ayudará a que la planta sane. La Canela en polvo es un cicatrizante y antibacteriano fácil de conseguir, que puede colocarse en el corte para proteger a nuestro amigo vegetal.

Si recolectas frutos y/o flores, no los tomes todos; deja una buena parte para los animales, pues ellos también necesitan de las plantas para vivir. Recuerdo una ocasión en la que intenté cosechar los frutos negros y misteriosos de un Saúco. Pedí permiso y presenté mis respetos antes de comenzar, pero durante la meditación el árbol me transmitió que no era el momento adecuado. Aquellos frutos eran los primeros de la temporada y estaban destinados a la tierra y a los espíritus del lugar. Debía esperar a la siguiente cosecha si deseaba obtenerlos. Al observar con detenimiento, noté que aún quedaban muchos frutos verdes que madurarían después de que los primeros cayeran al suelo. Este encuentro me enseñó la importancia de considerar a los vecinos invisibles que nos rodean. Las plantas, generosas como son, comparten sus dones con nosotros; lo menos que podemos hacer es actuar con consideración y dejar una parte para otros seres que también dependen de ellas.

Por regla general, no se debe cosechar plantas enfermas por hongos o infestadas de insectos, ya que no serán útiles ni para la medicina ni para la magia. La planta debe estar en buen estado de salud. Asimismo, dependiendo de lo que necesites (raíces, frutos, flores), es esencial recolectarlas en el momento del año, de la fase lunar o del día en que la energía vital de la planta esté más concentrada en esa parte específica.

Un ejemplo de esto, podría ser la cosecha de la raíz de Angélica (*Angelica archangelica*), que se realiza durante los meses de otoño e invierno, antes de la llegada de la primavera. En ese periodo, la energía vital de la planta está concentrada en sus raíces, lo que hace que estas sean ideales para su uso mágico y medicinal. Investigar y profundizar en estos ciclos es clave para enriquecer nuestro conocimiento sobre los tiempos adecuados de cosecha.

En un nivel más profundo, las plantas pueden ser cosechadas en fases lunares específicas o según métodos particulares, dictados por el saber popular, la tradición mágica o la *gnosis* personal[1]. Además, ciertos tránsitos planetarios, días especiales o momentos del año, como los días liminales conocidos como solsticios y equinoccios, también son considerados momentos propicios para la recolección. Sin embargo, no profundizaremos en estos aspectos en este libro; lo que espero es que los protocolos universales aquí compartidos te proporcionen una base sólida para tu práctica.

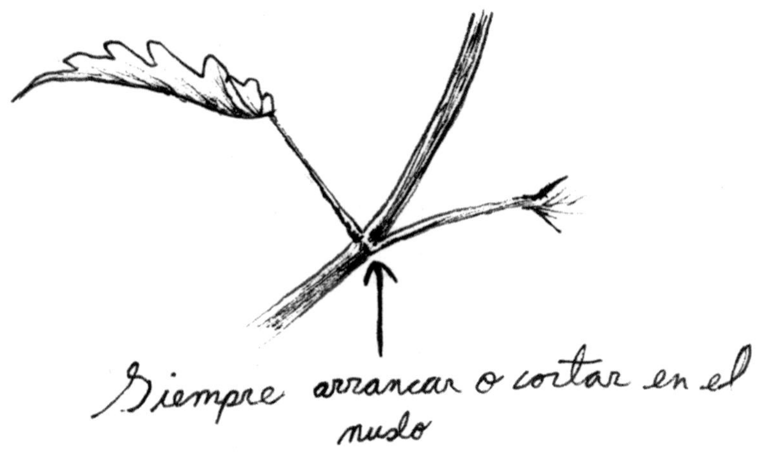

Manera de tomar partes de una planta

[1]*Gnosis* es una palabra en griego que significa "conocimiento". "*Gnosis* personal" se refiere al conocimiento recibido directamente sobre un misterio oculto. No proviene de libros ni de enseñanzas humanas.

EJERCICIO DE OBSERVACIÓN PARA LA COSECHA DE FLORES

Selecciona una planta viva, ya sea sembrada en tierra o en maceta, preferentemente en plena floración. No es necesario que sea una planta medicinal rara, una planta común de tu entorno será suficiente.

El primer día, visita la planta al amanecer. Observa su estado, las flores, su aroma (si lo tiene) y los colores. El segundo día, acércate a ella a media mañana, repitiendo el proceso de observación. El tercer día haz lo mismo, pero esta vez al mediodía. El cuarto día, visita la planta a media tarde. El quinto, acércate al atardecer. Y el sexto, observa la planta durante la noche. Tómate el tiempo para registrar todas tus percepciones en un cuaderno de notas.

Al final de estos seis días, responde las siguientes preguntas:

- ¿Cuándo vi y percibí las flores abiertas y con mayor vitalidad?
- ¿En qué momento las flores estaban más olorosas?
- ¿La planta mueve sus hojas a lo largo del día?
- ¿La planta cierra sus flores en algún punto del día?
- ¿En qué momento del día las flores parecían tener un color más vibrante?

Alternativamente, puedes realizar este ejercicio en un solo día, visitando la planta en las horas indicadas. Esta práctica de observación te permitirá conocer mejor a la planta y determinar cuál es su momento de mayor presencia y vitalidad.

Es importante mencionar que he vivido en zonas cercanas al ecuador, en territorios tropicales, donde las estaciones no se manifiestan como en otras latitudes, por lo que las plantas siguen un ritmo distinto. Si vives en una región con cambios estacionales marcados, puedes realizar este ejercicio durante la primavera o el verano, que son los períodos de mayor actividad para las plantas.

He escuchado a otros herbalistas decir que la mejor hora para cosechar flores es temprano en la mañana. Sin embargo, esta regla no se aplica a todas las plantas, ya que algunas prefieren la frescura nocturna, otros momentos liminales o el ardor del sol al mediodía. Encuentra el momento vital de la planta y cosecha en ese instante. Si deseas profundizar en el ejercicio, puedes cosechar una flor en cada uno de estos seis momentos y medir con un péndulo su nivel de vitalidad. También puedes realizar el mismo ejercicio con las hojas, tomando muestras a distintas horas del día.

Regla 2. Haz siempre una ofrenda a la planta después de tomar algo de ella

La ley del intercambio es intrínseca en toda la naturaleza: para recibir un beneficio, siempre se debe ofrecer algo a cambio. En muchas tradiciones se recurre a plegarias, ritos y ofrendas para agradar a los seres vegetales antes o después de tomar una parte de ellos, acompañándolos en todos los casos con un sentimiento profundo de gratitud. Desde mi perspectiva, el "pago" que se ofrece a las plantas tras cosechar algo de ellas dependerá de la finalidad de la acción. No es lo mismo cortar una rama para hacer un bastón o una vara mágica, que utilizar algunas hojas para preparar una infusión.

Cuando acudimos al poder de una planta de manera fortuita u ocasional, el intercambio es generalmente menos complejo. Sin embargo, cuando tomamos materia vegetal para la fabricación de herramientas mágicas, fetiches o elementos rituales, estamos estableciendo una relación más profunda con el Espíritu o el Genio de esa planta. En el caso de una vara, por ejemplo, invocamos la Virtud del árbol, pidiéndole ayuda, guía o protección, según sea necesario. Recibir tal compañía y fuerza de un espíritu vegetal implica una constante reciprocidad entre el practicante y el ser verde, una relación que se va forjando con el tiempo a través del trabajo conjunto.

Por lo tanto, cuando tomamos algo de las plantas para preparar mezclas herbales como inciensos, pociones o infusiones, podemos hacerles ofrendas sencillas y agradables que honren a los espíritus vegetales. Algunas ofrendas comunes son el agua, la miel, sahumerios perfumados, hojas de Tabaco orgánico, *nibs* de Cacao y leche. En el recetario encontrarás una fórmula de incienso que suele ser bien recibida por los espíritus verdes.

Para concluir este tema, es importante destacar que, cuando tenemos la intención de tomar materia vegetal para elaborar herramientas mágicas, es conveniente acercarnos a la planta o al árbol en cuestión en varias ocasiones. Debemos establecer una comunicación constante con ellos, pues, en la verdadera senda de las plantas, es el propio espíritu quien nos indica las ofrendas adecuadas que debemos entregar a cambio de su Virtud y presencia sagrada. Esta comunicación puede manifestarse de diversas maneras: sueños, intuiciones, visiones, entre otras. La profundidad de la conexión dependerá del nivel de percepción que tengamos, y de nuestra familiaridad con las formas sutiles de expresión del reino vegetal y sus guardianes. Espero poder compartir pronto un libro especializado en estos procesos de relación profunda con los seres vegetales.

EJERCICIO DE OFRECIMIENTO A UNA PLANTA PARA TOMAR ALGO DE ELLA

Acércate a la planta con respeto y amor, manteniendo en mente el propósito específico por el cual vas a tomar algo de ella (sean flores, hojas, frutos, etc.). Observa la planta durante unos minutos, con atención plena. Admira su aspecto, percibe su energía y permite que tu mirada se detenga en sus detalles. Toca suavemente una hoja o cualquier parte de la planta que llame tu atención, respira profundamente y cierra los ojos. Trata de percibir en tu cuerpo la energía vital de la planta, que puede manifestarse de diversas formas: como una ligera vibración, una sensación cálida, o incluso despertando emociones profundas.

Salúdala, ya sea en voz alta o mentalmente, y dedica un momento a comunicarle tu intención. ¿Qué deseas tomar de la planta? ¿Para qué lo necesitas? Hazlo con claridad, asegurándote de que tu propósito sea honesto y respetuoso. Luego, permítete percibir cualquier cambio en su energía, alguna señal o respuesta que pueda llegar a ti.

Cosecha con delicadeza y agradecimiento lo que necesitas. Al finalizar, da las gracias, ya sea mentalmente o en voz alta, y ofrece una pequeña ofrenda a los pies del ser vegetal. Puede ser agua, una semilla o cualquier pequeño gesto que exprese tu gratitud. Este acto cierra el ciclo de respeto y reciprocidad.

Este ejercicio puede convertirse en un protocolo habitual para tus cosechas, una forma de establecer una relación profunda y consciente con los seres vegetales que te acompañan. Siéntete libre de adaptarlo según tu propia sensibilidad y las circunstancias de cada encuentro.

Regla 3. Pide permiso si vas a llevarte algo de una planta o de un lugar natural

Tomar cualquier cosa de un espacio natural, ya sea la hoja de un árbol o una roca, sin pedir permiso ni agradecer debidamente, es considerado un acto irrespetuoso. Es tan inapropiado como si alguien desconocido entrara en tu hogar para llevarse cosas sin tu consentimiento.

Es fundamental adoptar un acercamiento consciente y respetuoso, acompañado de una oración o petición. Esta puede realizarse en voz baja o incluso como un cántico, ya sea a los pies de un Árbol Mayor o en la entrada del espacio natural. Esta petición debe ser sincera y clara, con la intención de solicitar permiso para tomar lo que se necesite, sin dar por supuesto que la naturaleza o sus espíritus están obligados a concederlo.

Algunos practicantes del Sendero Esmeralda creen que, si no se deja una ofrenda al salir de un lugar natural, los espíritus que habitan en él podrían seguirte, y esto sería contraproducente. Por esta razón, cuando voy a un espacio natural siempre entrego una ofrenda al entrar y, al salir, dejo una última ofrenda en señal de gratitud por haberme permitido estar allí, y por los elementos (piedras, materia vegetal, etc.) que he tomado de ese espacio.

Los practicantes de esta senda somos muy cuidadosos con los lugares naturales. Nos gusta dejar los espacios tal como los encontramos, o incluso mejor. Por ejemplo, si vemos basura en un espacio sagrado o en la naturaleza, los espíritus siempre agradecen enormemente que la recojamos, en especial cuando se trata de lugares como cuevas, santuarios o cuerpos de agua. Por lo tanto, en todos los casos es recomendable llevar una bolsa biodegradable para recoger los residuos que encuentres en tu camino, y asegurarte de que dejas el lugar tan limpio como lo encontraste, si no más.

Algunas ofrendas que pueden dejarse en el espacio natural o directamente a las plantas incluyen: Tabaco orgánico picado, fertilizantes naturales, cáscaras de huevo, leche, miel, migas de pan, azúcar mascabado o piloncillo, licores y bebidas fermentadas naturales, como chicha, pulque, aguamiel, cerveza, vino, aromas de inciensos naturales (no sintéticos), pétalos de flores, hojas de Coca, caramelos (sin empaque) y perfumes naturales.

Además de estas ofrendas materiales, hay otras no materiales que son igualmente bien recibidas, como los cánticos, poemas, recitaciones, plegarias, danzas y ejecuciones de instrumentos musicales. Las ofrendas sonoras pueden acompañarse con la libación o entrega de las ofrendas materiales antes mencionadas, creando así un acto de profundo respeto y reciprocidad con el reino vegetal y los espíritus que lo habitan.

EJERCICIO DE OFRECIMIENTO A LOS ESPÍRITUS DE UN RECINTO NATURAL

Este ejercicio te ayudará a afinar tu intuición para saber en qué lugar específico dejar las ofrendas. Puedes practicarlo en tu jardín, huerta, parque cercano o en un bosque. Es fundamental que no tengas expectativas y que permitas que tu intuición te guíe durante todo el proceso.

Lleva tus ofrendas en un pequeño bolso o bandeja, según el tipo de obsequio que tengas preparado. Cuando llegues al recinto natural elegido, siéntate en un lugar que sientas adecuado para conectar con el espacio. También puedes caminar lentamente y contemplar todo lo que te rodea, permitiendo que el espacio te hable. Cuando te sientas listo, recita tres veces lo siguiente, con calma y respeto:

A los guardianes de este recinto
una ofrenda he venido a dejar.
Dulces aromas emanarán
para tu corazón agradar.
El pétalo de una flor

o la caricia de una canción
con nobles intenciones,
una muestra de respeto desde mi corazón.

Ahora cierra los ojos y pregunta en voz alta: "¿Cuál es el lugar más adecuado para ofrecer mis regalos?". Camina por el recinto en estado tranquilo, con la mente abierta. Puede que sientas un flujo de energía llevándote a un lugar, o que quizás, al observarlo, percibas una sensación especial. Tal vez un punto específico te venga a la mente, como los pies de un gran árbol, una roca imponente, una depresión rocosa natural o la falda de una colina. Permite que tu intuición te guíe, sin apresurarte.

Cuando llegues al lugar elegido, toma un momento para estar presente, sentir la conexión y ofrecer tu ofrenda. Puedes hacerlo con un canto suave o palabras llenas de amor y gratitud, dejando que tu energía fluya en armonía con el espacio. Luego, da las gracias con una reverencia sincera, reconociendo la reciprocidad entre tu persona y los espíritus del lugar.

Finalmente, una vez completado el gesto de agradecimiento, parte en silencio del lugar, sin mirar atrás. Este ejercicio no requiere de una ceremonia grandiosa ni de un protocolo complicado; solo demanda presencia y respeto. Puedes hacerlo durante cada luna llena, en cada cambio de estación, o incluso una sola vez. Esta práctica te ayudará a mantener una relación profunda y armónica con la tierra y los espíritus que allí habitan, cultivando un vínculo de gratitud y reciprocidad.

Sobre los Árboles Mayores

En todos los territorios existen los Árboles Mayores, que son los guardianes de ese espacio o región. Suelen ser portales a otras dimensiones y/o el hogar de toda una comunidad de espíritus; en algunas ocasiones también he visto faunos o dríadas que habitan entre sus leñosos recovecos. No todos ellos son amables con los humanos; por esto un Árbol Mayor debe ser tratado con mucho respeto. Su trabajo trasciende la superficial percepción humana, según la cual simplemente está allí enraizado, absorbiendo dióxido de carbono y entregando oxígeno al mundo. Tanto si vas a entrar en ese territorio para recolectar hierbas o realizar algún ritual, como si solo estás allí para dar un paseo, cuando los veas en tu camino, saluda, pide permiso y ofrenda algo a estos hermanos mayores. No son muy difíciles de reconocer: son los árboles más antiguos del lugar y poseen una energía especial. No hace falta ser muy sensitivo o empático para percatarse de su presencia. Transmiten un aura de magnificencia y de misterio; algunos producen una infinita paz, y otros dan escalofríos con tan solo acercarse.

Tengo una anécdota muy interesante al respecto; ocurrió cuando vivía en Lima, Perú. Ahí existe un bosque de olivos tan antiguo que es patrimonio de la ciudad. Una vez lo visité en compañía de una amiga vidente. Fuimos a conectar con los árboles. Recuerdo que pregunté a uno de ellos: "¿Cuál es el árbol mayor?", y en mi meditación pude percibir claramente un flujo de energía que me impulsaba a caminar hasta cierto punto de la arboleda. Seguí mis sensaciones y llegué a dos árboles. El primero era de tronco grueso y clara vejez, estaba cercado y se identificaba con una placa de metal como "el árbol más antiguo del olivar". Me acerqué y pregunté si era ese; para mi sorpresa, sentí que no era él. Observé, y justo detrás había otro árbol. Era también bastante viejo y de apariencia muy mustia, con un tronco muy grueso y, por alguna razón, de la mitad del tamaño del otro, como si hubiese perdido su altura debido a la edad (algo que pasa también en los humanos, ¿verdad?). Entonces, sentí una fuerte energía emanando de aquel árbol, y mi amiga me dijo: "Este es". Tuvimos una maravillosa experiencia cuando conectamos con él. Autores como Daniel Schulke también hablan de que, para recolectar materia vegetal de una comunidad de plantas que visitamos en la naturaleza, antes que nada, debemos pedir permiso al ejemplar más antiguo, sea una familia de árboles o de cualquier otra planta.

En caso de que visites un territorio y no te topes con el Árbol Mayor, puedes conectar mentalmente con él y hablarle, colocando tus manos sobre la tierra y transmitiendo tu mensaje. Llegará a él. Créeme...

Regla 4. Pide perdón cuando obtengas plantas que no han sido cosechadas por ti

Cuando las plantas son tomadas de la tierra por manos que no son las tuyas y la recolección ha sido realizada sin consciencia ni respeto, pueden adquirir ciertas cargas energéticas vinculadas con el espacio de donde fueron extraídas; también puede ocurrir que el espíritu de la planta se "enoje" porque la cortaron sin su permiso. Estas cargas podrían manifestarse como una energía densa que se percibe con claridad al tomarla o intentar conectar con ella.

Por ello, es fundamental limpiar con humos purificadores las plantas que adquirimos —frescas o secas— y pedirles perdón por la manera en que fueron cosechadas. Al hacerlo liberamos las cargas que pudieran traer consigo, y las abrimos a trabajar con nosotros de una forma más pura y alineada con nuestra intención. Puedes hacerlo en voz alta o en silencio, conectando con la energía sutil de la planta y transmitiéndole tu plegaria.

En ocasiones, es posible que las plantas hayan absorbido la energía de los lugares en que estuvieron, e incluso de las entidades que allí habitan. Por eso, insisto en la importancia de limpiarlas con humos purificadores como Copal, Verbena, Ruda, Ajenjo o Romero, que pueden ayudar a despejar esas energías no deseadas.

Uno de los participantes de mis talleres de herbalismo mágico me compartió la experiencia que tuvo durante una meditación con una planta. Le preguntó: "¿Por qué debo pedirte perdón por algo que yo no hice?". La planta le respondió que, cuando él pedía perdón, lo hacía en nombre de toda la humanidad. Este protocolo de respeto y perdón me fue transmitido por la maestra espiritual de la Corte Chamarrera Francisca Duarte, "Ánima del Taguapire", a quien le debo gran parte de lo que sé sobre el trato con las plantas.

Este acto de humildad y respeto hacia las plantas nos conecta más profundamente con la tierra y con las energías que habitan en ella, creando un vínculo de reciprocidad y armonía.

EJERCICIO RADIESTÉSICO

Si practicas radiestesia, mide el nivel de vitalidad y presencia espiritual de una planta comprada, ya sea fresca o seca, con un gráfico de medición biométrico. Luego, purifícala con humos, pídele perdón y permiso para trabajar con ella. Después, mide nuevamente los niveles de vitalidad y presencia espiritual. Este ejercicio te permitirá observar cómo estos protocolos afectan la energía de la planta.

Regla 5. Respeta a los animales que conviven con la planta. Honra el proceso natural

En una ocasión, observé que el gran Árbol Maestro Xiloxóchitl (*Pseudobombax ellipticum*) es muy querido por los abejorros, quienes son los únicos polinizadores que se acercan a sus flores, y lo hacen exclusivamente al atardecer; no antes, ni después. En ese momento comprendí que el proceso de recolección de polen que realizan esos insectos no debe ser interrumpido por los humanos. Por ello, es mejor esperar a que las flores caigan por sí solas, o recogerlas fuera de las horas de trabajo de estas criaturas.

Recuerdo también que un Manzano (*Malus domestica*) en plena floración no me permitió tomar sus flores, porque las abejas y otros insectos estaban trabajando en su copa. En otro encuentro, una bella Cañafístola (*Cassia fistula*) llena de flores doradas me indicó tomar solo aquellas que no estaban siendo tocadas por insectos, particularmente las de las ramas más bajas. Me transmitió una energía que me llevó a mirar hacia arriba, donde una multitud de insectos laboraba en su copa. "Están haciendo un trabajo importante. No los perturbes", me transmitió de forma sutil.

Es fundamental reconocer la relación simbiótica que existe entre los animales y las plantas, pues ambos dependen de ese delicado equilibrio para garantizar la supervivencia. Cuando las plantas son visitadas por insectos, aves u otros animales, debemos respetar el proceso manteniendo una distancia prudente y evitando asustarlos o ahuyentarlos. Antes de intentar tomar algo de ella, observa a los animales que habitan o visitan la planta.

Asimismo, es importante ser conscientes de que algunas plantas pueden estar infestadas por plagas, hongos o enfermedades, o incluso albergar animales potencialmente peligrosos. Si una planta está enferma, significa que está débil y no es recomendable cosechar de ella. Será tu elección personal si decides ayudarla a sanar. En caso de que haya visitantes, como abejorros o mariposas, es mejor esperar a que se retiren de manera natural, o cosechar las partes de la planta que no estén ocupadas por ellos.

Este enfoque consciente marca una diferencia significativa en nuestra relación con la naturaleza y sus seres, favoreciendo un trato respetuoso y equilibrado.

EJERCICIO DE VINCULACIÓN CON LAS PLANTAS DE TU REGIÓN

Este ejercicio se puede realizar en un parque, bosque o incluso en tu propio jardín, si tienes la suerte de disponer de uno. Comienza eligiendo dos o tres plantas que crezcan en tu entorno inmediato, y regístralas en tu cuaderno. Investiga sus propiedades físicas y energéticas, tanto las que son conocidas de forma popular como aquellas menos evidentes o más esotéricas. Este paso te ayudará a crear una conexión más profunda con ellas y a comprender sus cualidades.

Una vez que hayas identificado y registrado las plantas, haz observaciones frecuentes a lo largo de los días, semanas o meses, dependiendo de tu disponibilidad. Observa especialmente a los animales e insectos que se acercan a las plantas que elegiste. Tómate el tiempo para registrar a qué hora del día aparecen, qué actividad realizan (si están recolectando néctar, polen, alimentándose de sus hojas, etc.), y qué tipo de animales son (abejas, mariposas, aves, etc.).

Este ejercicio te permitirá entender con mayor claridad los ritmos naturales de las plantas seleccionadas, y cómo interactúan con los animales de la región, lo cual te revelará los ciclos ecológicos y las conexiones profundas que existen en ese espacio natural. Además, aprenderás a observar el papel de cada ser en el ecosistema y cómo todo está interrelacionado.

Regla 6. Expresa tus intenciones con claridad en todo momento. Sé específico

Una planta puede sanar o matar. Un mismo ser vegetal posee un abanico de Virtudes que traen tanto beneficios como perjuicios. Cuando nos acercamos a una planta desde el entendimiento de que es un ser consciente, inteligente y presente, se vuelve esencial establecer nuestras intenciones de manera clara y precisa, y comunicarlas de forma directa y de acuerdo con lo que necesitamos de su energía.

Según Paracelso: "Un medicamento vegetal es siempre tanto más activo cuando su preparación es resuelta por una persona robusta y animada del deseo de curar". Esta afirmación expresa con claridad la importancia de nuestra actitud, intención y estado de salud al elaborar cualquier preparación herbal. Por ejemplo, cuando me siento debilitada o enferma, tanto física como espiritualmente, solo preparo medicinas para mi propia recuperación, y evito hacer preparados o trabajos espirituales para otros si no estoy en un estado de bienestar. ¿Cómo podría curar a alguien más si yo misma no gozo de buena salud? ¿Cómo puedo atraer prosperidad o amor a la vida de otro cuando esos mismos aspectos faltan en la mía?

Al mencionar a una "persona robusta", Paracelso hace referencia a alguien que está saludable no solo corporalmente, sino también en su vida en general. Si el individuo se siente impulsado por "la intención de curar", su intención va más allá del acto de sanar una enfermedad física. En la práctica, esto implica el trabajo con las plantas y nuestra voluntad para devolver el equilibrio a nuestras vidas en diferentes aspectos: materiales, emocionales, espirituales.

La medicina vegetal tiene una amplia gama de aplicaciones; por eso, una intención clara y una disposición positiva siempre traerán buenos resultados en nuestras prácticas con las plantas y sus energías.

Por ejemplo, el Canelo (*Cinnamomum verum*) es un árbol de gran poder, utilizado para activación, purificación y potenciación. Suele emplearse en rituales de amor y prosperidad. Sin embargo, no es lo mismo invocar su energía para un baño espiritual de dinero que para una opción afrodisíaca.

Aunque en ambos casos buscamos su poder estimulante y activador, las intenciones son muy distintas. Así como le pedirías ayuda a un amigo para un propósito específico, al conectar con el Canelo debes ser claro en lo que necesitas de él. Al comunicarle nuestras intenciones con respeto y claridad, el espíritu del Canelo sabrá cómo otorgarnos las virtudes necesarias, según nuestro pedido.

La forma de hacerlo es muy personal; encuentra la que resuene contigo. En cualquier caso, un buen consejo es agasajar, saludar y conectar con el espíritu de la planta mediante palabras, cantos o recitaciones. Lo importante no es cómo lo hagas, sino que hables desde el corazón y con intenciones claras.

A medida que vayas profundizando en tu experiencia con las plantas y establezcas un vínculo más intuitivo con ellas, comenzarás a recibir información clave sobre cómo aprovecharlas de manera específica. Aprenderás, por ejemplo, la manera en que la Rosa prefiere ser saludada o qué ofrendas le agradan. O que a la Chonta (*Bactris gasipaes*), protectora de la selva, le gusta que le hablen con firmeza y respeto. Y el Abuelo Tabaco, por su parte, prefiere un trato directo y sin rodeos.

A medida que avanzas en tu relación con las plantas y en tu comprensión de ellas como seres conscientes, sigue el protocolo básico: hablarles desde el corazón, con respeto y con intenciones claras.

EJERCICIO DE CREACIÓN DE PLEGARIA VEGETAL

Puedes preparar un té de Cardamomo antes de iniciar este ejercicio, para potenciar la conexión con la inventiva mercurial. Luego, medita unos momentos en la naturaleza o en tu jardín y pide inspiración para escribir una plegaria que te permita invocar el favor de las plantas. Toma un cuaderno de notas o tu grimorio y comienza a escribir. Es importante que lo hagas sin expectativas y sin sobrepensar el proceso. La intuición y la inspiración son las que guiarán tus palabras.

Una vez que hayas escrito tu plegaria, úsala siempre que elabores alguna infusión, incienso u otra preparación herbal; observa los resultados y cómo la planta responde a tu invocación.

A continuación, dejo un ejemplo de plegaria que yo misma recitaría para solicitar el favor de la Manzanilla al preparar un té para aliviar el nerviosismo:

Dulce Manzanilla, espíritu luminoso.
Te pido con amor que traigas calma y paz
a esta persona que está perturbada y necesita de ti.
Deposita tus bendiciones en este cuerpo de agua.
Gracias, maravillosa Manzanilla.

Regla 7. Agradece por aquello que las plantas te dan

Sea mucho o poco, una pequeña hoja o un saco lleno de flores, todo lo que llega a nosotros de parte de las plantas debe ser honrado. Siempre debemos dar las gracias, en voz alta o mentalmente, en estos cuatro casos:

- Cuando tomamos algo de ellas.
- Cuando les hacemos una petición.
- Cuando recibimos sus beneficios medicinales.
- Al finalizar un ritual o hechizo.

He observado que al decir "gracias" desde el corazón, se genera una irradiación luminosa que la planta recibe con agrado, fortaleciendo su presencia y potenciando su poder.

Agradecer a las plantas por sus medicinas y por su presencia tiene un efecto profundo y beneficioso. Cuando les agradecemos por aliviarnos en momentos de enfermedad, por deleitarnos con sus aromas y colores, por ofrecernos sombra o por alimentarnos, estamos estableciendo un vínculo energético muy positivo entre la naturaleza y nosotros. Este acto de gratitud no solo honra a las plantas, sino que también nos conecta de manera más profunda con el mundo natural.

EJERCICIO DE GRATITUD

Siéntate o colócate de pie frente a cualquier planta viva, sin importar que esté sembrada en una maceta o en la tierra. Respira profundamente tres veces para calmar tu mente. En este estado de tranquilidad, abre los ojos y conecta con la planta elegida. Observa sus ramas, tallos, hojas, frutos, flores o tronco. Permítete contemplar su belleza y reconocer la fuerza vital que habita en ella.

Cuando te sientas listo, cierra los ojos y centra tu consciencia en la presencia y energía de la planta. Tómate un momento para conectar con su vibración. Ya sea que percibas algo tangible o no, continúa con el siguiente paso sin juzgar tu experiencia.

Ahora di esta frase a la planta, en voz alta o mentalmente, irradiando gratitud infinita y sincera desde tu corazón: "Hoy vengo ante ti para darte las gracias por tu presencia."

Luego, abre los ojos suavemente y presta atención a las sensaciones que surjan en tu cuerpo y mente. Cuando sientas que estás listo, respira profundamente, realiza una reverencia hacia la planta y sigue tu camino. Finalmente, registra en tu grimorio tu experiencia y las sensaciones que hayas tenido. Esto te permitirá reflexionar y aprender de ese momento de conexión.

Regla 8. Relaciónate con las plantas como personas que son

En su libro *The Green Arte*, Josh Williams, caminante del Sendero Esmeralda, nos invita a reflexionar sobre la visión que tenemos de las plantas como seres y la forma en que nos relacionamos con ellas. Me complace profundamente el término que él propone, refiriéndose a las plantas como *plant person* o "persona planta". La palabra "persona" significa "individuo", y Josh y yo coincidimos en algo fundamental: las plantas poseen personalidad y pueden considerarse individuos con necesidades específicas y una esencia única.

Este concepto podría parecer un tanto descabellado para algunos. La sociedad nos ha condicionado a percibir a las plantas como seres inferiores, mudos, incapaces de comunicarse o interactuar con su entorno. Si bien no tienen bocas, carne ni huesos como los seres humanos, son entidades sumamente complejas, y esto se vuelve evidente cuando les dedicamos tiempo y atención.

Cada vez son más los estudios científicos que revelan la complejidad de la interacción entre los árboles y su ecosistema. Incluso afirman que las plantas cuentan con una red subterránea, una especie de "wifi" natural, que les permite intercambiar información, enviar nutrientes a quienes los necesitan y alertarse mutuamente ante posibles peligros. ¿Por qué insistimos en que estas interacciones son simples procesos químicos y biológicos? Porque nos han enseñado que la vida material solo obedece a interacciones materiales. Sin embargo, esta forma de pensamiento fue impuesta por una ciencia que, en algún momento del pasado, decidió separarse de la espiritualidad. Aunque los avances científicos han iluminado muchos aspectos del funcionamiento físico de la naturaleza, suelen omitir elementos vitales que también forman parte de nuestra realidad.

En la selva amazónica, las plantas son tratadas con profundo respeto por los pueblos originarios, y los árboles son considerados los más poderosos maestros. De ellos reciben enseñanza a través de dietas y rituales, en un proceso que puede durar muchos años. Esto me recuerda mucho lo que sabemos sobre los antiguos druidas y sus árboles sagrados en Europa.

La individualidad de una planta se manifiesta claramente en su morfología. El Romero, por ejemplo, destaca por sus formas, su aroma y sus comportamientos específicos y únicos. Por su parte, aunque pertenecen al mismo género de planta, una Rosa blanca y una Rosa roja muestran diferencias energéticas y físicas, pero al mismo tiempo comparten similitudes. Podríamos pensar en ellas como hermanas o primas dentro del reino vegetal.

Un aspecto fascinante de estos seres es que, aunque pueden multiplicarse y expandir su presencia, forman parte o son, quizás, un "portal de acceso", a una misma consciencia. Todo el reino vegetal está conectado y, al mismo tiempo, cada planta es un ser único. Cuando comprendí este hecho, entendí profundamente el concepto de Josh sobre las "personas planta". Años después, al leer en su libro lo que había aprendido empíricamente, sonreí y pensé que lo que había experimentado era, en realidad, sabiduría compartida por las plantas con aquellos que se abren a descubrir sus secretos.

EJERCICIO DE CONEXIÓN A TRAVÉS DE LA PERSONIFICACIÓN

Escoge una planta con la que desees trabajar y consigue una vela verde que mantendrás encendida durante tu meditación. Inicia una conexión consciente con la planta, prestando atención a tus sensaciones, percepciones y a cualquier visión que surja sobre ella. Permítete sentir su energía y su presencia de manera intuitiva, sin forzar nada.

Cuando te sientas listo, describe la planta como si fuera una persona. Imagina sus cualidades, su carácter, sus emociones; por ejemplo: "La Lavanda es alegre y aérea, delgada, grácil y flexible. Me brinda paz."

Ahora da rienda suelta a tu creatividad y dibuja cómo sería esta planta si fuera un ser humano. Visualiza cómo podría manifestarse en forma humana: su postura, su rostro, su energía. Deja que tu intuición te guíe durante este proceso; quizá la propia planta te inspire sobre cómo desea ser representada.

Al terminar, coloca el dibujo en tu altar, acompañado de un pequeño trozo de la planta o un platito con ella. Este acto ayudará a atraer su presencia y energía a tu vida, consolidando el vínculo creado durante el ejercicio.

Regla 9. Investiga a fondo una planta antes de comenzar a trabajar con ella

No son pocas las veces que las personas me han compartido sus desdichadas experiencias al trabajar con una planta que no conocían lo suficiente. Para evitarlo es fundamental comenzar con una correcta identificación de la especie, tanto por sus nombres comunes como por su nombre científico. Asegúrate de verificar que la nomenclatura científica sea la correcta. Hoy en día contamos con aplicaciones móviles, Google y otros buscadores web que pueden ser útiles para ese propósito, aunque no siempre son del todo precisas, en particular cuando se trata de plantas nativas o poco conocidas. En estos casos, lo ideal es recurrir a fuentes fiables, como los jardines botánicos de tu región, que a menudo cuentan con espacios de consulta para la identificación de especies.

Nunca debes ingerir, quemar ni tocar directamente una planta que no conozcas bien. Algunas pueden ser urticantes, venenosas, irritantes o tener otros efectos adversos. Aunque ciertas características físicas, como manchas oscuras (negras o violetas) o la presencia de espinas pueden ser indicios de toxicidad, esas señales no siempre son confiables. Con el tiempo aprenderás a identificar plantas tóxicas por su apariencia o incluso por su energía, pero este método no es seguro ni recomendado. Para evitar cualquier riesgo, toma fotografías de la planta y realiza una investigación exhaustiva antes de interactuar con ella.

Una vez que hayas identificado correctamente el nombre científico de la planta, el siguiente paso es profundizar en sus propiedades. Mi consejo es que consultes fuentes en diversos idiomas, especialmente en inglés, ya que muchas de las mejores referencias se encuentran en ese idioma, incluso si se trata de plantas nativas de Latinoamérica u otras regiones. Las fuentes en español pueden ser limitadas, sobre todo en áreas específicas, como la etnobotánica. Si no hablas inglés, un traductor en línea puede ser una excelente herramienta para comprender esta información.

Ahora bien, algunas plantas nativas menos conocidas pueden ser difíciles de encontrar en internet. En estos casos, es útil tomar varias fotografías de la planta y consultar con lugareños o yerberas de la zona. Los jardines botánicos, así como universidades con facultades de biología, antropología o agronomía, son también recursos valiosos, sobre todo cuando las fuentes digitales no son suficientes. He encontrado muchos documentos de etnobotánica, elaborados por biólogos, antropólogos o estudiantes que se basan en investigaciones de campo o interacciones con pueblos originarios. Estos trabajos son una gran ayuda para profundizar en el conocimiento de plantas que han sido poco documentadas.

EJERCICIO DE IDENTIFICACIÓN BOTÁNICA

Elige una planta que desees conocer, de preferencia un ejemplar nativo de tu región. Dedica un momento a observarla con detenimiento y fotografía sus hojas, frutos y flores. A continuación, investiga su nombre científico y asegúrate de que esté correctamente identificado. Una vez que lo tengas claro, profundiza en la existencia de plantas relacionadas o variedades de la misma especie. Busca fotografías o ejemplares vivos de esas variedades, y compara sus similitudes y diferencias.

Además, indaga sobre sus virtudes medicinales y energéticas, así como acerca de las aplicaciones que le atribuyen los herbolarios o las yerberas locales. Dedica tiempo a aprender sobre las cualidades de esta planta, ya que conocer a fondo una especie y sus familiares cercanos te permitirá comprender mejor sus características y propiedades.

Registra todo lo que descubras en tu cuaderno botánico. Este registro será invaluable para ampliar tu conocimiento y fortalecer tu conexión con el mundo vegetal.

Regla 10. Las plantas curan y matan, son beneficio o maleficio. Mantén la mente abierta

El reino vegetal se encuentra en un delicado equilibrio entre el caos y el orden, la vida y la muerte, la luz y la oscuridad. Esta dualidad gobierna toda la creación. Incluso la planta más venenosa, en la dosis adecuada, puede convertirse en una medicina poderosa; al mismo tiempo, si se utiliza sin el debido conocimiento, hasta la planta más reconocida por sus propiedades curativas puede ser perjudicial.

Las plantas no se rigen por los conceptos humanos de bien y mal, correcto e incorrecto. Su consciencia trasciende esas nociones. Un ejemplo claro son las plantas que poseen el gran poder de sustentar la vida o generar la muerte; tal es el caso del Tabaco (*Nicotiana tabacum*) que, si bien ha sido culpado de innumerables muertes en el mundo occidental, es considerado por muchas comunidades indígenas como un aliado para extraer enfermedades del cuerpo y del espíritu. La clave radica en aprender a comunicarse con este tipo de plantas, abrirse a su sabiduría y recibir su poder transformador.

Así, el curandero, la bruja o el chamán entiende que las plantas pueden sanar o dañar, ser un beneficio o un maleficio, y lo aprende a través del tiempo y la práctica. Algunas plantas poseen una personalidad siniestra y se inclinan a generar conflictos o discordias, pero también pueden ser aliadas poderosas para liberar energías negativas, tienen dominio de la sombra y pueden acompañarnos en procesos de descenso a la sombra del alma o de conexión con los reinos del inframundo. Sus formas, aromas y colores reflejan su energía: algunas resultan incomodas de mirar, otras pueden ser irresistibles y sensuales, pero todas y cada una de ellas juegan un papel importante en el planeta y en nuestra práctica.

Cada planta tiene un diseño perfecto. El trabajo del herbalista consiste en explorar tanto su aspecto físico como su energía, para descubrir su significado oculto. Desde la pureza hasta la tentación, desde el rechazo hasta el éxtasis, las plantas habitan esa línea sutil que conecta todas las dualidades. Sin comprender este principio, es difícil penetrar en los misterios del mundo vegetal.

Mi consejo es mantener una mente abierta y una intención clara cuando te acerques a las plantas. Conocer sus propiedades y posibles riesgos, así como comunicar tus necesidades con honestidad, es esencial para trabajar con ellas de manera segura.

EJERCICIO DE PERCEPCIÓN DE LA DUALIDAD

Escoge dos plantas: una que te atraiga profundamente y otra que te cause rechazo. Dedica tiempo a observarlas en persona o mediante fotografías, y registra las sensaciones que despiertan en ti. Realiza este ejercicio durante una semana con cada una, meditando y reflexionando sobre sus características y propiedades.

También puedes seleccionar una planta conocida por sus virtudes curativas y otra venenosa. Recuerda que, en el caso de plantas venenosas,

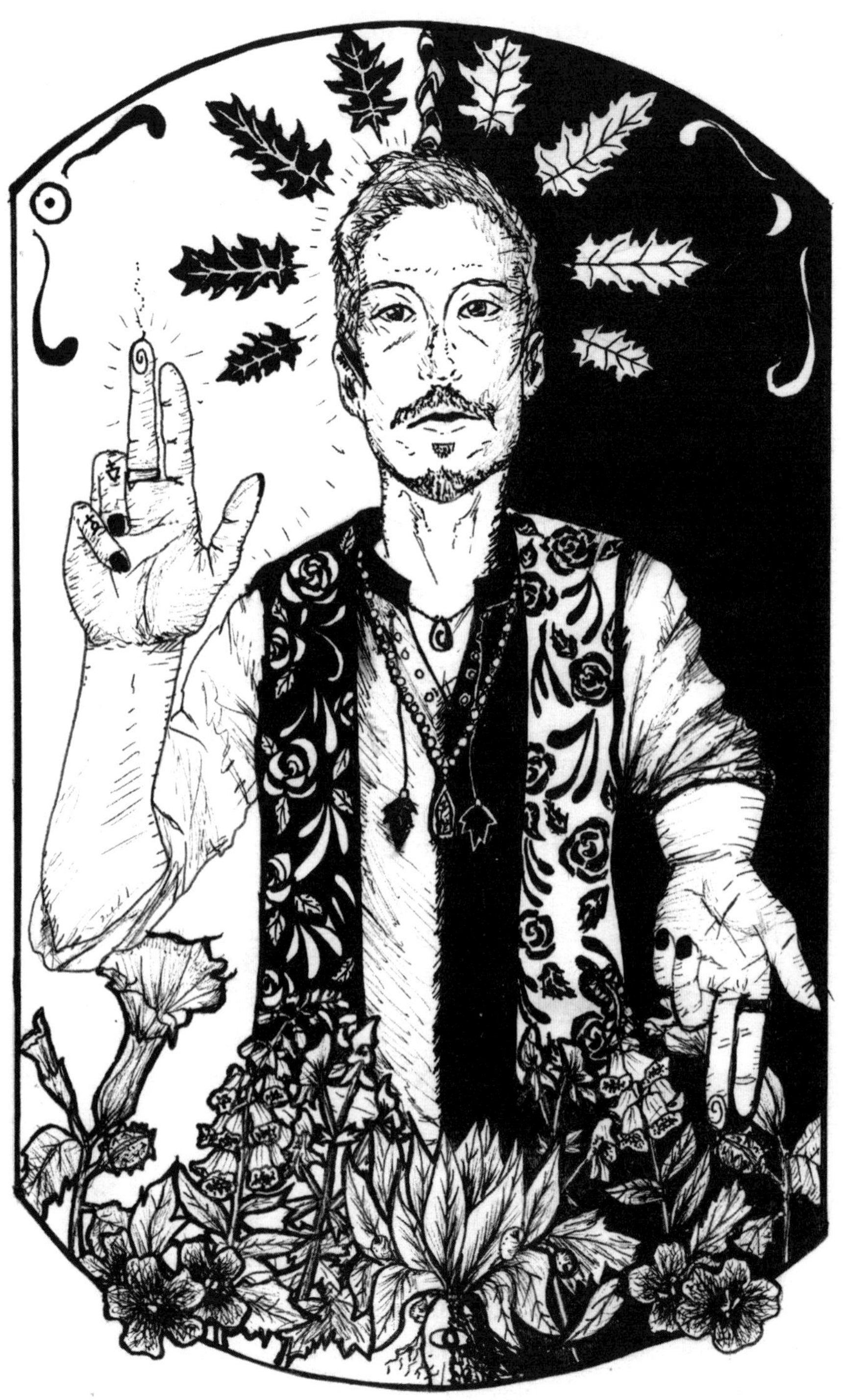

El jardín de la medianoche

es fundamental manejarlas con precaución: por nada del mundo las ingieras; evita tocarlas directamente, lávate bien las manos si lo haces y mantenlas fuera del alcance de niños o mascotas. A menos que tengas experiencia previa trabajando con plantas venenosas, sigue siempre las recomendaciones de seguridad para prevenir cualquier accidente.

HONRA A LOS ESPÍRITUS DE LAS PLANTAS

Realiza una ofrenda a los pies de la planta. Cuando tomes algo de ella, deja una ofrenda a sus pies para honrar a los espíritus del territorio o venerar su propio espíritu. Las mejores ofrendas son aquellas de origen natural, que sirven de alimento para la planta: cáscaras trituradas de huevo, abono orgánico, agua, entre otras. En las prácticas mágicas es común ofrendar frutas, pétalos de flores, un poco de licor o cordiales dulces, miel y leche. En algunas culturas ancestrales se ofrece Tabaco (siempre orgánico y picado) y la hoja de Coca (sagrada en las culturas andinas), ambas plantas poderosas y maestras, consideradas canales e intermediarias entre los reinos espiritual y humano.

Escucha las voces de los practicantes del Arte, quienes enfatizan el impacto que tienen nuestras ofrendas sobre el ecosistema. Es esencial ofrecer solo elementos inocuos para el ambiente, evitando metales (monedas, joyas), frutas de supermercado, semillas no nativas, entre otros. También puedes realizar una ofrenda no material a través de un cántico, la ejecución de un instrumento musical, un poema o una danza.

Comparte las virtudes de la planta con otros seres humanos. Muchas veces, las plantas me han transmitido el deseo de ser conocidas. Hablar sobre ellas, acerca de sus virtudes medicinales y mágicas y sus formas de uso, es una manera poderosa de honrar a estos seres y fortalecer su vínculo con la humanidad como aliadas. Las semillas del conocimiento deben ser compartidas para que se multipliquen y su presencia perdure en el mundo.

Beneficia y propicia la existencia de la planta en el plano terrenal. Una de las formas más sencillas de hacerlo es sembrando la planta para que se multiplique. Criarla, venderla y regalarla también son excelentes maneras de expandir su presencia entre los seres humanos. Así, su espíritu ofrecerá bendiciones a todos los que la necesiten, incluyéndote.

Siembra consciencia sobre sus poderes, magia y sacralidad. Este aspecto es fundamental, especialmente cuando nos relacionamos con las plantas llamadas "maestras" o "sagradas" (aunque personalmente considero que cumplen esas características). Con el auge del chamanismo, la medicina natural y el esoterismo, la curiosidad por las plantas enteógenas y psicoactivas está en pleno crecimiento. Ahora más que nunca es necesario aprender y ayudar a los demás a recordar que nuestra relación con estas plantas debe basarse siempre en el amor y el respeto. Recuerda que una planta puede ser tanto medicina como enfermedad. Estoy segura de que, si toda la humanidad supiera cómo trabajar con el Tabaco de manera consciente, nadie sufriría por su mal uso. Aunque sé que algunos de los conocimientos transmitidos por las plantas deben mantenerse en secreto, reservados para los más dedicados caminantes del Sendero Esmeralda, creo firmemente que todo lo que se pueda compartir, debe compartirse con el debido respeto.

DESPIERTA EL PODER ESPIRITUAL DE LAS PLANTAS

Me he dado cuenta de que despertar el poder espiritual de las plantas antes de trabajar con ellas, ya sea en estado fresco, seco, en aceite esencial, tintura o cualquier tipo de extracto, potencia sus capacidades mágicas y medicinales. Esto se debe a que, al llamar a una planta por su nombre, saludarla y expresarle nuestras intenciones, hace que su consciencia se haga presente con mayor fuerza. En una ocasión escuché a un sacerdote andino decir que, cuando saludamos a los espíritus (de la montaña, de los elementos o direcciones, de las plantas, minerales o animales, etc.), los reconocemos como parte importante de nuestro universo. Nuestros altares y mesas de trabajo son, en cierta forma, nuestro microcosmos, y un reflejo de la gran naturaleza que nos rodea arriba, abajo y en todas las direcciones.

Despertar el poder espiritual de las plantas implica convocar a sus fuerzas espirituales para que nos asistan en nuestra tarea. Este protocolo de respeto se ha manifestado a lo largo de mi práctica y se ha ido construyendo poco a poco. Mientras más plantas voy conociendo (cada una con diferentes características, energías y personalidades), mejor voy entendiendo cómo debemos relacionarnos con ellas. La oración que comparto a continuación es una muestra simple de ello, pero es importante que entendamos que no es obligatorio recitarla al pie de la letra. Siéntete libre de modificarla, tomarla como referencia para escribir una de tu propia autoría, o crear una completamente desde cero. Cualquiera que sea la vía, lo vital es que lo hagas desde el fondo de tu corazón, con auténtico respeto y sinceridad. Lo demás vendrá por añadidura.

PLEGARIA PARA DESPERTAR EL PODER ESPIRITUAL DE LAS PLANTAS

Oh poderoso espíritu besado por el Sol y la Luna,
y contenido en el seno de la madre serena,
escucha mi llamado.
Levántate en vida (menciona aquí el nombre de la planta).
Oh virtuosísimo Ser de maravillosos poderes,
otórgame tus bendiciones
y yo te honraré siempre.
Que así sea.

[Haz una reverencia]

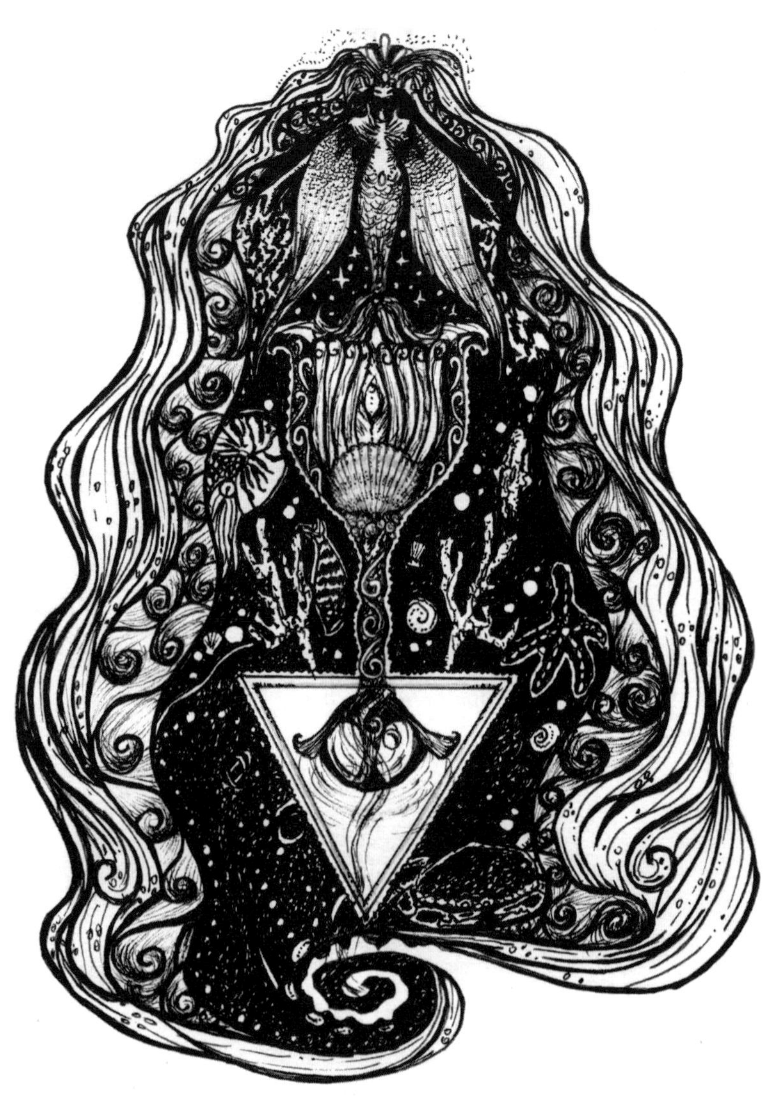

El cáliz sagrado de las aguas primordiales

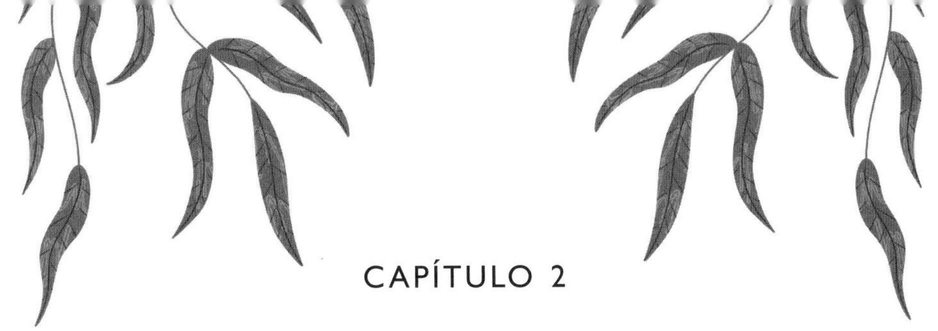

CAPÍTULO 2

Preparaciones del Arte Vegetal

Las preparaciones son, en esencia, vehículos del poder de las plantas. A través de una poción, un baño o un sahumerio, las plantas se manifiestan de maneras específicas, acompañando nuestro trabajo espiritual y, por supuesto, nuestra vida cotidiana. De hecho, la cocina es una forma de preparación que permite que la energía vegetal penetre en nuestro cuerpo e interactúe con él, nutriéndolo con sus componentes físicos, y también alimentando aspectos más sutiles del ser.

Los sabios y sabias del Arte experimentaron ampliamente con las plantas, los minerales e incluso ciertos elementos animales para cumplir un sinfín de propósitos. En esta sección exploraremos varias de las principales preparaciones del Arte Vegetal, sus propiedades y usos, como introducción al formulario, el corazón de este libro.

BAÑOS, DESPOJOS Y RIEGOS

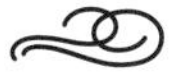

De las corrientes primales del mundo
emerge la brillante figura de la Reina de las Aguas.
Ofrece su copa llena de perlas frescas,

que lavan la tierra y traen fluidez.
El efluvio de la vida que regenera y purifica,
al sutil y gélido toque de sus dedos acuosos.

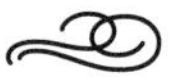

El agua, símbolo de vida y pureza, es el elemento de la naturaleza vinculado con el eterno flujo de la generación y la regeneración. Sin embargo, en sus poderes ocultos reside un principio dual: así como concede el beso de la vida, también puede arrebatarlo en un solo toque. Su capacidad purificadora radica en su cualidad de recibir y contener materia y energía de cualquier naturaleza. Esta es la esencia divina del agua, comparable al vientre primigenio, el Gran Océano Original, donde toda la vida orgánica fue gestada.

Además, el agua posee el poder de transformar todo lo que alberga, razón por la cual se utiliza como vehículo de las potencias espirituales presentes en las plantas, los minerales, e incluso en las energías que los seres humanos imprimimos a través de la manifestación verbal, emocional y mental. Es un elemento extraordinariamente sensible, capaz de percibir y absorber las vibraciones de todo lo que la rodea.

Comprendida la potencia espiritual del agua, podemos hablar ahora de la magia de los baños, riegos y despojos, donde este elemento es fundamental en la preparación y el asiento de las fuerzas energéticas que actuarán sobre espacios y personas, con el propósito de transformar tanto los aspectos físicos como los sutiles entramados energéticos.

Por sí sola, el agua posee una capacidad infinita de purificación, pero también puede armonizar y propiciar el asentamiento de poderes espirituales en una persona o en un espacio, bendiciéndolos con su presencia. Cuando hablo de poderes espirituales me refiero a aquellos que habitan en la naturaleza: elementales, espíritus de las plantas y los minerales. No obstante, el agua también puede facilitar la presencia de entidades procedentes de otros planos, como seres angélicos, maestros ascendidos o divinidades.

Ahora, profundicemos en la diferencia entre baño, despojo y riego. Si bien comparten un principio común —el agua como base y vehículo mágico—, cada uno cumple una función distinta.

Baños

"Los baños son frecuentemente usados en la magia vegetal, ya que son una forma fácil de distribuir el poder de una hierba en todo el cuerpo".

SCOTT CUNNINGHAM,
EN *ENCYCLOPEDIA OF MAGICAL HERBS*

Tal como señala el reconocido brujo Scott Cunningham, a quien debo mis primeros conocimientos sobre el herbalismo mágico, los baños se utilizan sobre el cuerpo para generar los cambios deseados. Existen distintos tipos de baños: de limpieza, sanación, florecimiento, apertura, amor, claridad espiritual, prosperidad, entre otros. La combinación de elementos y hierbas variará según la energía específica que la persona o el espacio necesiten.

Los baños se preparan con una cantidad abundante de agua, que luego se divide en porciones para usarlas durante varios días, lo que potencia su efectividad. Dependiendo de su propósito, deben aplicarse al menos durante tres días consecutivos y, en algunos casos, hasta siete o nueve. Se distribuyen sobre todo el cuerpo, incluyendo la cabeza.

Cabe destacar que el mundo de los baños y abluciones es vasto, y que existen múltiples variaciones y opiniones respecto a su elaboración y aplicación. En este libro comparto algunos de los métodos que conozco, utilizo y recomiendo. Te animo a experimentar, explorar distintas técnicas y adoptar aquellas que resuenen contigo o que encuentres más poderosas.

Los baños de limpieza, destinados a destrabar, purificar y despejar, suelen aplicarse antes del baño habitual. Recomiendo frotar las hierbas directamente sobre el cuerpo o, al menos, acompañar el ritual con un jabón de Ruda, Coco o Romero. Luego, enjuaga con agua natural; asegúrate de que el cuerpo reciba abundante agua a temperatura ambiente.

Siempre que sea posible, realiza estos baños al aire libre, permitiendo que las impurezas espirituales caigan sobre la tierra o, mejor aún, que sean arrastradas por la corriente de un río. Conéctate con la naturaleza mientras te purificas. Si realizas el baño en la ducha, visualiza cómo las plantas limpian profundamente tu ser y el agua que fluye del grifo es una poderosa corriente que te otorga claridad y renovación.

Los baños destinados a atraer, evolucionar y florecer, es decir, aquellos de naturaleza dulce, suelen aplicarse después del baño corriente, sin enjuagar y dejando que se sequen naturalmente sobre la piel. Algunos pueden contener ingredientes como leche, miel o azúcar, que podrían dejar una sensación pegajosa. En estos casos, es recomendable enjuagar ligeramente si resulta incómodo.

Durante los días en que se realizan estos baños lo ideal es evitar enjuagues, perfumes comerciales y otras sustancias fragantes que puedan alterar su efectividad. Asimismo, se recomienda utilizar únicamente jabones naturales. Por ejemplo, si el baño es de limpieza, lo ideal es usar jabón de Romero o Ruda; si es un baño de amor, jabón de Canela o Rosas.

Con el paso de los días, la apariencia y el aroma del baño pueden cambiar debido a un proceso natural de fermentación. Esto es completamente normal. El baño sigue siendo útil, pero es importante aplicarlo lo antes posible. Algunas personas optan por refrigerarlo en frascos; en lo personal, prefiero no hacerlo, ya que el frío puede disminuir su fuerza energética. Para prolongar su duración sin afectar sus propiedades, se puede añadir un chorro generoso de alcohol de al menos 70 °, cuyas propiedades antifúngicas y antibacteriales ayudan a conservarlo por más tiempo.

Es fundamental acompañar la aplicación de los baños con rezos, decretos y visualizaciones. De esta manera, reforzamos el proceso de transformación energética. El resultado será mucho más poderoso si dirigimos con claridad nuestra intención, pues es el ojo que guía la flecha.

Despojos

Los despojos suelen ser baños de limpieza acompañados de un ramo de hierbas, preparado y activado con una fuerte carga espiritual para purificar y liberar a la persona de negatividades, bloqueos, enfermedades, entidades, maleficios, mal de ojo, etc. Es importante destacar que los despojos no se limitan al cuerpo; también pueden emplearse para limpiar energéticamente una casa, un negocio o cualquier otro espacio.

El ramo cumple una función clave en este proceso: a través de repetidas barridas y golpeteos sobre el cuerpo, actúa como una herramienta que corta, remueve y extrae las energías densas. Para potenciar su efecto se recomienda acompañarlo con rezos, conjuros o canciones. En la magia tradicional venezolana es común mojar el ramo en aguardiente de Caña antes de proceder a la limpieza, aunque también puede sumergirse en el mismo baño de limpieza.

El ramo debe prepararse al mismo tiempo que el baño, y puede elaborarse con una sola planta o con una combinación de varias. Algunas opciones recomendadas incluyen Pirul o Molle, Albahaca morada, Perejil, Pino, Eucalipto y Ruda. Se atan con un cordón rojo y se bendicen junto al baño.

Una vez finalizado el proceso de limpieza, el ramo debe desecharse de inmediato, ya que, al cortar y purificar, también absorbe las impurezas y energías negativas. No debe reutilizarse ni conservarse después de su uso.

Riegos o aspersiones

Este tipo de preparación acuosa tiene dos propósitos principales. En primer lugar, puede utilizarse para purificar y bendecir un altar o un espacio antes de un ritual, y también a los asistentes, rociando el agua sobre ellos. Su segundo uso es la aspersión o riego en un entorno específico; por ejemplo, un riego de abundancia para un negocio.

Los riegos suelen ser de un solo uso, aunque pueden prepararse y aplicarse cada vez que se necesiten. Puedes elaborarlos hirviendo las hierbas y conservando el líquido con un 40 % de alcohol de alta graduación (entre 40 y 96 °) para emplearlo posteriormente. También puedes prepararlos hirviendo la mezcla y utilizándola tan pronto como se enfríe lo suficiente, salpicando el agua con las manos.

Algunas hierbas recomendadas para bendecir espacios son el Romero, la Manzanilla, el Anís dulce, el Tomillo y la Verbena.

Para proteger un espacio o fortalecer el aura mediante aspersiones, se pueden emplear hierbas como la Ruda, la Agrimonia, las Rosas, el Ajenjo o el Yauhtli.

POCIONES, ELÍXIRES Y CORDIALES

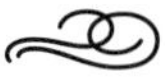

El frasco que tomas entre tus manos
posee el universo dentro,
en delicados tejidos espirituales.
Fibras de existencia llenas de vida
operan al toque de tus labios
o al contacto con el Altar sagrado.
Esta es la vía del agua encantada,
conductora de un realismo creado.

"Cuando nos referimos a una poción mágica, comúnmente nos referimos a algo que puede ser consumido en forma líquida, como puede ser un té, infusión, decocción u otra preparación".

PATTI WIGINGTON, EN *HERB MAGIC*

Pociones y elíxires

Las pociones son preparaciones líquidas, generalmente encantadas, con una gran variedad de usos. Muchas pociones y elíxires se ingieren para generar un efecto específico, mientras que otros se emplean externamente como fluidos mágicos para potenciar hechizos, rituales o baños. Según la necesidad, también pueden diluirse en agua, o incluso actuar como contenedores de energía espiritual; es decir, como talismanes.

Para prolongar la vida útil del preparado y garantizar su conservación, es recomendable que estas preparaciones contengan un porcentaje de alcohol natural, por lo que se puede utilizar vodka, aguardiente o ron blanco. Este detalle es fundamental, y notarás que muchas de las fórmulas de pociones y elixires en este libro incluyen algún tipo de alcohol. Su función principal es la conservación, prolongando la vida útil del preparado.

Sin embargo, en algunos casos, las pociones o elíxires se elaboran para ser utilizados de inmediato, por lo que no requieren la adición de alcohol. Independientemente de su tipo, es importante almacenarlos correctamente en botellas de vidrio con tapas herméticas, de preferencia de corcho o metal, evitando el uso de plástico a toda costa.

Para su correcta conservación deben guardarse en un lugar fresco, seco y alejado de la luz solar directa. Lo ideal es colocarlos en una caja, un cofre o una repisa dentro del armario. Con un almacenamiento adecuado, su tiempo de vida puede extenderse de seis meses a un año.

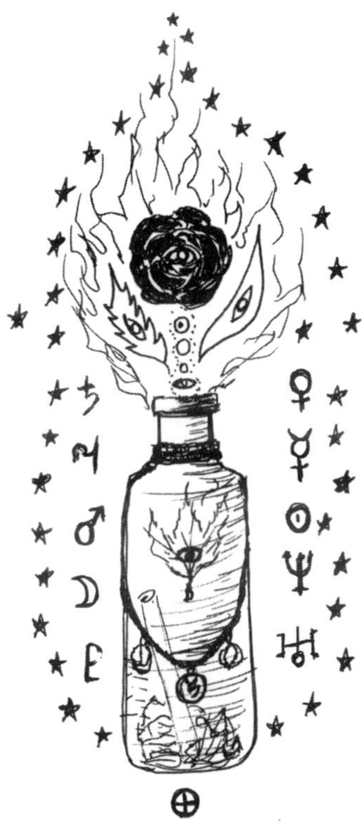

Medicina viva

Cordiales

Los cordiales son bebidas espirituosas elaboradas con una base de alcohol consumible, como vodka, aguardiente, ron o vino. Tienen diversos usos, siendo uno de los más comunes como ofrenda agradable para las entidades espirituales. Además, existen cordiales con propiedades medicinales o mágicas, que pueden ingerirse o añadirse a baños para potenciar un efecto específico.

Por ejemplo, un cordial de hierbas curativas puede incorporarse a un baño destinado a la sanación, mientras que un cordial del amor (cuyo procedimiento de preparación encontrarás en el formulario) puede beberse en pareja para estimular el romance, la pasión y la intimidad.

Los cordiales son, en esencia, un tipo de poción, por lo que las mismas consideraciones de preparación y almacenamiento aplican en ambos casos. Sin embargo, los cordiales mágicos tienen una vida útil más prolongada, ya que el alcohol es su componente principal y actúa como un potente conservador.

EXTRACTOS AROMÁTICOS

Estas preparaciones podrían clasificarse como tinturas o alcoholaturas, pero prefiero llamarlas extractos aromáticos. Se elaboran a partir de la maceración de una o varias plantas en alcohol durante un tiempo determinado, para que este absorba su información energética, vibracional y física. El alcohol es un excelente vehículo de extracción, ya que actúa con rapidez y eficiencia.

Para estos extractos, es recomendable utilizar alcohol de 70 ° o alcohol de perfumería; aunque menos accesible que el primero, suele encontrarse con facilidad en farmacias.

Algunas personas prefieren realizar sus maceraciones exclusivamente con alcoholes de grano, como vodka, pisco, mezcal o aguardiente de Caña. Aunque no estoy en contra de esta práctica, la mayoría de estas bebidas comerciales tienen un grado alcohólico inferior a 40 °, lo que las hace menos potentes para la extracción. Por otro lado, existen alcoholes orgánicos sin desnaturalizar de alta graduación, ideales para este propósito, que pueden diluirse con agua destilada si se desea reducir su concentración. El único inconveniente es que suelen ser costosos y difíciles de conseguir, pero, en mi opinión, valen la pena.

Todo extracto aromático debe almacenarse en un frasco de vidrio con tapa metálica, ya que el alcohol degrada y deforma el plástico, lo que podría afectar la calidad del preparado.

El tiempo de maceración varía según los ingredientes y la naturaleza de las plantas utilizadas. Recomiendo experimentar con este proceso, pues he descubierto que algunos aromas solo se desarrollan plenamente después de seis meses o incluso un año de maceración, mientras que otros se manifiestan en mucho menos tiempo. Como referencia general, el período mínimo recomendado es de 28 días, siendo 40 días el tiempo ideal. Al igual que ocurre con el vino y otros licores añejos, mientras más tiempo de reposo tenga el extracto, mayores serán su potencia y profundidad aromática.

Si la persona que utilizará el extracto tiene hipersensibilidad al alcohol, ya sea en la piel o en el olfato, puede diluirse con un 10 o 20 % de agua destilada. Aunque esto reducirá la intensidad alcohólica, también atenuará el aroma.

Por último, los extractos aromáticos pueden elaborarse con una sola planta o con una combinación de varias. Para optimizar la extracción de sus componentes, es importante trocearlas finamente antes de la maceración.

ÓLEOS, AGUAS Y PERFUMES MÁGICOS

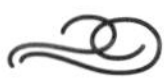

Planta que dormita, se alquimiza, se transforma
en el vientre líquido el sagrado femenino.
Sangre en sangre, esencia en esencia.
Cual río, los poderes espirituales transporta.
Este es el vehículo de la magia
que teje nuevas realidades
como flecha lanzada por el arco del corazón
y el poder la mente, unificados en acción.

Óleos mágicos

En términos sencillos, un óleo mágico es una preparación que recoge el poder espiritual de las plantas y otros elementos, los cuales se infusionan en un aceite de origen natural. Este óleo actúa conforme a las intenciones de quien lo utiliza. El ungüento, por su parte, sigue el mismo principio de elaboración, pero se diferencia por contener cera de abejas, que actúa como emulsionante, otorgándole una consistencia estable y semisólida.

El óleo mágico tiene una amplia variedad de usos y potencialidades. Puede emplearse en la cocina, para elaboración de recetas curativas o mágicas, ser parte de las herramientas de un terapeuta, o incluso aumentar el poder de los instrumentos mágicos utilizados durante rituales o ceremonias. Los usos de estos aceites son muy diversos, y dependen de las intenciones y necesidades de quien los elabora.

A continuación, mencionaré algunos puntos clave para la correcta elaboración de óleos mágicos, de modo que podamos aprovechar al máximo su poder y efectividad:

- La materia vegetal debe estar completamente seca.
- Las plantas deben ser bien machacadas o troceadas antes de sumergirlas en el aceite.
- Como con cualquier preparación herbal, ritualizar y especificar con claridad nuestra intención mientras lo preparamos le dará mayor efectividad y potencia energética al óleo mágico.
- La vida útil de un óleo mágico puede oscilar entre uno y dos años, dependiendo de la calidad de los ingredientes, las condiciones climáticas y el almacenamiento.
- Todos los aceites mágicos deben macerarse y guardarse en frascos de vidrio con tapa metálica. No recomiendo las tapas de corcho, ya que con el tiempo el aceite puede derramarse. Lo ideal es que la tapa sea hermética y de rosca.
- Como recomendación adicional, coloca una toalla de papel debajo de los frascos, para que absorba cualquier exceso de aceite, y evitar así que tus muebles se manchen.

- Limpia con papel de cocina y alcohol los frascos y utensilios que utilices. Evita usar agua y jabón, ya que el aceite los contamina de manera significativa; en cambio, el alcohol es eficaz para eliminar la grasa, y el papel absorbe perfectamente los componentes oleosos. Los residuos de aceite no deben tirarse por el drenaje; lo mejor es enterrarlos en un hueco en la tierra.
- En cuanto a la proporción aceite/planta, dependerá de la cantidad de óleo mágico que desees hacer. Ten en cuenta que el aceite disminuirá durante la maceración, pues las plantas absorberán una parte significativa de la grasa. Generalmente, cubro las plantas con el aceite y luego añado la cantidad equivalente a un dedo.
- Por último, si deseas que tu aceite tenga un aroma más potente, puedes añadir algunas gotas de aceite esencial de la misma planta. Por ejemplo, si preparaste un óleo mágico de Romero, añade cinco o seis gotas de aceite esencial de Romero para intensificar su aroma. Esto es especialmente útil para aceites destinados a terapias manuales, reiki, etc.

Aguas y perfumes mágicos

"Muchos perfumes, así como inciensos y otros elementos aromáticos, son líquidos y materias que generalmente, por su composición química y su estructura molecular, vibran en una alta frecuencia, si lo vemos en el marco de un análisis bioquímico y físico.

Es bien sabido que cuando estos olores hacen contacto con nuestro sentido del olfato producen efectos que estimulan todo nuestro organismo, especialmente los niveles sensoriales y extrasensoriales de gran sensibilidad.

Estas sustancias producen sensaciones de placer, unas veces provocan éxtasis y algunos estados en el orden psíquico que podríamos catalogar, con propiedad, como estados de elevación espiritual".

Celia Blanco, en *Manual esotérico*

Los perfumes han formado parte de la vida humana desde tiempos remotos, cuando nuestros ancestros empezaron a utilizar los aromas de las resinas y otras materias vegetales como ofrendas a los espíritus y dioses de la naturaleza. También desempeñaron un papel fundamental en los rituales ceremoniales, y se utilizaron en el cuidado del cuerpo y la salud. Los egipcios, por ejemplo, son famosos por su profundo conocimiento y aprecio por los perfumes. Desarrollaron una técnica avanzada para la preparación de ungüentos, perfumes y óleos, que no solo servían para preservar la salud, sino que también se usaban en el proceso de embalsamamiento de los cuerpos. Así, vemos que los perfumes tienen una gran diversidad de usos: rituales, ceremoniales, medicinales y cosméticos, entre otros.

Para los practicantes de las artes mágicas, los perfumes son herramientas esenciales. Sus aromas tienen la capacidad de inducir estados mentales profundos que favorecen las labores rituales y adivinatorias, además de protegernos energéticamente y mantener alejadas las negatividades.

Al aplicarnos un perfume, nos "vestimos" con la energía de las plantas que lo componen, lo cual genera un efecto tanto en nuestro cuerpo físico como en nuestro cuerpo sutil. Recordemos que las plantas tienen el poder de influir profunda y misteriosamente en la realidad y en nuestros estados emocionales. En resumen, los perfumes son vehículos que los poderes espirituales de las plantas, los elementales y las entidades celestiales usan para intervenir a nuestro favor cada vez que recurrimos a ellos.

En cuanto a los perfumes esotéricos comerciales que encontramos en las tiendas especializadas, la mayoría de ellos son productos sintéticos, elaborados con fragancias artificiales que carecen de poder o potencial. Por ello, desaconsejo su uso. Si prefieres comprar un perfume esotérico en lugar de elaborarlo tú mismo, algunas marcas artesanales hechas por herbalistas o aromaterapeutas, así como las de buena calidad, como la famosa marca Murray & Lanman, que fabrica la célebre y poderosa agua florida, son excelentes opciones.

FÓRMULAS MEDICINALES

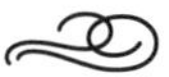

Del seno oscuro de la tierra viva,
donde los tesoros ocultos residen,
donde las semillas germinan, sedientas por los besos del Sol,
y las aguas corren como venas vivas,
se esconde la sabiduría evolutiva
y otros misterios antiguos.
Este es el alimento de las plantas.
¿Cómo negar su gran sabiduría?

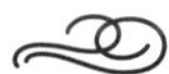

Los poderes de las plantas se manifiestan a través de preparaciones medicinales que equilibran las mallas y estructuras energéticas que rigen nuestros órganos, sistemas y nuestro cuerpo en general. Limitarse a pensar que las plantas solo equilibran y rectifican a nivel físico, como propone la fitoterapia, es limitar su inmenso potencial. Las plantas tienen la capacidad de intervenir en los niveles más profundos del ser, al ofrecernos la medicina adecuada para sanar nuestros cuerpos físico, mental, espiritual y emocional. Esto, por supuesto, depende de las plantas utilizadas, su mezcla, la sinergia entre ellas, su presencia espiritual y la dosificación apropiada en preparaciones de uso interno o externo.

Existen también otros preparados medicinales de uso externo, cuya finalidad es corregir y equilibrar el cuerpo a través de aplicaciones tópicas. Ejemplos de ello son tónicos, baños, bálsamos y ungüentos, entre otros. En estos casos, la medicina penetra en el cuerpo a través de la dermis y genera sus efectos. En su elaboración se utilizan muchas plantas, especialmente aquellas que son potencialmente venenosas o muy fuertes para el uso interno, pero siempre con la dosis adecuada. Como decía Paracelso: "Todo es veneno, y nada es veneno; solo la dosis hace el veneno". Usarlas tópicamente nos permite aprovechar su poder sin el riesgo de sufrir intoxicación o efectos adversos.

El trabajo con elíxires florales es otra forma segura de interactuar con la energía de plantas venenosas, pues permite un contacto profundo sin peligro. Es importante tener en cuenta que, cuando trabajamos con las plantas como medicina, debemos acompañar el proceso con un esfuerzo personal. En la selva, muchos terapeutas complementan los tratamientos con dietas y restricciones para facilitar la limpieza y reprogramación del cuerpo, la mente y las emociones. Por lo tanto, si consumes algún preparado medicinal, ya sea durante un día o un mes, es recomendable que pongas en práctica ciertas restricciones para optimizar los resultados. Las siguientes son algunas recomendaciones en ese sentido.

Cambios alimenticios

Evita o reduce el consumo de carnes, frituras, azúcar refinada, dulces y harinas, e incrementa la ingesta de jugos naturales y agua. Purificar el cuerpo facilita que las plantas realicen su trabajo. Es imposible construir una casa sobre un terreno lleno de basura, ¿verdad? No es necesario que sigas una dieta estricta, pero evita los alimentos y bebidas poco saludables (como refrescos y comida procesada), pues esto puede marcar una gran diferencia durante el tratamiento. No tiene sentido atender un problema como el hígado graso con Romero, mientras seguimos consumiendo grasas en exceso.

Cambios en el descanso

Es esencial evitar el desvelo y dormir lo necesario, además de hacerlo sin alimentos en el estómago. Esto permitirá que las plantas trabajen mejor mientras el cuerpo descansa, lo cual contribuye a la regeneración adecuada. El descanso es clave para una buena salud.

Estas pequeñas restricciones son importantes para optimizar el proceso, pero también pueden ser más profundas, como abstenerse de tener relaciones sexuales o realizar ayunos de silencio, dependiendo de cada caso. En última instancia, trabajar con las plantas requiere un esfuerzo consciente de nuestra parte. Como dicen los curacas en Colombia: “Las plantas hacen un 50 %, y nosotros hacemos el resto”. Si nos entregamos al proceso con todo nuestro ser, abrimos la puerta a una curación profunda.

Puntos importantes para garantizar la efectividad de las preparaciones medicinales

Intención clara y sincera. Todo trabajo con las plantas requiere una intención profunda y clara. Pon atención y sostén el proceso con consciencia.

Dieta y mente saludables. Además de evitar los alimentos tóxicos, también debemos cuidar con qué nutrimos a nuestra mente y corazón.

Preparaciones caseras o de expertos. Es mejor trabajar con preparaciones que hagamos nosotros mismos o que sean elaboradas por especialistas en la materia.

Interacciones con medicamentos. Es fundamental estar atentos a las posibles interacciones si la persona está bajo tratamiento médico. Esto es especialmente importante en personas con problemas de presión arterial, epilepsia o que estén bajo medicación psiquiátrica. En estos casos se recomienda consultar a un naturópata o herbalista profesional.

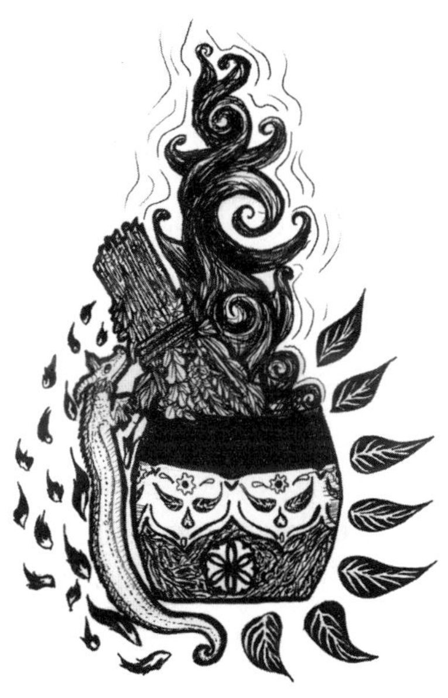

El humo es un canal de comunicación

INCIENSOS O SAHUMERIOS

Se elevan los humos en el espacio inexistente,
cuando el fuego espiritual arde en el seno primordial
y sus besos ardientes incineran hoja, resina y flor
como el más apasionado de los amantes,
impregnando aromas que guardan las memorias de los ancestros,
trayendo dicha, consuelo y resguardo espiritual.
Es la divina presencia de los espíritus esmeraldas,
danzando en espirales consecuentes,
libres de la prisión material,
al encuentro con los dioses.

"Incienso, estrictamente hablando, se refiere a un polvo botánico formulado, aunque las mezclas sueltas de plantas que se queman también se denominan comúnmente como incienso". Esta es la definición que ofrece Cyndi Brannen en su libro *Entering Hekate's Garden*; a partir de ella queda claro que, básicamente, toda mezcla creada para ser quemada se considera incienso, una de las preparaciones botánicas más antiguas utilizadas por la humanidad.

Los inciensos, también conocidos como sahumerios, son vehículos de poder de ciertas plantas, cuyos efectos se expanden y liberan a través del humo. Para la bruja verde, trabajar con inciensos es una práctica casi diaria. No hay ritual, ceremonia, meditación o momento en que el humo no esté presente, ayudándonos en nuestra vida.

Antiguamente, en los templos se quemaban plantas con fines de purificación, como ofrendas a los dioses o, al mezclar ciertas plantas visionarias, para inducir estados alterados y conectar con el reino espiritual. También se utilizaban en los hogares para alejar el mal, prevenir enfermedades y atraer energías positivas a la familia.

En *Las hierbas de Tláloc*, el escritor mexicano Bernardo Ortiz de Montellano describe el uso del incienso de manera reveladora:

> ...cuando la lluvia amenazaba, él se levantaba inmediatamente y cogía su cucharón de incienso, la manija del cual era larga, redonda, y traqueteaba. En seguida lo llenaba de incienso (*copalli*), haciendo solo eso. Después ofrecía incienso, levantando el cucharón como ofrecimiento hacia las cuatro direcciones, traqueteando (el cucharón) vigorosamente de un lado a otro. Después iba a todos los templos ofreciendo y quemando incienso por todas partes. Así rogaba y solicitaba a los Tláloc. Así rezaba para que lloviera.

Por milenios, el humo del incienso ha sido considerado un canal sagrado entre el cielo y la tierra. Los antiguos quemaban plantas especiales para rezar, hacer peticiones y curaciones, y esta idea se refleja claramente en el texto de Ortiz de Montellano, que subraya la importancia de plantas como el Yauhtli (*Tagetes lucida*), el Estafiate (*Artemisia ludoviciana*) y el Copal (*Bursera spp.*) en el culto a los dioses Tláloc, las divinidades acuáticas de la cosmovisión mexica. Recomiendo leer este texto, especialmente si vives en México, ya que estas plantas poseen poderes maravillosos, como el Yauhtli, que me ha cautivado profundamente.

Los inciensos compartidos en este libro son fáciles de hacer y tienen diversos usos. Se pueden quemar sobre carbones encendidos (usa carbones litúrgicos o de Coco, ya que los baratos, hechos de cartón, no son recomendables), para utilizarlos según convenga.

Si en tu país es posible conseguir una copalera o sahumador, no dudes en adquirirlos, porque son excelentes herramientas que no deben faltar en casa. Incluso si no te dedicas profesionalmente a lo espiritual, te serán útiles para tus meditaciones o para purificar y armonizar tu hogar. Si te es imposible conseguir un sahumador, puedes sustituirlo con una concha marina con base de madera o un plato de barro que resista el calor. Recuerda siempre manejar el recipiente con precaución, ya que se calentará mucho.

Consejos importantes al usar inciensos

Estudia las plantas que emplearás. Algunas pueden ser psicoactivas, venenosas o irritantes. Si no tienes experiencia, úsalas en pequeñas cantidades y combinadas con otras hierbas.

Sensibilidad y alergias. Algunas personas pueden tener reacciones alérgicas o ser sensibles a ciertos inciensos. Asegúrate de sahumar en un espacio ventilado.

Precauciones para embarazadas y niños. Algunas plantas no son seguras para mujeres embarazadas o niños pequeños. Asegúrate de mantener el espacio ventilado, y procura que no estén presentes niños ni mujeres embarazadas durante el trabajo.

Vigilancia constante. Siempre vigila el sahumerio, especialmente si está sobre carbones calientes.

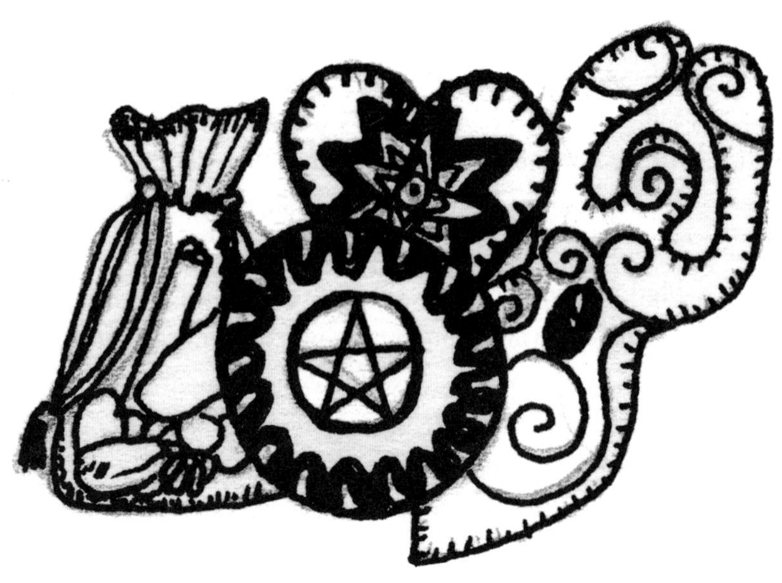

Saquitos mágicos o sachets, un poderoso talismán

SAQUITOS MÁGICOS

"Un sachet *es simplemente un pequeño saquito de tela relleno con flores y hierbas aromáticas, sellado con una costura o cuerda".*

PATTI WIGINGTON, EN *HERB MAGIC*

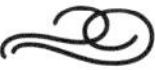

Cuelgan en la puerta o se ocultan entre los pliegues de tu bolsillo,
alejando o atrayendo, según sea el caso,
miríada de ojos que miran mi espalda,
vigilantes ante cualquier peligro,
o fuentes creativas de buena voluntad,
que bendicen cada día mi ferviente andar.

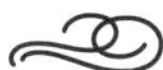

Los saquitos mágicos, también conocidos como *sachets*, son una forma de talismán muy popular en las prácticas mágicas y espirituales. Generalmente, son pequeñas bolsitas confeccionadas de tela o cuero, que se rellenan con una variedad de elementos, como hierbas, raíces, flores, piedras, minerales o incluso componentes animales. A diferencia de las botellas mágicas, que pueden contener líquidos, los saquitos suelen ser secos, aunque algunos pueden tener un aroma fuerte debido a las plantas que almacenan.

Estos saquitos pueden tener una amplia gama de aplicaciones, tanto terapéuticas como mágicas, dependiendo de la intención de quien los elabora o utiliza. En la medicina tradicional es común el uso de saquitos con hierbas medicinales, como la Lavanda o la Manzanilla, para aliviar la ansiedad o la depresión. Pero en la magia también se utilizan saquitos de colores específicos con fines protectores, o para atraer la buena suerte, el amor o la prosperidad. Los saquitos rojos o negros, por ejemplo, son muy populares por sus propiedades protectoras y de resguardo contra energías negativas.

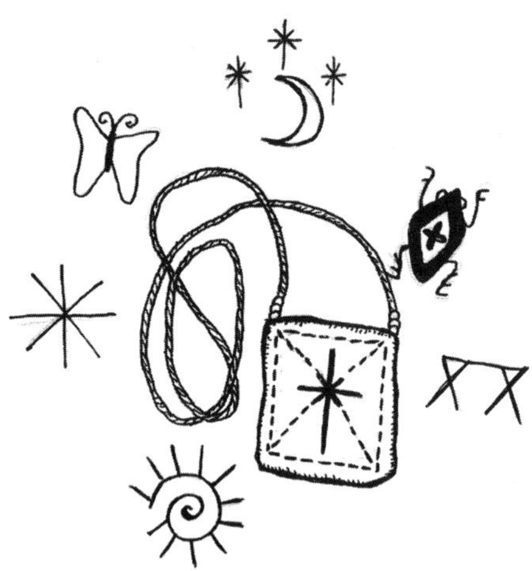

Símbolos mágicos de los amuletos rellenos de hierbas, fabricados por las mujeres seris del pueblo Comca'ac, México

El tamaño, la forma y los colores de los saquitos pueden variar considerablemente, de acuerdo con el propósito de cada uno. Algunos son pequeños y discretos, ideales para llevar en el bolsillo o en la bolsa, mientras que otros pueden ser más grandes, y se utilizan para colgar en el hogar o colocar debajo de la almohada.

Una de las tradiciones que más me gustan son los saquitos de los Comca'ac, una tribu originaria de México. He tenido la oportunidad de obtener algunos de ellos, que están hechos a mano por las mujeres de la comunidad. Estos saquitos están rellenos de hierbas locales y cuentan con bordados específicos, con colores y símbolos que tienen un significado mágico muy particular, según lo que se desea lograr. Cada saquito se elabora con mucho cuidado, respetando las tradiciones y utilizando los recursos naturales de la región, como plantas y minerales que tienen propiedades protectoras o curativas.

En muchas culturas alrededor del mundo, el uso de saquitos mágicos es una práctica común. Se cree que estos pequeños talismanes están impregnados con el poder de la persona que los confecciona, así como con los conjuros, cánticos o recitaciones que se realizan durante su creación. Los saquitos pueden utilizarse para sanar o para atraer suerte, salud, amor o protección, dependiendo de la intención con la que se elaboren.

SALES MÁGICAS

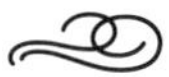

Irradia su pálida luz el salar de la tierra,
que nutre y anima toda la materia.
Los animales la buscan para subsistir,
desde el fiero tigre hasta la frágil mariposa.
Tu sudor es salado como el mar,
porque en él se encuentra el origen de la vida.

La sal es un mineral popular dentro de las prácticas mágicas. Nunca falta en los altares como representación del elemento Tierra. En muchos ritos paganos se mezcla con agua y se esparce por los espacios y personas para purificar y santificar. La sal posee una naturaleza magnética; estimula y potencia la energía de los rituales, al mismo tiempo que purifica y despeja energías negativas y residuales de espacios, objetos y personas. Por todas estas cualidades, la sal no solamente se utiliza para limpiar y descargar, sino también para realizar activaciones, sanaciones y conferir protección.

Las sales mágicas se elaboran con sal marina como base principal, a la que se le mezclan diversos elementos, casi siempre hierbas, aceites esenciales, otros minerales e incluso pigmentos naturales para darle cierta coloración, de acuerdo con la intención. En las tiendas esotéricas solemos encontrar sal roja, negra, rosada, verde, amarilla y de otros muchos tipos, a cada una de las cuales se le atribuye poderes específicos.

En la antigüedad, la sal era un elemento fundamental para la supervivencia de los pueblos. Todas las civilizaciones que la tenían a su disposición la utilizaban, independientemente de su origen: mineral, marino o incluso vegetal. Fue objeto de intercambio, razón de guerras y elemento ceremonial. En su aspecto líquido, diluido en agua, el cual es su vehículo predilecto, es un potente conductor eléctrico.

La sal es famosa, además, por sus capacidades para estimular la energía, favorecer la restauración del electromagnetismo natural del cuerpo, limpiar energías externas y devolver el estado energético natural a las personas y espacios. Por otro lado, se reconoce por su habilidad para estimular los impulsos eléctricos, y es muy utilizada no solo para limpiezas y despojos, sino también en mezclas destinadas a la atracción de energías positivas o intenciones favorables.

En este libro encontrarás algunas recetas que incluyen sal, y recetas de sales específicas. La única advertencia que amerita ser mencionada es que la sal es un mineral que nunca debe usarse en exceso. Sé prudente con la cantidad y frecuencia de su uso. Sugiero no trabajar con ella más de tres veces consecutivas, y no emplearla en exceso en el hogar. La vibración de la sal está íntimamente conectada con el latido viviente de la Tierra; es un mineral nativo y nos conecta con la frecuencia de este elemento.

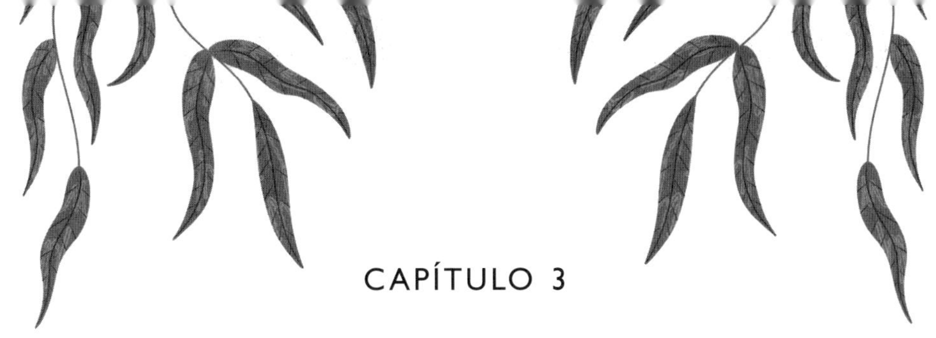

CAPÍTULO 3

Haz magia

EL ESPACIO RITUAL

El espacio ritual no es solo el lugar físico en donde realizamos nuestras obras espirituales. En un sentido más profundo, es un espacio que regalamos a nuestra vida, nuestro tiempo y nuestra intimidad, para entrar en comunión con los poderes de la magia y con los espíritus que intervienen en ella. Crear este espacio puede hacerse de muchas maneras, con procedimientos más o menos complejos y elaborados. A continuación, compartiré algunos de mis consejos personales respecto a las preparaciones previas y las consideraciones posteriores al ritual. Quiero enfatizar que estas son mis preferencias, no reglas estrictas, y pueden adaptarse y ajustarse según las necesidades de cada cual.

Preparaciones personales previas

Báñate antes del ritual. De ser posible, utiliza hierbas purificadoras como Romero, Verbena, Salvia, Copal, Agrimonia o Ruda, aunque también puedes optar por alguna planta que resuene con el propósito de tu trabajo. Por ejemplo, un baño de Jazmín y leche para realizar un ritual de plenilunio y conectar con las fuerzas lunares. Limpiar y armonizar los cuerpos es esencial para que la conexión fluya con mayor facilidad.

Come ligero o realiza un ayuno breve. Personalmente, prefiero enfrentar mis trabajos espirituales con el estómago liviano o incluso vacío. Al liberar al sistema digestivo de su tarea, logramos una mayor concentración y un enfoque más nítido. Este vacío físico también abre el espacio para una conexión más profunda.

Vístete con ropa limpia y apropiada para la ocasión. Muchos practicantes tienen prendas dedicadas exclusivamente para rituales (las túnicas son populares), así que toma el tiempo para encontrar o confeccionar una prenda que te haga sentir cómodo y que sea adecuada para este propósito.

Apaga las luces. Si tu trabajo se realiza en la quietud de la noche, apaga las luces artificiales. La luz artificial interrumpe y altera nuestros sentidos, mientras que la luz suave favorece el despertar de la glándula pineal. Ilumínate con velas, que tienen la capacidad de crear un ambiente que favorece el enfoque.

Bebe una infusión. Las infusiones son aliadas poderosas para alinear nuestras energías y abrir las puertas de lo sutil. Elige para ello una hierba acorde con el propósito de tu ritual. Por ejemplo, la Salvia es excelente para la conexión espiritual, mientras que el Diente de león potencia la claridad adivinatoria.

Utiliza los aromas a tu favor. Los perfumes espirituales, aceites, ungüentos o humos son vehículos extraordinarios para sincronizarnos con las fuerzas sutiles. Las emanaciones aromáticas de las plantas tienen el poder de abrir y elevar nuestras percepciones. Recordemos que, al estar limpios y perfumados, hacemos que los espíritus nos reciban de forma más armoniosa y, por supuesto, es un detalle que también agrada a los humanos.

Preparaciones del espacio

Limpia y ordena físicamente el espacio. Barre, trapea, organiza y despeja. Este paso es fundamental, ya que un espacio limpio y ordenado favorece un ambiente propicio para que el ritual se lleve a cabo con mayor eficacia.

Purifica con agua y con humo. Antes de comenzar tu ritual, purifica el espacio con humos de hierbas limpiadoras (consulta la sección "Plantas de purificación para el momento ritual"). Si te es posible, realiza una aspersión utilizando la mano, la rama de alguna planta, o un atomizador con una mezcla o decocción de hierbas apropiadas para la ocasión. Alternativamente, prepara una cocción de hierbas y utilízala para limpiar el espacio físico.

Crea un ambiente místico que favorezca la concentración. Música suave, velas, aromas: todos estos elementos contribuyen a generar un espacio en el que puedas sentirte más conectado y receptivo. Haz de tu entorno un lugar que favorezca tu propósito.

Consideraciones posteriores al ritual

Come y bebe algo. Alimentarse y beber es un acto que nos ayuda a "hacer tierra", a regresar al presente. Muchos rituales culminan con la celebración del alimento, un momento para compartir, honrar la energía trabajada y consolidar la conexión realizada.

Purifica de nuevo el espacio. Es recomendable realizar una nueva purificación tras el ritual. Sahúma el espacio y, si lo consideras adecuado, pasa campanas o cuencos por los lugares donde trabajaste, especialmente si realizaste curaciones o limpiezas. Es preciso dispersar la energía residual para evitar que se quede atrapada.

Tómate un tiempo para descansar. La mayoría de los rituales consumen energía, incluso cuando permanecemos sentados en silencio. Evita sumergirte de inmediato en otras actividades o salir a la calle. Dedica un rato para asentar la energía, descansar y permitir que el trabajo realizado se afirme en tu ser.

Plantas de purificación para el momento ritual

Las plantas de purificación son esenciales para ordenar, limpiar y expulsar cualquier energía o entidad no deseada que pudiera interferir con el ritual. El espacio ritual debe ser sagrado y estar libre de obstáculos energéticos; por ello, purificarlo física y espiritualmente es fundamental. Las plantas de purificación pueden usarse en forma de incienso, atados herbales, atomizadores o en el agua que uses para limpiar y preparar el entorno. A continuación, comparto siete plantas que trabajo frecuentemente, ya sea solas o combinadas:

- **Enebro** (*Juniperus communis*). Excelente purificador, ayuda a generar orden y asegurar que la magia fluya con facilidad. Su energía limpia y ordena, despejando cualquier estancamiento.
- **Verbena** (*Verbena officinalis*). Una planta asociada a las brujas. Como toda planta liminal, la Verbena purifica, prepara y abre el camino para el proceso ritual. Es sagrada para las divinidades de la magia y, como tal, es indispensable en muchos trabajos esotéricos.
- **Copal** (*Bursera copallifera*). La familia *Burseraceae* está conformada por varias especies, pero el Copal blanco ha sido utilizado desde tiempos prehispánicos para purificar espacios sagrados, cuerpos y mentes antes de iniciar el ritual. Su humo es un potente limpiador y protector; también promueve la conexión espiritual.
- **Yauhtli** (*Tagetes lucida*). Conocido popularmente como Pericón en México, el Yauhtli es excepcional para purificar y bendecir los espacios sagrados. Su presencia ayuda a despejar cualquier energía negativa y a elevar la vibración del entorno.
- **Tabaco** (*Nicotiana rustica*). En Perú se le conoce como Mapacho, y su espíritu es uno de los más poderosos para preparar la labor espiritual, purificar y traer orden. En muchas tradiciones, el Tabaco es el *primus spiritus*, el espíritu principal, y su presencia garantiza una conexión profunda con las energías espirituales.
- **Ajenjo** (*Artemisia absinthium*). Planta de purificación y exorcismo por excelencia. El Ajenjo no solo limpia profundamente, sino que también abre los canales para la comunicación espiritual. Es una de las hierbas más confiables de las brujas, al igual que el Tabaco y la Verbena.
- **Rosa** (*Rosa spp.*). Las Rosas, en especial la blanca, la roja y la de Castilla, purifican y bendicen profundamente los rituales. El humo de la Rosa potencia la energía mágica en general, y la Rosa roja, en particular, conecta con la sabiduría oculta y ofrece protección, siendo una de las flores más poderosas para trabajos mágicos.

INVOCACIONES PARA EL MOMENTO SAGRADO

Las invocaciones son plegarias profundamente espirituales, que se realizan con la intención de solicitar la asistencia de un poder superior, ya sea un espíritu, una deidad o una energía universal. El término proviene del latín *invocare*, que significa "llamar" o "implorar ayuda". En el contexto de la magia y los rituales, es una forma de establecer un puente entre el mundo material y el espiritual. Las invocaciones pueden tomarse de cantos, mantras, oraciones, o incluso crearse de forma personal; en cualquier caso, todas cumplen una función esencial: activar la conexión con fuerzas que están más allá de nuestra comprensión inmediata.

Al invocar, es crucial estar completamente presente y mentalmente alineado con el poder o ser al que dirigimos nuestras palabras. Recitarlas no basta; debemos visualizar profundamente lo que deseamos convocar. La visualización es un acto mental en el que "dibujamos" con la mente la presencia de lo que estamos llamando. Esta visualización se convierte en una clave energética que conecta nuestras intenciones con el plano espiritual. Si logras sentir esa presencia, esa vibración, no solo con tu mente, sino en cada fibra de tu ser, el poder de la invocación se amplifica.

El humo del incienso desempeña un papel esencial durante este proceso, ya que actúa como vehículo de comunicación entre el plano material y espiritual. La sensación de los humos que ascienden, llevándose nuestras palabras hacia el universo, añade una profunda capa de conexión con la energía que estamos convocando.

Al realizar invocaciones, ya sea que las leas, las recites de memoria, o incluso las digas en un susurro de corazón, la clave está en el estado interior en que te encuentras. Lo ideal es que sea uno de serenidad, concentración y respeto. Al llamar a estos seres o energías, debemos hacerlo con humildad y solemnidad, reconociendo su poder y la importancia de su intervención en nuestro trabajo.

A continuación, comparto dos invocaciones que pueden servirte para abrir tu espacio ritual. Son sencillas, pero poderosas, y puedes adaptarlas a tus necesidades personales.

INVOCACIÓN A LOS CUATRO ELEMENTOS

[De cara al este]

Poderes del Aire, vengan a mí,
a través de las cumbres de las montañas y las copas de los árboles,
barridos por sus cantos y remolinos en juego,
insuflando la vida a todas las cosas.
Aire sagrado, acompáñame en este ritual.
Otórgame tu virtud y bendición.
Solicito tu presencia en verdad y con amor.
Gracias, poderes aéreos.
Bendecido por ti estoy.
Que así sea.

[Haz una reverencia. Luego, gira hacia tu derecha,
para colocarte de cara al sur]

Poderes del Fuego, vengan a mí.
Fuerzas que transforman todo lo que tocan
con sus brillantes dedos,
llamas danzantes que arden e iluminan mi alma.
Poder y fuerza, es esta su virtud.
Fuego sagrado, acompáñame en este ritual,
otórgame tu virtud y bendición.
Solicito tu presencia en verdad y con amor.
Gracias, poderes ígneos.
Bendecido por ti estoy.
Que así sea.

[Haz una reverencia. Gira hacia tu derecha,
para colocarte de cara al oeste]

Poderes del Agua vengan a mí,
con sus misteriosos cantos que repelen y atraen.
Fuerza renovadora y fructificadora,
abundante lluvia que sana y cura el alma,
bendice mi intuición y mi visión.
Agua sagrada, acompáñame en este ritual.
Otórgame tu virtud y bendición.
Solicito tu presencia en verdad y con amor.
Gracias, poderes acuosos.
Bendecido por ti estoy.
Que así sea.

[Haz una reverencia. Gira hacia tu derecha,
para colocarte de cara al norte]

Poderes de la Tierra, vengan a mí.
Seno oscuro y frío de donde brota la vida,
misteriosas montañas nevadas
donde el silencio nos lleva a lo profundo de nuestro corazón.
Poderes de la renovación y la estabilidad,
abundancia y propósito.
Tierra sagrada, acompáñame en este ritual.
Otórgame tu virtud y bendición.
Solicito tu presencia en verdad y con amor.
Gracias, poderes terrestres.
Bendecido por ti estoy.
Que así sea.

[Haz una reverencia. Gira hacia la derecha, situándote de regreso
de cara al este. Visualiza un pentáculo de luz a tus pies]

La fuerza de los elementos danza en mí
y así en todo el Universo creado.
Agua es mi sangre.
Tierra, mi cuerpo.
Fuego, mi espíritu.
Aire, mi aliento.
Quintaesencia, mi aliento vital.
A mis pies arde el pentagrama para sellar y equilibrar mi ser
en la divina presencia de los cinco poderes sagrados.
Que así sea.

[Respira profundo y coloca las manos en tu pecho, en posición de oración. Visualiza una pirámide dorada que te envuelve y, en el centro de tu pecho, la convergencia entre las fuerzas del Cielo y de la Tierra]

Las fuerzas de la naturaleza convergen en mí,
porque YO soy parte del TODO:
Padre, Madre, Creación
en sincronía perfecta.
Que así sea.

[Toma unos momentos para sentir la fuerza espiritual que te rodea. Realiza una reverencia]

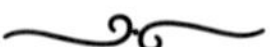

INVOCACIÓN A LA CONSCIENCIA VEGETAL

Si vas a realizar esta invocación, dedica una vela de color verde a la consciencia vegetal. Aplica alguna planta a tu cuerpo, ya sea frotándola o en forma de aceite, tintura o ungüento. Respira profundo varias veces, visualizando y conectando con todas las plantas habitantes de la Tierra y también las que se encuentran en tu altar. Recita:

El mapa oculto de la naturaleza
se abre para mí en este momento sagrado.
Que mis ojos puedan ver,
que mi corazón pueda escuchar
las voces del pueblo esmeralda,
sus secretos y verdades,
consejos y hechizos,
pócimas y rituales.
Invoco a la fuerza verdeante
bajo la presencia y protección de la Gran Madre
y el Gran Padre del Vergel Viviente,
Guardianes de los bosques, grutas, desiertos y jardines,
habitantes sobre y bajo la tierra, en el cielo y bajo el mar,
alimento para las criaturas, venenos y esencias que nos hacen volar en éxtasis,
fuerzas ancestrales creadoras y destructoras
que se abren paso al beso de las estrellas, la Luna y el Sol.
Vengan, poderes del reino vegetal,
permítanme envolverme en sus finas fragancias
y recibir de ustedes la sabiduría oculta
entre sus pétalos y hojas.
¡Salve, espíritus del reino verdeante!
Que así sea.

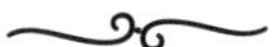

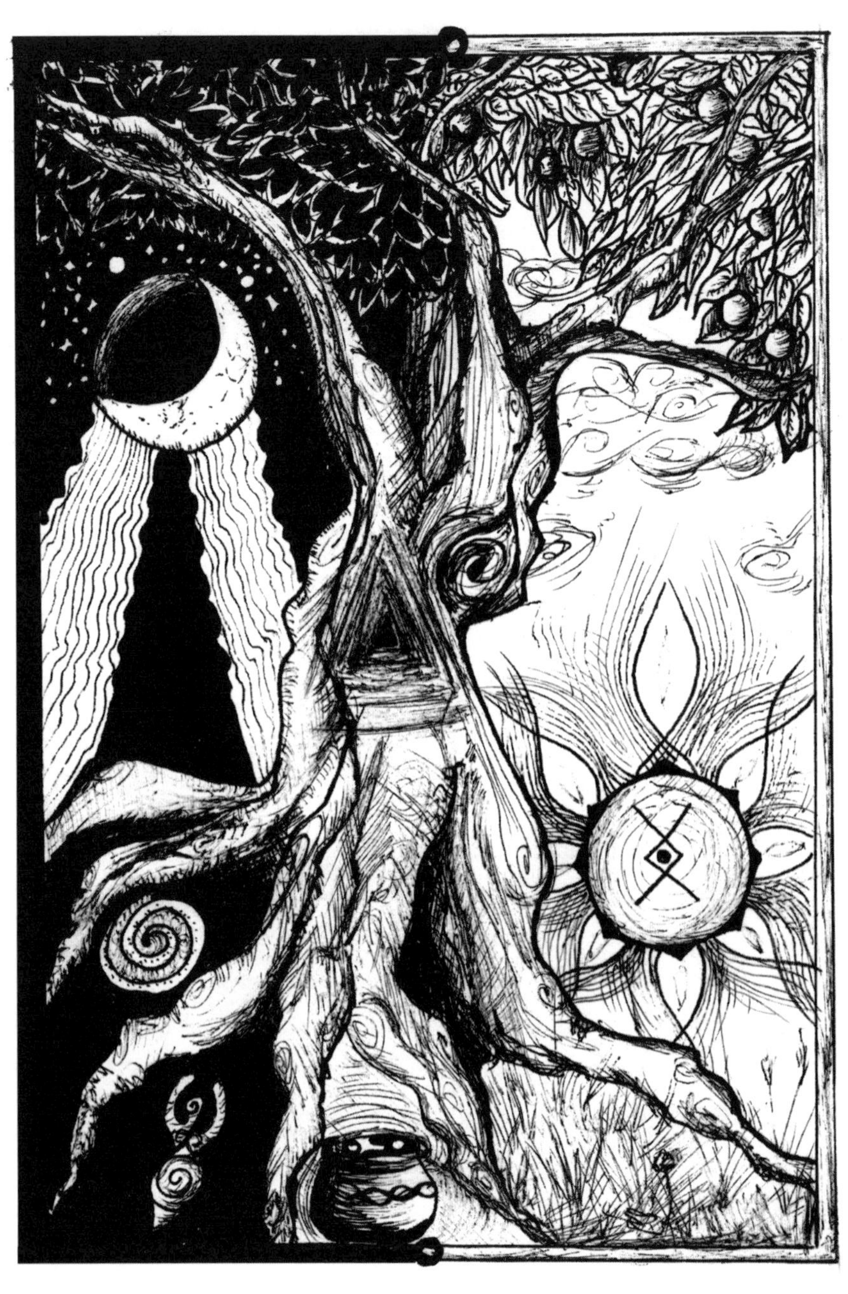

El Beso del sol y de la luna

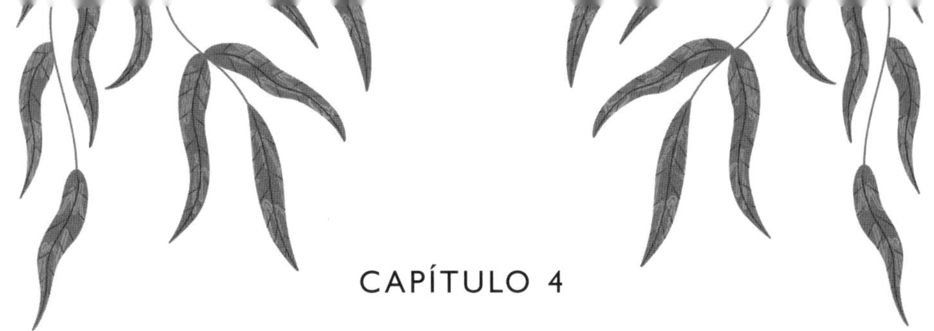

CAPÍTULO 4

Resonancias y correspondencias elementales en las plantas

"Como es arriba es abajo; como es abajo es arriba".

Hermes Trismegisto

Las plantas son un reflejo fiel del cosmos y de las fuerzas del gran misterio. En cada una de ellas se manifiestan aspectos de esa perfección universal. La presencia de los elementos y de los cuerpos planetarios dota a las plantas de informaciones anímicas muy específicas; es decir, características que revelan la personalidad de cada ser vegetal. Estas cualidades se reflejan también en sus virtudes, tanto medicinales como espirituales. El estudio de las manifestaciones de estas conexiones —con los planetas, los elementos e incluso con partes del cuerpo humano— se conoce como morfognosia, un antiguo arte que nos permite adentrarnos en los misterios de los seres vegetales a través del estudio de su forma física.

Los colores, los patrones, las formas y las geometrías son información pura: códigos encriptados ocultos en la naturaleza, esperando ser revelados. El estudio de esta faceta oculta de la botánica es una de mis mayores pasiones.

Las siguientes descripciones sobre las correspondencias fundamentales (centrándonos únicamente en el análisis de los cuatro elementos y los siete planetas tradicionales) se basan, en gran medida, en mis propios análisis y experiencias. Estos estudios surgen del constante examen y comparación de una vasta cantidad de plantas que presentan características repetidas, asociadas a la manifestación de un elemento o planeta. Claro está, también se incluyen algunos datos provenientes de otros autores, pero la mayoría proviene de mi propia curiosidad. De hecho, más adelante encontrarás un listado de plantas asociadas, que incluye especies comunes en Latinoamérica y, de manera más específica, nativas de regiones como los Andes, México, el bosque tropical o la Amazonía.

El conocimiento que comparto a continuación podría considerarse una especie de guía que solo podrás comprender en profundidad si dedicas tiempo a estudiar las plantas por ti mismo, buscando esas características en ellas. Cuanto más tiempo inviertas en esta tarea, será más fácil que puedas reconocer las manifestaciones planetarias y elementales en cada especie vegetal.

Entender la naturaleza de las plantas a través de la ley de correspondencia nos permite vincularnos más profundamente con ellas, y nos ofrece una visión sobre cómo asociarnos con ellas en el trabajo espiritual, medicinal o ritual. Una planta regida por la luna será especialmente útil si buscamos conectar con nuestro mundo onírico, ya que es la guardiana de los sueños y del subconsciente. Los planetas y los elementos, además, pueden combinarse entre sí (de hecho, existen plantas que poseen influencias de cuatro o cinco planetas), y esa interacción da lugar a una personalidad vegetal fascinante, rica y compleja, dotada de poderes y capacidades a los cuales podemos recurrir en busca de sabiduría, conocimiento, medicina, poder o revelación. Mantén una mente abierta y un corazón curioso, y las plantas te guiarán por el camino. Como dijo Paracelso:

> Las estrellas son el modelo, el plano y las regentes de todas las plantas. Cada hierba es, por un lado, una estrella terrestre que pertenece al cielo, y cada estrella es una planta celestial en espíritu. Las plantas deben ser divididas de acuerdo con su naturaleza y la manera de las estrellas en

siete clases (los siete planetas). Los diferentes órganos del cuerpo tienen hierbas que les corresponden. Si proviene del sol, sirve al corazón, y si es regida por la luna, será buena para el cerebro.

RESONANCIAS ELEMENTALES

Agua: húmedo y frío

▽ Las plantas cuya resonancia primaria es acuosa suelen ser de naturaleza fría, restauradora, hidratante y húmeda. Muchas de ellas contienen grandes cantidades de agua, lo que les otorga una apariencia suculenta. Sus flores, generalmente de colores pálidos o blancos, suelen carecer de aroma o tenerlo en baja intensidad. Los frutos, por lo general, son de gran tamaño y ricos en agua. Algunas de estas plantas prefieren crecer cerca del agua o incluso dentro de ella.

Propiedades energéticas. Purifican, restauran y armonizan el cuerpo emocional, favoreciendo la apertura de la intuición. Algunas tienen un efecto hipnótico, lo que las convierte en aliadas ideales para el trabajo con los sueños. Absorben energías negativas o discordantes, siendo excelentes para la protección y la sanación.

Propiedades medicinales. Son especialmente depurativas y muy hidratantes para el cuerpo; actúan sobre los fluidos, el sistema linfático y las glándulas. Algunas benefician al sistema reproductor femenino, mientras que otras tienen propiedades amargas y desintoxicantes, por lo que contribuyen a la limpieza del organismo. También son eficaces para limpiar los pulmones y reducir el exceso de mucosidad en el cuerpo, regulando los niveles de humedad.

Plantas asociadas. Madreperla, Aloe vera, Artemisa, Rosa blanca, Loto azul, Rosa de Castilla, Sauce blanco, Jazmín, Coco, Vainilla, Kelp, Espirulina, Bobinsana, Ahuehuete, Verónica acuática, Jacinto de agua, Espeletia, Alcanfor, Lechuga, Plumeria, Ipomoea.

Aire: caliente y húmedo

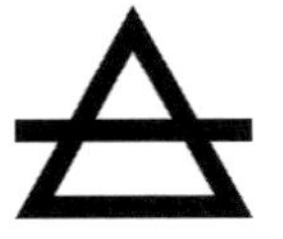

Las plantas con resonancia aérea se caracterizan por su naturaleza refrescante y su apariencia delgada y alta. Expresan una conexión íntima con el viento, por lo que se mueven de manera flexible y extendiéndose hacia el cielo. Sus hojas suelen ser alargadas, filtran el aire y, al igual que sus flores, pueden ser muy aromáticas.

Propiedades energéticas. Purifican y/o restauran el cuerpo mental, estimulando la comunicación, el intelecto y el flujo de ideas, al mismo tiempo que eliminan el estancamiento energético. Algunas favorecen la comunicación espiritual con entidades de otras dimensiones o planos, además de potenciar la clarividencia.

Propiedades medicinales. Algunas de estas plantas tienen la capacidad de limpiar y abrir los pulmones, la garganta y el sistema respiratorio en general. También pueden ser útiles para expulsar gases intestinales. Además, ayudan a liberar el estrés y a despejar la mente, promoviendo la relajación y aliviando el embotamiento mental.

Plantas asociadas. Lavanda, Eucalipto, Menta, Hierba limón, Cardamomo, Bambú, Anís dulce, Pimpinella, Achicoria, Trébol, Eufrasia, Palma, Papiro, Jacarandá, Retama, Cannabis, Lengua de suegra, Pasiflora, Salvia azul, Yauhtli, Copal, Coca, Damiana, Oyamel.

Tierra: seco y frío

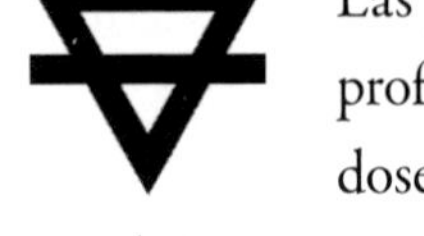

Las plantas con resonancia terrestre mantienen un contacto profundo con la Tierra. Algunas crecen entre las rocas, abriéndose paso entre las piedras y extendiéndose por el suelo. Suelen tener baja estatura, con hojas que apuntan hacia la tierra, o bien, se desarrollan en la superficie terrestre o cerca de ella. Muchas de estas plantas del elemento Tierra tienen apariencia envejecida o centenaria, crecen en lugares agrestes y pueden contener una carga significativa de minerales. Una de sus manifestaciones más notables son las raíces aromáticas y medicinales.

Propiedades energéticas. Activan o corrigen aspectos relacionados con lo material: la salud física, el dinero, la generosidad, la abundancia, la fertilidad y la prosperidad. Son poderosas plantas sanadoras que brindan paciencia, consistencia, persistencia y estabilidad, al ayudar a enraizar la mente y los pies de aquellos que tienden a vivir en las nubes. Favorecen la concreción de ideas y proyectos en el plano material, evitando que se queden solo en el plano mental. Muchas plantas de Tierra también tienen una conexión con el reino de los muertos, los ancestros y el plano ctónico.

Propiedades medicinales. Muchas de estas plantas son nutricionales, auspician la vida y son excelentes para la salud del sistema óseo. Sus propiedades energéticas favorecen la digestión, porque contribuyen a que la energía descienda, promueven el proceso digestivo y facilitan la absorción de los nutrientes.

Plantas asociadas. Rosa de Jericó, Pirul, Vetiver, Cola de caballo, Ciprés, Fumaria, Uña de gato, Perejil, Bardana, Mandrágora, Cedrón, Llamaplata, Sésamo, Sandía, Agripalma, Pehuén, Consuelda, Hiedra.

Fuego: caliente y seco

△ Las plantas de naturaleza fogosa son radiantes y vibrantes, con un temperamento caliente y estimulante. Se distinguen fácilmente por sus coloraciones rojizas o naranjas, presentes en su savia, jugo, hojas o tallos. Algunas también pueden presentar espinas, flores en tonalidades roja, naranja o amarilla, y sus formas suelen ser puntiagudas o punzantes. Al someterlas a cocción, estas plantas pueden adquirir tonos rojizos, y muchas de ellas son pungentes; es decir, generan calor en el cuerpo.

Propiedades energéticas. Muchas de estas plantas son excelentes exorcistas, porque limpian, defienden y protegen como fieras guardianas. Como liberan de patrones negativos y renuevan el fuego interior, son sanadoras y transmutadoras. Alimentan la pasión, elevan la libido, el entusiasmo, la iniciativa, la confianza y el coraje. Algunas proporcionan un impulso adicional a los propósitos e invitan a la acción.

Propiedades medicinales. Estimulan la circulación sanguínea, limpian la sangre y depuran toxinas del cuerpo a través de la sudoración. Actúan sobre el *agni* o fuego digestivo, favoreciendo la producción de bilis y acelerando digestiones lentas. Extraen el frío del cuerpo y reconfortan el estómago. Además, activan el sistema inmunológico, son bactericidas y antivirales. Algunas contienen hierro, nutren, promueven y tonifican el sistema circulatorio.

Plantas asociadas. Tabaco, Romero, Palmita, Hierba de San Pedro, Nopal, Muicle, Cordoncillo, Albahaca, Caléndula, Tomillo, Mejorana, Guásimo, Ruda, Anamú, Ortiga, Ajenjo, Palo santo, Anís estrellado, Clavo de olor, Nuez moscada, Achiote, Chonta, Enebro, Diente de león, Salvia blanca, Salvia, Borraja, Canela.

CORRESPONDENCIAS PLANETARIAS

Luna

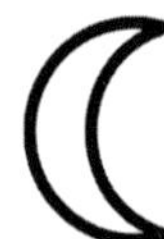

Naturaleza. Fría y húmeda
Aspecto. Femenino – Yin

Características. Las plantas regidas por la luna suelen ser nocturnas, suculentas y húmedas. Se distinguen por sus colores pálidos y sus flores, que generalmente son de tonalidades blancas, amarillas o violeta pálido. Estas plantas tienen propiedades sedativas, actúan como tónicas para el cerebro o el estómago, y algunas poseen cualidades narcóticas o hipnóticas. A menudo crecen cerca del agua o incluso dentro de ella. Sus olores pueden ser dulces o fétidos, y sus formas suelen ser redondas.

Vínculos con el organismo. La luna rige diversos ciclos del cuerpo, incluyendo la menstruación, la circulación sanguínea, el sistema linfático, el sistema nervioso simpático, el metabolismo, el cerebro, la pituitaria, el ojo izquierdo, los ovarios, los pechos y el útero.

Virtudes mágicas. Las plantas de la luna están asociadas a la intuición, la curación y la depuración de emociones atrapadas. Son aliadas en la interpretación de sueños proféticos o lúcidos, y en el desdoblamiento astral. También potencian las habilidades psíquicas y la conexión con las vidas pasadas.

Plantas asociadas. Brugmansia, Algas marinas, Aloe vera, Lechuga, Amapola, Loto azul, Coco, Berro, Rosa blanca, Marku (*Ambrosia peruviana)*, Artemisa, Lirio, Hydrangea, Pepino, Melón, Hinojo, Alcanfor, Espeletia, Jazmín.

Mercurio

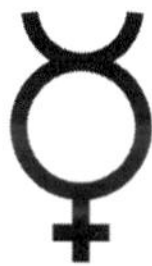

Naturaleza. Fría y seca
Aspecto. Dual – Yin y yang

Características. Las plantas asociadas a Mercurio crecen comúnmente en los bordes de los caminos, y se caracterizan por sus floraciones en tonos amarillos, naranjas, violetas o blancos. Son altas y delgadas, con una estructura aérea, sus hojas y tallos parecen danzar con el viento. Sus olores son penetrantes y sus sabores variados. Tienen una acción rápida sobre el sistema nervioso, estimulando y mejorando las capacidades mentales.

Vínculos con el organismo. Mercurio rige el sistema nervioso, el sistema sensorial (vista, oído, tacto), los órganos relacionados con la producción de sonidos, el sistema respiratorio, la glándula tiroides, la garganta y las manos.

Virtudes mágicas. Las plantas de Mercurio están asociadas a la clarividencia, la adivinación y la comunicación. Fomentan la claridad mental, y ayudan a transmutar patrones mentales negativos. Son útiles para las ventas y las interacciones con clientes, así como para la elocuencia, la apertura de caminos y los viajes. También favorecen la meditación, las capacidades psíquicas, la generación de ideas, la expresión y las transacciones.

Plantas asociadas. Lavanda, Bambú, Clavo de olor, Cedro, Albahaca, Valeriana, Cúrcuma, Zanahoria, Hinojo, Eneldo, Té verde, Mejorana, Perejil, Abre caminos, Retama, Menta, Apio, Culantro, Helecho.

Venus

Naturaleza. Cálida y húmeda
Aspecto. Femenino – Yin

Características. Las plantas asociadas a Venus se caracterizan por sus dulces aromas, bellas y fragantes flores, y carnosos frutos rojos. Sus hojas suelen ser suaves y peludas, y su aspecto es generalmente hermoso y llamativo. Estas plantas tienen una acción calmante, ligeramente astringente y antiinflamatoria, además de ser armonizadoras y rejuvenecedoras de los tejidos.

Vínculos con el organismo. Venus rige los genitales, los riñones, el aparato urinario, las caderas y las venas.

Virtudes mágicas. Las plantas de Venus están asociadas a la belleza, el amor, el amor propio, la fertilidad y el dinero. También favorecen la creatividad artística, la armonía, la juventud, la sensualidad, la salud, la buena fortuna, la felicidad, la amistad y el carisma.

Plantas asociadas. Geranio rosa, Manzano, Rosa, Loto, Almendra, Palta, Durazno, Mirto, Astromelia, Rocío, Maracuyá, Ruda hembra, Ylang-ylang, Cardamomo, Sésamo, Melisa, Margarita, Fresa.

Sol

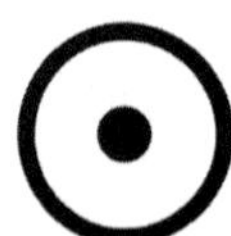

Naturaleza. Cálida y seca
Aspecto. Masculino – Yang

Características. Las plantas asociadas al sol son aromáticas y cálidas, ya que imitan la forma y los colores de su astro regente. Se abren al sol durante el día y se cierran por la noche. Son radiantes, fuertes y de acción carminativa. Actúan como tónicas, requilibrando el exceso o la deficiencia de energía vital. Fortalecen el sistema inmune, brindan vitalidad, y mejoran y limpian la vista.

Vínculos con el organismo. El Sol rige el corazón, el sistema cardiovascular y el ojo derecho.

Virtudes mágicas. Las plantas del sol están asociadas a la curación, la adivinación, el éxito y el brillo personal. Fomentan la alegría, la vitalidad, la confianza, la seguridad, la voluntad, la creatividad y la longevidad.

Plantas asociadas. Centaura, Manzanilla, Laurel, Angélica, Romero, Azafrán, Caléndula, Girasol, Motelillo, Copa de oro, Roble, Olivo, Naranja, Ámbar, Muérdago, Cedro, Canela, Heliotropo, Huizache.

Marte

Naturaleza. Caliente y seca
Aspecto. Masculino – Yang

Características. Las plantas asociadas a Marte son ácidas, amargas y picantes. Muchas de ellas presentan espinas o son urticantes. Sus floraciones suelen ser rojas y se caracterizan por ser arbustos pequeños, con una energía fuerte y estimulante.

Vínculos con el organismo. Marte rige el sistema muscular, los nervios motores, los órganos sexuales, la vesícula biliar y el bazo.

Virtudes mágicas. Las plantas de Marte están asociadas al sexo, la pasión, el arrojo y el impulso. Potencian el valor, la protección, la purificación, la curación, la independencia, el exorcismo y la transmutación de energías.

Plantas asociadas. Cardo mariano, Cardo santo, Huamanpinta, Ajo, Cebolla, Jengibre, Ajenjo, Ruda macho, Coriandro, Sangre de grado, Albahaca, Árnica, Canela, Mostaza, Pimienta negra, Ortiga, Chile, Muicle.

Júpiter

Naturaleza. Caliente y húmeda
Aspecto. Masculino – Yang

Características. Las plantas asociadas a Júpiter son aromáticas y tienen frutos de alto contenido alimenticio. Sus floraciones, que suelen presentarse en ramilletes, generalmente son de color azul o blanco. Sus sabores son suaves, dulces y sutiles, y casi siempre son árboles grandes y frondosos. Estas plantas tienen la capacidad de expandir y magnificar la energía de sus compañeras.

Son conocidas por su acción antidepresiva, ya que generan estados emocionales positivos, y son tónicos para la longevidad, con innumerables efectos medicinales.

Vínculos con el organismo. Júpiter rige el hígado, el páncreas, la producción de insulina, los muslos, la base de la columna, el tejido subcutáneo, las glándulas suprarrenales y las arterias.

Virtudes mágicas. Las plantas de Júpiter están asociadas a la expansión, la longevidad, los asuntos legales, la buena suerte, el éxito, la fortuna, los altos cargos y la expansión de la consciencia. También están vinculadas a la prosperidad, el dinero, la meditación, la evolución, la generosidad, la benevolencia, la curación y el crecimiento tanto espiritual como material.

Plantas asociadas. Agapanto, Romero, Borraja, Cedro, Clavo, Diente de león, Pulmonaria, Salvia, Anís, Uva, Hydrangea, Jazmín azul, Hisopo, Achicoria, Higuero, Ashwagandha, Cordyceps, Tulsí, Jacarandá, Plumbago, Rosa enana.

Saturno

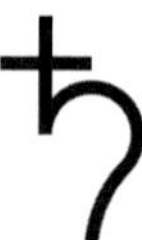

Naturaleza. Fría y seca
Aspecto. Femenino – Yin

Características. Las plantas asociadas a Saturno tienen un aspecto melancólico y envejecido. Sus flores suelen ser tristes y su olor desagradable. Los frutos son ácidos y, en muchos casos, venenosos. Estas plantas suelen presentar un tono púrpura oscuro o negro y, en su mayoría, crecen en lugares sombríos o de difícil acceso, como espacios secos y baldíos, cementerios y grutas, donde otras plantas luchan por sobrevivir. Muchas de ellas son venenosas. Sus troncos suelen ser leñosos, con un aspecto rústico y antiguo, y producen muchas semillas. Estas plantas crecen lentamente, tienen raíces profundas, y pueden poseer propiedades psicoactivas, por lo que generan estados alterados de consciencia. Al tener una naturaleza astringente y fría, ayudan a sanar y liberar procesos y enfermedades kármicas o crónicas.

Vínculos con el organismo. Saturno rige el esqueleto, las rodillas, las coyunturas y los dientes. También tiene influencia sobre la capacidad del cuerpo para procesar minerales.

Virtudes mágicas. Las plantas de Saturno están asociadas al karma, la protección, la defensa y la comunicación con otros planos. Son útiles en viajes dimensionales, autocontrol, disciplina, estructura, resistencia y liberación. También están relacionadas con cambios definitivos, exorcismo, curación, iluminación, la superación de dificultades y los ciclos de vida y muerte; favorecen el enraizamiento.

Plantas asociadas. Asafétida, Espino, Ciprés, Rosa de Jericó, Higuero, Molle, Olivo, Ayahuasca, Cannabis, Cola de caballo, Tabaco, Verbena, Acónito, *Delphinium*, Eléboro, Ébano, Piñón colorado.

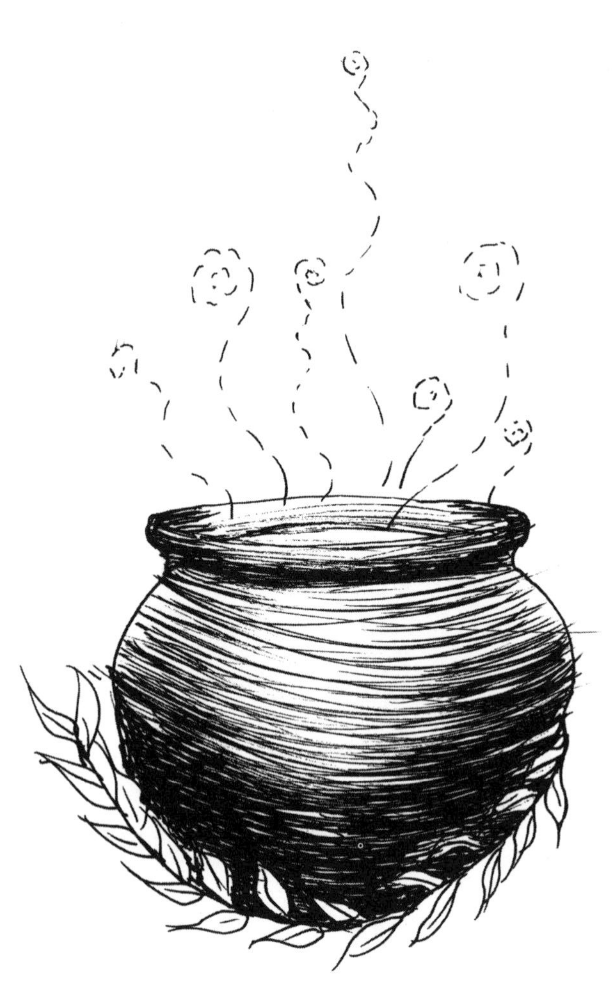

PARTE II

FÓRMULAS MÁGICAS, MEDICINALES Y RITUALES DEL SENDERO ESMERALDA

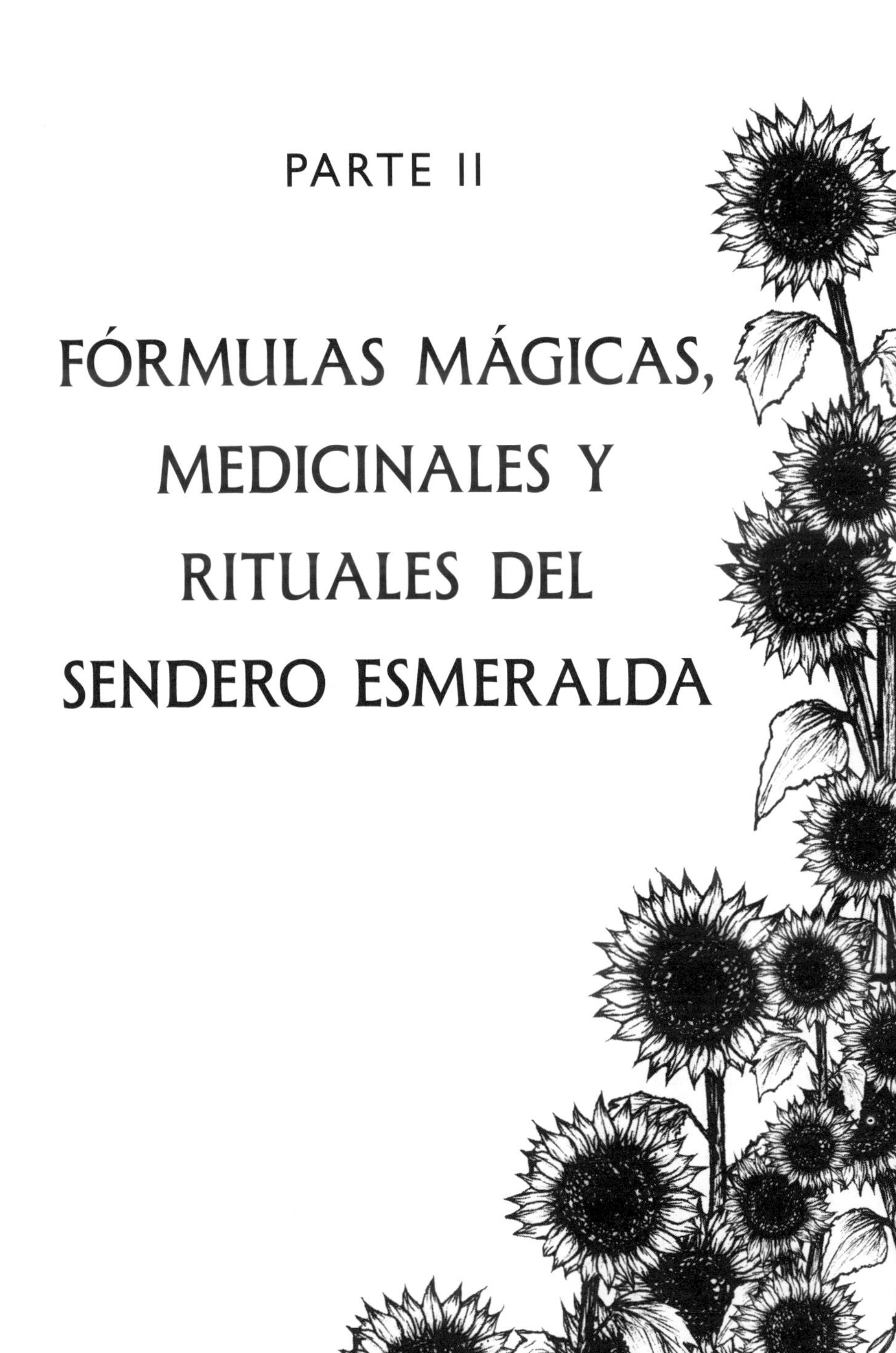

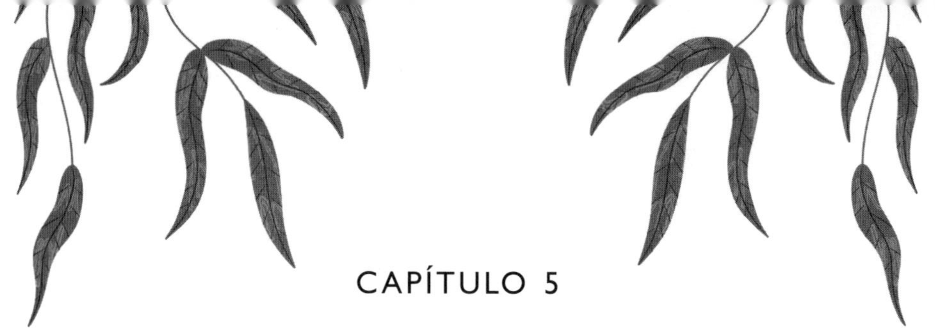

CAPÍTULO 5

Secretos del Vergel Viviente: nombres y correspondencias

"Cada planta es una estrella terrestre. Sus propiedades celestes se hallan inscritas sobre los colores de los pétalos, y sus propiedades terrestres en la forma de las hojas; toda la Magia está contenida en ellas, ya que las plantas representan en su conjunto todas las potencias de los astros".

"...no existe un solo ser que no manifieste, por su forma exterior, la historia de su propio nacimiento"...

RODOLFO PUTZ EN *BOTÁNICA OCULTA. LAS PLANTAS MÁGICAS SEGÚN PARACELSO*

Tal vez hayas notado que en varias ocasiones menciono las plantas utilizando su nombre científico. En otras ocasiones, también incluyo varios nombres comunes o de origen ancestral, provenientes de las tradiciones nativas. A continuación, quiero explicarte algunos aspectos clave sobre los nombres de las plantas y cómo interactuamos con ellos para reconocerlas adecuadamente. Esta información es fundamental y te ayudará a evitar confusiones en tu camino, especialmente si estás comenzando en el mundo del herbalismo.

DE LOS NOMBRES COMUNES Y EL FENÓMENO DE LA REPETICIÓN

El ser humano ha asignado nombres a las especies vegetales desde tiempos remotos, otorgándoles denominaciones fascinantes que están profundamente conectadas con la identidad de cada una. Los nombres comunes suelen reflejar una característica evidente y distintiva de la planta, ya sea en su forma física, sus propiedades medicinales, sus cualidades particulares o incluso su dimensión espiritual.

Los nombres comunes son aquellos que los habitantes de una región asignan a las plantas locales. Estos varían de un lugar a otro, y a veces incluso conservan denominaciones de lenguas antiguas, como los nombres en náhuatl que se dan a algunas plantas mexicanas, o los términos utilizados por los shipibo-conibo del Amazonas para referirse a sus aliados vegetales. También encontramos nombres impuestos por los colonizadores a las plantas nativas; tal es el caso del Laurel mexicano, cuya denominación original era *ecapatli*. Los colonizadores españoles lo llamaron "Laurel" debido a su similitud con el *Laurus nobilis* o Laurel europeo, el "Laurel original". Por otro lado, a veces se asignan nombres más sencillos y claros, basados en alguna propiedad o característica destacada de la planta.

Es común encontrar el término "nombre vernáculo" cuando se habla de plantas; este es un equivalente del nombre común. La palabra "vernáculo" proviene del latín *vernaculus*, que significa "nativo" o "doméstico" de una región o lugar.

Para entender esto con mayor profundidad, estudiemos algunos casos:

- El Atamel es una planta suculenta y tierna de la familia *Lamiaceae*, y se encuentra en varios países de Latinoamérica. Su nombre botánico es *Plectranthus tomentosa*, y posee diversos nombres vernáculos que subrayan su capacidad medicinal como analgésico, así como su uso para el tratamiento de resfriados y la tos: Vaporub, Vicks, Atamel o Acetaminofén. Sin embargo, en otros países también se la conoce como Boldo o Boldo paraguayo (aunque no guarda relación alguna con el

Boldo original, *Peumus boldus*), y en inglés se le llama *Cuban oregano* (Orégano cubano).

- El Yauhtli o *Tagetes lucida* es una planta nativa de México. El nombre original, en náhuatl, significa "niebla" u "oscuridad". Sin embargo, los colonizadores españoles le asignaron el nombre —más bien confuso— de "Pericón", debido a su semejanza con el europeo Hipérico (*Hypericum perforatum*). Lamentablemente, hoy en día la planta es más conocida por su nombre colonial que por su nombre original. ¿Qué habrán percibido los pueblos originarios en la identidad del Yauhtli para darle semejante nombre?

- El aguacate (*Persea americana*) es un árbol maravilloso que produce frutos de gran valor alimenticio. Su nombre vernáculo se originó a partir del término náhuatl *ahuacatl*, que significa "testículo". La razón de este nombre resulta evidente al observar la forma de su fruto. Sin embargo, en las regiones andinas de Sudamérica se le conoce también como Palta o Palto, acepción que proviene del quechua *pallta*: "bulto de carga que se lleva colgado". El nombre en inglés, *avocado*, es una transliteración de la palabra aguacate.

Como puedes ver, el tema de los nombres comunes de las plantas es bastante extenso. En mis viajes, más de una vez me he sentido totalmente confundida al ver cómo las yerbateras utilizan nombres para plantas, casi siempre nativas, que provienen de otras especies sin relación alguna. Con el tiempo me di cuenta de que este fenómeno se repite en muchos territorios, lo cual puede fácilmente llevar a malentendidos. Por ejemplo, existen numerosas plantas llamadas "Lavanda" debido a que presentan propiedades calmantes similares a las de la Lavanda europea (relajantes, para los nervios y la ansiedad), pero que no tienen nada que ver con las verdaderas Lavandas. De igual manera, algunas plantas reciben nombres de otras especies por su semejanza física (como el caso del Laurel mexicano o *Ecapatli*, que ya comentamos), o por sus propiedades medicinales, como ocurre con la "suelda consuelda", nombre que se les da a varias plantas con propiedades que favorecen la recuperación de fracturas óseas, pero que no tienen relación con la Consuelda original (*Symphytum officinale*).

En realidad, no hay una respuesta correcta o incorrecta cuando se debate cuál es el nombre verdadero de una planta. Por ejemplo, existe una fuerte discusión entre quienes defienden el término aguacate y quienes prefieren palta como denominación de la *Persea americana*, lo cual me parece una pérdida de tiempo, porque ambos son nombres válidos. Lo importante es tratar de conocer las plantas lo mejor posible, identificándolas por su nombre botánico o científico, y también intentando recuperar su nombre más antiguo o nativo. Con un poco de investigación es posible hacerlo, aunque ciertamente muchos de los nombres originarios se han perdido con el tiempo.

Conozco muchos nombres vernáculos de plantas, pero siempre trato de aprender su nombre científico e identificarlas a partir de ahí (no es tarea fácil; requiere mucha práctica), porque es esa denominación la que permitirá reconocerlas en cualquier parte del mundo.

Muchos estudiantes me han escrito pidiéndome confirmación de alguna planta que les han vendido en el mercado como "Lavanda", "Retama" o "Abrecaminos". Yo les respondo que, aunque la planta no sea la Lavanda o el Abrecaminos original, es muy probable que se le haya dado ese nombre debido a que posee propiedades similares. Estoy de acuerdo en trabajar con ellas si es lo que tenemos disponible en nuestra región. La buena noticia es que esto nos abre la puerta a la dimensión de los sustitutos en el trabajo mágico y medicinal. Sin embargo, debo aclarar, y esto es una opinión personal, que los sustitutos nunca podrán desempeñar exactamente el mismo rol que la planta requerida, por más similitudes que parezcan tener. Cada planta es única.

¿POR QUÉ ES IMPORTANTE ESTUDIAR LOS NOMBRES CIENTÍFICOS?

El nombre científico, también conocido como nomenclatura binomial, es el "nombre y apellido" de las plantas. Fue el naturalista sueco Carlos Linneo quien, en la década de 1730, formalizó el sistema de clasificación de las plantas, asignándoles nombres que, en su mayoría, están en latín.

Hoy en día, este sistema es la forma universal de clasificar las especies de los reinos *fungi*, vegetal y animal. Estos nombres, que a menudo pueden parecer extraños, describen distintos aspectos de los seres vegetales, tales como:

- **Características físicas.** Por ejemplo, *Graveolens*: hojas olorosas; *Angustifolia*: hojas estrechas; *Alba* o *Candida*: flores blancas.
- **Características particulares.** Por ejemplo, *Pudica*: tímida; *Psychotria*: que tiene efectos psicoactivos; *Urtica*: que es urticante.
- **Uso que se le da.** Por ejemplo, *Officinalis*: utilizada por los boticarios; *Sativa*: especie cultivada; *Religiosa*: usada en ritos religiosos.
- **Procedencia de la especie.** Por ejemplo, *Peruviana*: nativa de Perú; *Mexicana*: nativa de México; *Brasiliana*: nativa de Brasil.
- **Nombre derivado de su descubridor, de quien la clasificó formalmente o de alguien relacionado con su historia.** Por ejemplo, *Alstroemeria*: descubierta por Clas Aströmer; *Bougainvillea*: en honor a Louis Antoine de Bougainville, quien introdujo la Buganvilia a Europa, en 1766.
- **Nombre nativo.** Por ejemplo, *Zacatechichi*: nombre náhuatl; *Molle*: deriva de *Mulli*, nombre quechua del árbol.

El nombre botánico o científico es único y universal. Es decir, en todos los países y en todos los idiomas del mundo, el nombre científico de una planta siempre será el mismo. Aprender los nombres científicos te permitirá reconocer la especie, el género, la familia, la clase, la división y el reino de la planta; identificarla, cuando aparece entre los ingredientes de algún producto que adquieras (incluso si el etiquetado está en otro idioma); reconocerla con certeza, estés donde estés; realizar investigaciones más profundas sobre la planta, ya sea en internet o en libros, incluso en diferentes lenguas; confiar (o desconfiar, según el caso) en libros, proveedores y productos herbales que encuentres. Los productos, libros y proveedores genuinos siempre incluyen el nombre botánico o científico de la planta, lo cual garantiza su autenticidad.

¿CÓMO LEER LAS CORRESPONDENCIAS DE CADA FÓRMULA?

Día de la semana

Día de poder sugerido, alineado con la energía planetaria. No es imperativo, pero si tu ritual o trabajo espiritual puede coincidir con el día sugerido, el resultado será más efectivo.

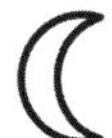
Lunes – Luna. Sueños, desdoblamiento astral, hogar, familia, curación, maternidad, fertilidad, pasado, adivinación, intuición.

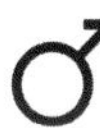
Martes – Marte. Protección, destierros, poder interior, fuerza, coraje, valentía, iniciativa, pasión, sexo.

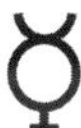
Miércoles – Mercurio. Comunicación, viajes, ventas y clientes, negocios, transacciones mercantiles.

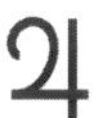
Jueves – Júpiter. Expansión, evolución material, evolución espiritual, curación, prosperidad, espiritualidad.

Viernes – Venus. Placer, armonía, amor, amor propio, romance, atracción, prosperidad, fertilidad, curación, equilibrio, sensualidad, seducción.

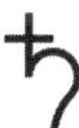
Sábado – Saturno. Exorcismo, purificación, liberación, cambios, dinero, trabajo, paciencia, perseverancia, karma.

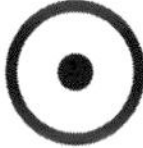
Domingo – Sol. Éxito, curación, alegría, autoconfianza, valor personal, prosperidad, fertilidad, protección, adivinación.

Colores

Todos los colores son información vibracional y operan de formas maravillosas. Los colores indicados aquí pueden usarse, por ejemplo, en la tela del altar, en las velas, en tu vestimenta ritual, en los recipientes, o incluso en la tela del talismán, si es el caso. Si en esta sección identificas que más de un color responde a tu propósito, puedes combinarlos o escoger el que más te resuene.

- **Amarillo.** Vitalidad, curación, optimismo, alegría, crecimiento, prosperidad, brillo personal, valor propio, carisma.
- **Rojo.** Pasión, fuerza, sexo, protección, poder personal, iniciativa, valentía.
- **Verde.** Crecimiento, prosperidad material, fertilidad, salud, curación, regeneración, abundancia, fecundidad, armonía, esperanza, amor.
- **Rosa.** Amor propio, curación, romance, ternura, compasión, dulzura, afecto, amor filial, amor romántico.
- **Violeta.** Espiritualidad, visión, expansión de la consciencia, transmutación, protección, magia, curación, misticismo, conexión superior.
- **Naranja.** Comunicación, creatividad, amistad, confianza, vitalidad.
- **Azul.** Intuición, fluidez, renovación, emociones, sentimientos, curación.
- **Negro.** Protección, liberación, purificación, introspección.
- **Blanco.** Paz, espiritualidad, equilibrio, purificación.

Minerales

Los minerales guardan muchos poderes ocultos y son muy útiles para complementar y apoyar el trabajo mágico con plantas. Los que se mencionan en esta sección pueden usarse individualmente o combinarse entre sí. Algunos pueden colocarse dentro de los líquidos, mientras que otros deben situarse en la tapa para que la fórmula reciba su emanación. Recuerda que siempre hay que purificar los minerales antes de aplicarlos.

El mundo de los minerales es tan vasto que no puedo abarcarlo completamente en este libro. Por ello, recomiendo estudiar sus virtudes y los cuidados que requieren (cómo limpiarlos, almacenarlos, etc.) en libros especializados. Para más información, consulta la bibliografía, donde encontrarás títulos excelentes a este respecto.

Fase lunar

La luna llena influye profundamente en los estados anímicos y en los procesos corporales de humanos, animales, vegetales y cuerpos de agua en general. Las personas sabias siempre observaron la luna y siguieron sus fases para dar mayor poder a sus empresas mágicas. Cada fase lunar posee correspondencias muy específicas, capaces de apoyar tu magia de maneras muy poderosas y misteriosas. Ten en cuenta, sin embargo, que no es obligatorio que esperes una fase en particular para realizar el trabajo que necesites (por ejemplo, aguardar hasta la luna menguante cuando requieras una limpieza energética urgente).

○ **Luna llena – Plenitud.** Deseos, peticiones y trabajos de cualquier índole, amor, protección, fertilidad, conexión espiritual, adivinación, viajes astrales, trabajo con los sueños, conexión y comunicación con otros reinos, carga de objetos mágicos, curaciones.

Luna menguante – Descenso. Purificación, procesos de limpieza o desintoxicación, liberación de malos hábitos o patrones arraigados.

● **Luna negra – Oscuridad total.** Liberación, purificación, conexión con el aspecto oscuro, trabajo con la sombra (*shadow working*), adivinación.

Luna nueva – Inicios. Renovación, aperturas de caminos materiales y/o espirituales, comienzos de todo tipo, crecimiento, atracción, prosperidad.

Luna creciente – Desarrollo. Salud, prosperidad, evolución, éxito.

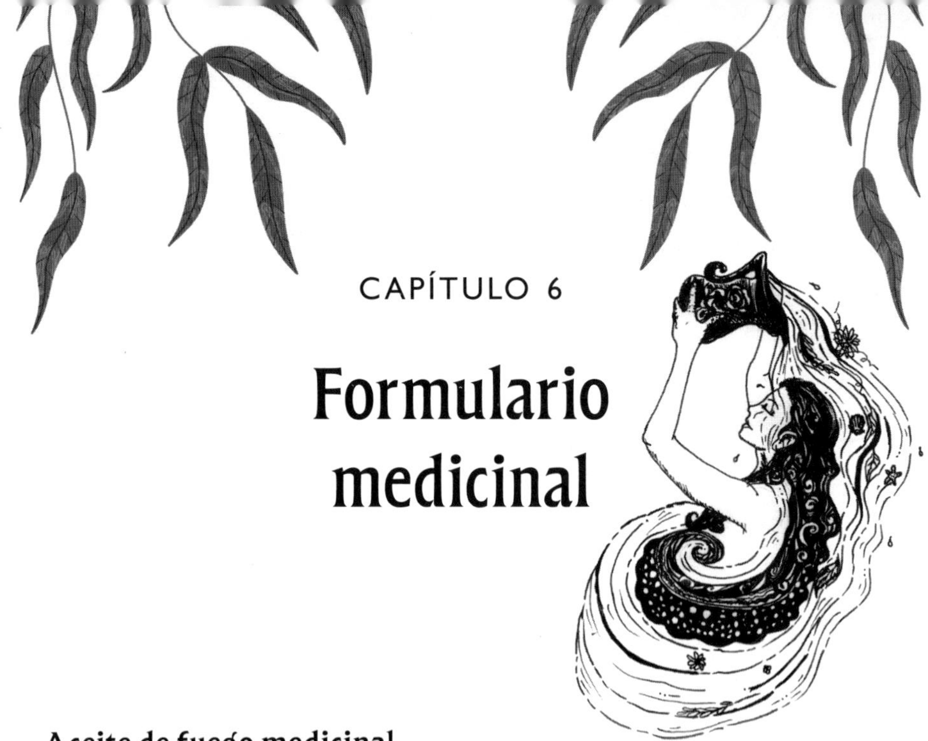

CAPÍTULO 6

Formulario medicinal

Aceite de fuego medicinal

Día de la semana: Martes
Colores: Rojo, verde
Minerales: Granate, hematita, piedra sangre, jaspe rojo
Fase lunar: Luna llena

Este aceite protector tiene poderosas cualidades sanadoras, ya que aprovecha el poder del elemento fuego. Es ideal para elevar el sistema inmunológico, sacar el frío del cuerpo, tratar gripe, malestar general, fatiga, cansancio y cólicos menstruales. También se utiliza para aumentar el calor corporal en personas friolentas.

Ingredientes

- Tres hojas de Laurel secas
- Una cucharada de Pimienta dulce o guayabita
- Una cucharada de Clavos de olor
- Una cucharada de bayas de Pirul o Molle (Pimienta rosada), secas
- Un puñado de Albahaca seca
- Una cucharada de Anís estrellado
- Media rama de Canela
- 500 ml de aceite de Oliva o de Ajonjolí (Sésamo)

Paso a paso

1. Calienta una sartén a fuego medio y tuesta ligeramente la Canela, el Anís, el Clavo y la Pimienta dulce.
2. Machaca en un mortero con el resto de los ingredientes.
3. Coloca toda la mezcla vegetal en un recipiente de vidrio o una olla pequeña, y añade el aceite.
4. Coloca el recipiente a baño maría durante unas dos horas, mezclando de vez en cuando.
5. Vierte el contenido en un frasco de vidrio y cúbrelo con una tela gruesa, asegurándote de que quede bien cerrado.
6. A lo largo de una semana completa, expón la botella cubierta con tela a los rayos solares durante todo el día, protegiéndola del frío por la noche.
7. Después, deja macerar en un lugar oscuro hasta completar 20 días de reposo.
8. Vuelve a calentar el aceite a baño maría durante dos horas; luego, filtra.
9. Embotella el aceite final.

Tratamiento

- Como aceite de masaje en pies, manos, parte baja de la espalda, piernas cansadas o vientre.
- Aplica de noche antes de acostarte, frotando bien la zona para generar calor.
- Evita bañarte después del tratamiento; espera hasta el día siguiente.
- Si tienes piel sensible, usa menor cantidad de Clavo, Canela, Anís estrellado y Pimienta dulce.

Precaución: Realiza una prueba de alergia. Aplica un poco de aceite en el antebrazo y espera 15 minutos para verificar reacciones. Si hay irritación, lava inmediatamente la zona con agua y jabón, y aplica una capa de aceite de Coco para aliviar la reacción. Este aceite no debe ser utilizado en niños menores de 6 años ni en mujeres embarazadas.

Agua curativa

Día de la semana: Domingo
Colores: Verde, amarillo
Minerales: Citrino, jade, malaquita
Fase lunar: Luna menguante, luna nueva

Esta preparación posee poderosos atributos curativos, ya que revitaliza y energiza el agua al oxigenarla y cargarla con energía solar. Es ideal para baños, preparaciones herbales consumibles o de uso externo. Si se prepara correctamente, puede almacenarse en una botella transparente con alcohol consumible al 30 %, que actúa como conservador.

Ingredientes

- Una botella de vidrio transparente con tapa
- Agua mineral natural
- Citrino, jade o malaquita
- Alcohol consumible al 30 % (si se desea conservar)

Paso a paso

1. Prepara el agua por la mañana, en un lugar soleado.
2. Coloca el agua en la botella y gírala en sentido horario durante al menos 3 minutos bajo la luz solar.
3. Si no la vas a usar de inmediato, añade alcohol consumible al 30 % como conservador.
4. Esta agua puede utilizarse en rituales, baños de limpieza, o como base para mezclas herbales, promoviendo una profunda conexión con las fuerzas curativas y energizantes del sol.

Agua de la reina de Hungría

Día de la semana: Viernes
Colores: Verde, rosa
Minerales: Cuarzo rosa, jade, aventurina
Fase lunar: Luna llena

Para promover la salud y juventud, y prevenir enfermedades. El preparado es revitalizante, refrescante y energético, y se puede usar como tónico en la piel o en forma de aerosol como refrescante áurico.

Ingredientes

- Un puñado de Romero fresco (mejor si tiene flores)
- Dos cucharadas de flores de Azahar o Nerolí
- Dos puñados de Menta fresca
- Una cucharada pequeña de Anís dulce
- Cáscara fresca de un Limón
- Medio puñado de Tomillo fresco
- Agua de Rosas
- Agua de Hamamelis
- Alcohol de 70 °
- Botella de vidrio con tapa

Paso a paso

1. Sahúma todos los elementos para purificar de energías residuales.
2. Coloca todos los ingredientes bien troceados en el frasco, enfocando tu intención mientras los añades.
3. Rellena el frasco con 20 % de agua de Rosas, 20 % de agua de Hamamelis y el resto con alcohol.
4. Deja macerar durante 30 días.
5. Pasado este tiempo, filtra y coloca el preparado en un frasco con rociador.
6. Utilízalo como perfume diario. Si la mezcla tiene demasiado alcohol, añade más agua destilada o de Rosas hasta lograr la intensidad que más te agrade.

Bálsamo sanador

Día de la semana: Cualquiera
Colores: Verde
Minerales: Calcita verde, aventurina, malaquita
Fase lunar: Luna llena

Este bálsamo es perfecto para aliviar golpes, cólicos, dolor menstrual, inflamaciones y más. También se puede usar en terapias manuales y energéticas, como complemento para masajes.

Ingredientes

- Un puñado de Artemisa seca
- Una cucharada de bayas de Molle (Pimienta rosa) secas
- Unas hojas de Llantén seco
- Un puñado de Romero seco
- Una ramita de Canela
- 300 ml de aceite de Ajonjolí o de Oliva
- Una cucharada de cera de abejas
- Frasco o pomo de vidrio con tapa metálica

Paso a paso

1. Machaca bien todas las plantas y colócalas en una ollita con 300 ml de aceite.
2. Cocina a baño maría durante una hora, revolviendo constantemente para que el aceite absorba bien las propiedades de las plantas.
3. Después de una hora, retira del fuego, lleva la mezcla a un frasco de vidrio con tapa y deja macerar el aceite con las hierbas durante 20 días.
4. Una vez transcurrido ese tiempo, cuela el aceite.
5. Vuelve a calentar el aceite a baño maría y agrega una cucharada de cera de abejas. Remueve constantemente hasta que la cera se disuelva por completo.
6. Retira del fuego y coloca el bálsamo en un frasco o pomo de vidrio con tapa metálica.
7. Deja enfriar completamente antes de usar.

Uso

- Frotar y masajear el bálsamo en las zonas con dolor, como los músculos, el vientre en caso de cólicos menstruales o cualquier área inflamada.
- Para mayor efectividad, puedes calentar ligeramente el bálsamo a baño maría y aplicarlo tibio.
- Si deseas un aroma más intenso, puedes añadir unas gotas de aceite esencial de Romero.

Baño contra la ansiedad, el estrés y la tristeza

Día de la semana: Domingo
Colores: Blanco, amarillo
Minerales: Amatista, cuarzo lechoso, cuarzo cristal
Fase lunar: Luna menguante, luna nueva

Este baño está diseñado para purificar, brindar calma y claridad. Si lo usas en niños, asegúrate de que sean mayores de 6 años y utiliza solo medio puñado de Ruda en lugar de uno entero.

Ingredientes

- Un puñado de Ruda fresca o seca
- Un atado entero de Menta o Hierbabuena (preferiblemente fresca)
- Siete Rosas blancas frescas
- Un puñado de Romero fresco o seco
- Un atado de Albahaca fresca o seca
- Una cucharada de Clavos de olor
- Cinco litros de agua potable

Paso a paso

1. El día anterior, coloca todos los ingredientes en una bandeja o plato y enciende una vela blanca sobre ellos, pidiendo calma, paz y claridad. Deja la vela encendida hasta que se consuma por completo.
2. Al día siguiente, tuesta ligeramente los Clavos en una sartén a fuego bajo (evita que se quemen); luego, ponlos a hervir en 5 litros de agua.
3. Añade el resto de los ingredientes bien picados y deja hervir a fuego bajo durante 20 minutos; mantén la olla tapada y revuelve de vez en cuando.
4. Apaga el fuego y deja reposar.
5. Utiliza el agua para darte un baño tibio durante 3 días consecutivos. Si el caso es más severo, úsalo durante 7 días.

Baño para la salud

Día de la semana: Domingo
Colores: Blanco, verde
Minerales: Cornalina, aventurina, fluorita, calcita verde, serpentina
Fase lunar: Luna creciente

Este baño se realiza para el fortalecimiento de la salud. Es ideal para favorecer la recuperación después de un proceso de enfermedad o debilitamiento. Estimula la energía vital y renueva.

Ingredientes

- Siete gotas de Sangre de grado (*Croton lechleri*)
- Siete flores de Ceiba o de Caléndula (preferiblemente frescas)
- Un atado de Menta fresca
- Un atado de Albahaca fresca
- Aceite esencial o cáscaras frescas de Bergamota o Lima
- Tres velas verdes

Paso a paso

1. En una tina o balde grande coloca cinco o seis litros de agua.
2. Sahúma todos los elementos para purificar energías residuales.
3. Machaca la Menta y añade en el agua.
4. Machaca la Albahaca y añade en el agua.
5. Si usas aceite esencial de Bergamota o Lima, añade unas gotas al agua; si empleas cáscaras frescas, machácalas antes de agregarlas.
6. Coloca los pétalos de las flores en el baño. Mientras lo haces, pide respetuosamente al espíritu de la Ceiba (o al de la Caléndula) que otorgue salud y fortalezca el cuerpo.
7. Enciende las tres velas verdes y rodea el baño con ellas en disposición triangular.
8. Deja el baño reposar toda la noche.
9. Al día siguiente, cuela el líquido y báñate con él durante tres o hasta siete días seguidos, al final de tu baño normal. Deja que el baño de salud se quede en el cuerpo, secándose de manera natural.

Baño para los nervios

Día de la semana: Lunes
Colores: Blanco, azul claro, violeta
Minerales: Amatista, ágata, cuarzo ahumado, cuarzo blanco
Fase lunar: Luna menguante

Este baño es ideal para quienes están alterados, estresados, sufren insomnio o tienen excesivas preocupaciones. Las plantas utilizadas cuentan con propiedades relajantes que actúan sobre el sistema nervioso, promoviendo paz, serenidad y una sensación de tranquilidad.

Ingredientes

- Un puñado de Manzanilla fresca o seca
- Un manojo de Toronjil o Melisa fresco o seco
- Dos cucharadas de semillas de Linaza
- Un trozo de raíz de Valeriana
- Flores y/u hojas de Hibisco o Cayena fresca o seca

Paso a paso

1. En una olla grande, pon a calentar entre cinco y seis litros de agua.
2. Cuando el agua esté caliente (pero sin llegar a hervir) agrega la raíz de Valeriana machacada.
3. Tapa la olla y deja hervir durante cinco minutos.
4. Añade el resto de los ingredientes y revuelve bien. Cocina a fuego muy bajo durante 10 minutos más.
5. Apaga el fuego y deja reposar.
6. Cuela la mezcla para separar la materia vegetal y obtener solo el líquido.
7. La persona debe bañarse con esta cocción lentamente, mojando todo el cuerpo con el líquido hasta utilizarlo por completo.
8. Al terminar, se debe secar bien, vestirse con ropa cómoda y descansar o dormir para disfrutar de los beneficios relajantes.

Baño para sanar la autoestima

Día de la semana: Viernes
Colores: Verde, rosa
Minerales: Cuarzo rosa, cornalina, citrino, rodocrosita, rodonita, sodalita, ágata musgosa
Fase lunar: Luna llena

Este baño contribuye a la sanación de la autoestima; también cura heridas emocionales relacionadas con la autovaloración y autoaceptación, y acompaña procesos terapéuticos relacionados con esos problemas.

Ingredientes

- Un puñado de Rosas de color rosado, frescas o secas
- Un puñado de Rosas de color amarillo, frescas o secas
- Un puñado de Rosas de color rojo, frescas o secas
- Una cucharada de miel pura
- Un atado de Romero fresco o seco
- Un atado de Menta fresca o seca
- Una vela rosada, una verde y una violeta

Paso a paso

1. Prepara este baño durante la luna llena.
2. Cocina el Romero y la Menta en unos seis o siete litros de agua.
3. Una vez que el líquido haya reposado y esté frío, añade los pétalos de las Rosas, la miel y la leche.
4. Coloca la olla bajo la luna llena toda la noche para que reciba su influjo; pon las tres velas a su alrededor.
5. Tómate un momento para meditar, visualizando lo que necesitas. Pídeselo a la diosa de la luna.
6. A la mañana siguiente, antes de que el sol despunte, recoge el agua y utilízala durante siete días al final del baño corriente.
7. Puedes apoyar el proceso encendiendo una vela rosada cada día (siete en total), pidiendo apoyo en tu proceso de sanación.

Bebida para dolencias estomacales

Día de la semana: Cualquiera
Colores: Amarillo
Minerales: Citrino, topacio amarillo, aventurina verde, ametrino, piedra de sangre
Fase lunar: Cualquiera

Esta receta se basa en la tradicional *golden milk* o leche dorada, con propiedades medicinales comprobadas para tratar diversas dolencias estomacales. Es eficaz para aliviar gases, indigestión, acidez, cólicos, úlceras e infecciones. Las cualidades de la Cúrcuma son especialmente efectivas para equilibrar la salud del estómago y los intestinos. Es recomendable ingerir esta bebida una vez al día, preferiblemente por la noche o cuando sientas que lo necesitas. ¡Sus propiedades curativas para el estómago son maravillosas!

Ingredientes

- Aceite de Coco
- Una cucharadita pequeña de Cúrcuma orgánica en polvo
- Una pizca de Pimienta negra
- Un Anís estrellado

Paso a paso

1. Calienta media cucharada de aceite de Coco a fuego bajo en una olla pequeña
2. Añade la Cúrcuma en polvo y la pizca de Pimienta negra, removiendo constantemente con una paleta de madera durante unos 10 o 15 segundos.
3. Agrega el Anís estrellado troceado y revuelve por unos segundos más.
4. Añade una taza de agua a la mezcla y remueve bien.
5. Tapa la olla y cocina a fuego bajo durante unos 15 minutos.
6. Apaga el fuego y deja reposar.
7. Remueve y cuela la mezcla.
8. Sirve y disfruta de la bebida mientras aún esté caliente.

Cataplasma para el dolor de rodillas y muscular

Día de la semana: Sábado
Colores: Verde
Minerales: Malaquita, serpentina, amatista, cuarzo cristal, cuarzo rosa
Fase lunar: Luna menguante

Este remedio es ideal para aliviar el dolor en las rodillas y músculos, ya sea por tensión, golpes, torceduras o inflamación.

Ingredientes

- Un puñado de Menta fresca o seca
- Un atado de Pirul o Molle fresco o seco
- Un puñado de Tabaco orgánico
- Un atado de flores de Árnica frescas o secas
- Un manojo de Llantén fresco o seco

Paso a paso

1. Coloca las plantas en una olla grande, con al menos cinco o seis litros de agua.
2. Cocina a fuego medio, manteniendo la olla bien tapada, durante unos 30 minutos.
3. Apaga el fuego y deja reposar la cocción tapada para contener la esencia de las plantas.
4. Coloca las plantas calientes (pero que no quemen) sobre las zonas en donde haya dolor.
5. Después del baño caliente, usa el líquido a temperatura ambiente para enjuagarte.
6. Inmediatamente después, ve a dormir para descansar el cuerpo y permitir que el tratamiento sea más efectivo.

Recomendaciones

- Repite este tratamiento dos o tres veces por semana si el dolor es muy fuerte.
- No usar en niños menores de 10 años ni en mujeres embarazadas.

Cocción desinflamatoria

Día de la semana: Viernes
Colores: Verde
Minerales: Ágata, calcita verde, hematita, jaspe verde
Fase lunar: Luna menguante

Para desinflamar golpes, torceduras, aliviar dolores de coyunturas, artritis e inflamaciones en general. Se puede acompañar con la aplicación de algún ungüento curativo especial, como de Árnica, Milenrama o Cannabis.

Ingredientes

- Un manojo de Llantén o Árnica fresco o seco
- Un puñado de hojas de árbol de Mango fresco o seco

Paso a paso

1. Pon a calentar cinco o seis litros de agua en una olla grande.
2. Añade las plantas y deja cocinar por 20 minutos a fuego medio/bajo en la olla tapada.
3. Una vez que el agua tome color oscuro, apaga y deja reposar en la olla tapada hasta que esté a temperatura agradable al cuerpo (que no queme).
4. Lleva la cocción a una tina, cubeta o cuenco.
5. En el caso de que la zona afectada esté en manos o pies, sumérgelos en el agua hasta que esta se enfríe.
6. En el caso de otras partes del cuerpo, coloca las hojas de las plantas sobre la región afectada y encima de estas una toalla o pañito limpio mojado con la cocción caliente (a manera de cataplasma).
7. Una vez la toalla se enfríe, sumérgela nuevamente en la cocción tibia y aplícala de nuevo. Puedes repetir este proceso tres veces.
8. Si la zona afectada ha sido sumergida en el agua, no reutilices el líquido; si se utilizó una toalla, puedes guardar la cocción y repetir el proceso al día siguiente.

Extracto aromático para la ansiedad

Día de la semana: Lunes
Colores: Blanco, celeste, violeta claro
Minerales: Celestita, amatista, cuarzo lechoso, cuarzo rosa
Fase lunar: Luna menguante

Para utilizar de forma tópica y como perfume ante estados de ansiedad, preocupaciones, estrés o exceso de pensamientos.

Ingredientes

- Flores de Lavanda frescas o secas
- Un atado de Menta fresca
- Una docena de Claveles blancos frescos o secos
- Agua de Azahar (Nerolí)
- Alcohol de 70 °
- Frasco de vidrio con tapa metálica con capacidad mínima de medio litro

Paso a paso

1. Corta con una tijera todos los elementos y colócalos en el frasco.
2. Rellena hasta la mitad con agua de Azahar y la otra mitad con alcohol, hasta cubrir la materia vegetal.
3. Tapa el frasco y enciende a su lado una vela blanca o azul celeste. Pide paz, tranquilidad y claridad.
4. Cuando la vela se consuma, deja reposar el frasco por 40 días en un sitio fresco, seco y oscuro.
5. Luego, filtra y usa el extracto cuando lo necesites, frotándolo entre tus manos y aplicándolo sobre pecho, manos, cabeza, cuello, frente, pies, espalda.
6. Si el aroma es demasiado intenso o la presencia de alcohol es excesiva, diluye el extracto con un 10 % de agua destilada.
7. Opcionalmente, puedes colocar este extracto en una bañera, diluirlo con agua caliente y adicionar unas tres gotas (niños) o siete gotas (adultos) de aceite esencial de Lavanda, Nerolí, Manzanilla, Melisa o Vetiver.

Extracto aromático para la salud

Día de la semana: Jueves
Colores: Azul, verde
Minerales: Cuarzo ahumado, serpentina
Fase lunar: Luna creciente, luna llena

Este extracto está diseñado para promover la buena salud, especialmente en personas propensas a enfermarse debido al cansancio, embotamiento o estrés. Favorece la mejora de la salud en general, proporcionando armonía y claridad mental.

Ingredientes

- Cáscaras frescas de tres Limones
- Un puñado de Hierba Luisa o Zacate limón (*Cymbopogon citratus*)
- Un atado de Menta fresca
- Una Rosa blanca
- Aceite esencial de Hierba limón o de Limón (opcional)
- Un frasco de vidrio con tapa, con capacidad de al menos 500 ml
- Alcohol de 70 °
- Agua destilada

Paso a paso

1. Trocea todas las plantas utilizando una tijera para facilitar la liberación de sus aceites.
2. Coloca las plantas troceadas en el frasco, hasta llenar un 70 % de su capacidad.
3. Rellena con alcohol de 70 ° hasta cubrir completamente la materia vegetal.
4. Agita bien el frasco y deja reposar en un lugar oscuro, fresco y seco, durante 40 días.
5. Después de este tiempo, filtra el extracto y transfiérelo a un frasco limpio.
6. Añade 10 % de agua destilada y unas gotas de aceite esencial (esto es opcional, según tu preferencia).
7. Mezcla bien y transfiere el extracto a un frasco con rociador.

Tratamiento

- Rocía el extracto en pecho, espalda, manos, pies, nuca y cabeza cuando se requiera. Es especialmente útil para equilibrar la energía, reducir el estrés y mejorar el bienestar general.

Extracto aromático para relajación

Día de la semana: Lunes
Colores: Blanco, azul, violeta claro
Minerales: Selenita, amatista, cuarzo lechoso
Fase lunar: Luna menguante, luna nueva

Este extracto es ideal para aliviar la tensión, el estrés, el insomnio, las preocupaciones y los nervios, y también ayuda a dormir mejor. Se utiliza solo de forma externa.

Ingredientes

- Un puñado de Manzanilla fresca o seca
- Un puñado de Toronjil fresco o seco
- Un puñado de Menta fresca o seca
- Flores o extracto de Pasiflora
- Un frasco de vidrio con tapa, con capacidad de al menos 500 ml
- Alcohol de farmacia de 70 °

Paso a paso

1. Trocea todas las plantas, que pueden estar frescas o secas, y colócalas en la botella hasta cubrir un 70 % de su capacidad.
2. Si tienes extracto de Pasiflora, agrega tres cucharadas al frasco. Si tienes las flores, simplemente añádelas.
3. Rellena la botella con alcohol de 70 ° hasta cubrir completamente la materia vegetal.
4. Agita bien y deja reposar en un lugar oscuro, fresco y seco entre 28 y 40 días.
5. Una vez pasado el tiempo de reposo, filtra el extracto y transfiérelo a un frasco con rociador.
6. Frota el extracto en pecho, espalda, manos, pies, nuca y cabeza, especialmente unos minutos antes de dormir. También puedes aplicar un chorrito en el agua de baño de los niños pequeños, para calmarlos.

Fórmula analgésica

Día de la semana: Viernes
Colores: Verde, blanco
Minerales: Turquesa, cuarzo cristal, aventurina, ágata musgosa, cuarzo rosa
Fase lunar: Luna menguante

Para desinflamar golpes, torceduras, aliviar dolores reumáticos, artritis, hinchazones, contusiones, migraña y dolores de cabeza.

Ingredientes

- Dos puñados de Cedrón (*Aloysia citrodora*) fresco o seco
- Tres hojas frescas de Floripondio o Brugmansia
- Un puñado de Ruda fresca o seca
- Agua florida
- Agua kananga
- Agua bendita
- Siete hojas de Achiote u Onoto
- Un puñado de *Salvia officinalis*
- Un puñado de Manzanilla fresca o seca
- Un puñado de Milenrama o Aquilea fresca o seca
- Alcohol de 70 °
- Una vela blanca
- Un frasco de vidrio con tapa metálica, con capacidad mínima de un litro

Paso a paso

1. Coloca dentro del frasco todos los ingredientes machacados.
2. Rellena el frasco con un 10 % de agua kananga, un 10 % de agua florida y el resto con alcohol.
3. Agita bien y enciende la vela blanca solicitando curación y alivio.
4. Al día siguiente, coloca la botella en un sitio oscuro o entiérrala (si te es posible) durante 20 días.
5. Después de este tiempo, filtra y utiliza la fórmula exclusivamente de manera tópica, frotando con ella la zona afectada tres veces al día, hasta que mejore.

Fórmula embellecedora para piel, rostro y cabello

Día de la semana: Viernes
Colores: Rosa, verde
Minerales: Cuarzo rosa, aventurina, jade, cobre, calcedonia rosa, cuarzo cristal
Fase lunar: Luna creciente o luna llena

Esta fórmula es ideal para hidratar, embellecer y fortalecer el cabello, la piel y el rostro.

Ingredientes

- Una penca o medio litro de cristales de Aloe vera
- Dos tazas de agua destilada
- Dos tazas de agua de Rosas (o dos puñados de pétalos de Rosa orgánicos)
- Un frasco de vidrio limpio y esterilizado, con tapa metálica
- Un puñado de Avena entera
- Un puñado de Romero seco o fresco
- Un puñado de Hierba limón (*Cymbopogon citratus*)
- Una cucharada y media de semillas de Linaza
- Una rama de Canela machacada
- Una cucharadita pequeña de Clavos de olor
- Un colador de tela

Paso a paso

1. Coloca el agua destilada y todos los ingredientes (excepto el agua de Rosas; si empleas pétalos de Rosa, agrégalos a la mezcla) en una olla.
2. Cocina a fuego lento, revolviendo constantemente hasta que la Linaza desprenda su mucílago.
3. Tapa y deja reposar hasta que la mezcla esté a temperatura ambiente. Verás que habrá tomado una consistencia pegajosa gracias a la gelatina de Linaza.
4. Lleva toda la mezcla a una licuadora y licúa bien durante unos segundos.
5. Cuela la sustancia dos o tres veces, hasta obtener una crema gelatinosa suave y limpia al tacto, sin residuos.
6. Embotella y guarda en el refrigerador.
7. Para conservar mejor el producto, puedes añadir unas gotas de aceite esencial de Limón o de Árbol del té.

Uso

- Para el cabello, esparce el líquido por todo el cabello y deja secar después de haberlo desenredado. Definirá bien las ondas (si es rizado) y aportará brillo y suavidad. No es necesario enjuagar.
- Para la piel y rostro, usar como mascarilla dos veces por semana. Deja actuar durante 15 minutos y luego retira.

Nota: Si tienes piel sensible, no uses Canela ni Clavos de olor, ya que pueden ser irritantes. Puedes sustituirlos por Tomillo.

Fórmula para limpiar los pulmones

Día de la semana: Cualquiera
Colores: Blanco, violeta
Minerales: Ágata, amatista, cuarzo lechoso, cuarzo blanco, larimar, calcita verde, aventurina, crisocola, fluorita
Fase lunar: Cualquiera (de preferencia luna menguante)

Esta fórmula es ideal para purificar los pulmones y aliviar congestiones, frío, tos con flema, pulmonía, asma y bronquitis. También ayuda con edemas y la eliminación de mal aire en los pulmones.

Ingredientes

- Tres hojas de Múcura o Anamú (*Petiveria alliacea*)
- Un puñado de Romero fresco o seco
- Una cucharada de Manayupa o Eucalipto fresco o seco
- Una cucharada pequeña de Clavos de olor
- Una ramita de Canela
- Una hojita de Ajenjo
- Una cucharada de miel pura

Paso a paso

1. Vierte un litro de agua en una olla y colócala a fuego medio hasta que esté a punto de hervir.
2. Reduce el fuego al mínimo y agrega todas las plantas bien machacadas. Tapa la olla y cocina durante 15 minutos.
3. Apaga el fuego y deja reposar durante otros 15 minutos.
4. Cuela el líquido, separándolo en dos partes. Para beber, sirve una

taza del líquido y añade una cucharada de miel. Para el tratamiento externo, guarda el resto del líquido en un cuenco u olla para usarlo en la compresa.

Tratamiento

- Bebe una taza del cocimiento antes de dormir, inhalando a consciencia los vapores mientras lo consumes.
- Sumerge una toalla limpia en el líquido restante, y colócala como compresa caliente en la espalda, a la altura de los pulmones (asegúrate de que la compresa no esté demasiado caliente). Recuéstate con la compresa y mantente ahí hasta que se enfríe completamente. Repite este tratamiento entre 3 y 7 días.

Lavado de cabeza para la claridad de la mente

Día de la semana: Miércoles
Colores: Amarillo, violeta, blanco
Minerales: Amatista, sodalita
Fase lunar: Cualquiera

Este lavado es ideal para aclarar la mente y los pensamientos cuando estamos llenos de preocupaciones, estrés o ideas negativas. También ayuda a superar bloqueos creativos o intelectuales.

Ingredientes

- Un atado fresco de Menta
- Un atado fresco de Hierbabuena

Paso a paso

1. Comienza sahumando las hierbas con un incienso natural purificador, concentrándote en tu intención de obtener claridad mental.
2. Trocea las plantas y colócalas en una jarra o cuenco con dos o tres litros de agua natural.
3. Deja reposar la mezcla durante toda la noche.
4. Al día siguiente, usa esta agua para lavar tu cabeza. Hazlo durante tres días consecutivos. Lo ideal es hacerlo en la mañana, bien temprano.
5. Deja que el líquido se seque en tu cabeza y cabello, permitiendo que la energía de las plantas clarifique y refresque tu pensamiento.

Poción para el cabello

Día de la semana: Viernes
Colores: Verde
Minerales: Jade, aventurina, cuarzo rosa
Fase lunar: Luna creciente

Ideal para fortalecer el cabello, darle un buen aspecto y eliminar la caspa. Esta poción es apta para todo tipo de cabello, ya sea largo o corto. Elabórala un viernes, invocando la energía de la diosa Venus con una vela verde.

Ingredientes

- Pétalos de Rosa rosada fresca o seca (cuantos más, mejor)
- Un puñado de Romero fresco o seco
- Un puñado de Hinojo fresco o seco
- Una cucharada de semillas de Linaza
- Una ramita de Canela

Paso a paso

1. Cocina todos los ingredientes en 1 litro de agua a fuego medio, revolviendo constantemente.
2. Apaga el fuego y deja enfriar. Luego, cuela.
3. La mezcla tendrá una textura mucilaginosa. Colócala en el cabello después del lavado, péinalo y deja secar naturalmente.
4. Si sobra poción, guárdala en el refrigerador en una botella de vidrio limpia y utilízala una o dos veces más.
5. Si la mezcla queda demasiado viscosa, dilúyela con un poco de agua caliente hasta que tenga una mejor consistencia. Esta fórmula también sirve como fijador suave para peinar.

Poción para menstruación dolorosa

Día de la semana: Cualquiera
Colores: Rojo, rosa
Minerales: Jaspe rojo, cuarzo rosa
Fase lunar: Cualquiera

Ideal para aliviar el dolor y la inflamación durante la menstruación, especialmente si hay estagnación de sangre. Las plantas de esta fórmula son estimulantes de la circulación sanguínea y tienen propiedades analgésicas.

Ingredientes

- Una ramita de Canela
- Dos ramitas de Ruda fresca o una cucharada de Ruda seca
- Tres piezas de Anís estrellado
- Un trozo pequeño de raíz de Dong quai (o 25 gotas de tintura)
- Una cucharadita de corteza de Sauce blanco

Paso a paso

1. Machaca la Canela, la Ruda, el Sauce y el Anís.
2. Cocina en un litro de agua en un recipiente tapado, a fuego medio por 15 minutos.
3. Si usas Dong quai en raíz, machácalo antes de añadirlo. Si empleas extracto o tintura, añádelo después de hervir.
4. Retira del fuego y deja reposar por 10 minutos.
5. Bebe una taza dos veces al día durante los días de sangrado.

Ritual para curar el espolón calcáneo

Día de la semana: Cualquiera
Color: Verde
Minerales: Malaquita, aragonita, apatita
Fase lunar: Luna menguante

Este es un ritual tradicional y muy efectivo para tratar espolones calcáneos.

Ingredientes

- Una hoja de Nopal grande (sin espinas)
- Una tijera
- Un marcador negro
- Vendas o tela para envolver el pie
- Una tijera de cocina o cuchillo
- Agua bendita

Paso a paso

1. Toma la hoja de Nopal y, con fe, pídele que sane el pie afectado por el espolón calcáneo. Rocíala con agua bendita mientras pides por su curación.
2. Coloca tu pie sobre la hoja de Nopal y traza el contorno con el marcador negro.

3. Con una tijera o cuchillo, recorta la forma de tu pie de la hoja de Nopal, creando una especie de plantilla.
4. Coloca la plantilla de Nopal recortada en la planta del pie afectado.
5. Envuelve el pie con vendas o tela, asegurando que la plantilla quede en contacto con la región afectada y bien ajustada.
6. Deja todo el día y la noche, permitiendo que la planta haga su trabajo.
7. Al día siguiente, retira la plantilla y colócala en una terraza, jardín o lugar al aire libre, donde tenga contacto directo con el sol.
8. Mientras la hoja de Nopal se seca, el pie irá sanando.

Té para el hígado graso y los triglicéridos

Día de la semana: Jueves
Colores: Verde
Minerales: Piedra sangre, hematita, jaspe rojo, malaquita, turmalina roja
Fase lunar: Luna menguante

Esta preparación es ideal para regular el azúcar en la sangre, limpiar el hígado y ayudar a reducir los triglicéridos. Se recomienda acompañar este tratamiento con una dieta ligera, evitando frituras, harinas refinadas y azúcar.

Ingredientes

- Cáscara de una Naranja orgánica
- Un puñado de Romero fresco o seco
- Un puñado de Hierba Luisa o Zacate limón (*Cymbopogon citratus*) fresco o seco

Paso a paso

1. Coloca las plantas en una olla con cuatro o cinco litros de agua.
2. Cocina a fuego medio, manteniendo la olla bien tapada, durante unos 25 minutos.
3. Apaga el fuego y deja reposar durante unos minutos.
4. Filtra la mezcla y transfiere el líquido a varias botellas de vidrio.
5. Bebe tres tazas diarias durante 28 días.
6. Las botellas pueden refrigerarse y el té puede consumirse a temperatura natural o caliente.

Recomendaciones:

- Acompaña el tratamiento con una dieta saludable.
- Si deseas evitar que el problema vuelva a presentarse, realiza cambios definitivos en tus hábitos alimenticios.
- Si no encuentras Naranjas orgánicas, sustitúyelas por un trozo de cáscara de Piña orgánica.

Vinagre de los nueve genios

Día de la semana: Domingo
Colores: Amarillo, rojo, blanco
Minerales: Citrino, piedra del sol, cuarzo rutilado, cuarzo ahumado
Fase lunar: Luna llena

Esta fórmula poderosa y efectiva es ideal para aliviar los síntomas de la rinitis alérgica, eliminar aftas bucales, mitigar la amigdalitis, infecciones bucales y faríngeas. Actúa como antibacteriano, antiviral, antifúngico, antiséptico y purificador de uso interno y externo.

Ingredientes

- Un frasco de vidrio de 500 ml con tapa metálica
- Medio litro de vinagre de Manzana orgánico
- Una astilla de Palo santo
- Una cucharada de *Salvia officinalis*
- Una rama de Canela
- Un trocito de Ají (Chile) deshidratado amarillo, sin venas o, en su defecto, Pimienta de cayena
- Una cucharada de bayas de Enebro
- Una cucharada de Tomillo fresco o seco
- Una cucharada de Estragón fresco o seco
- Una cucharada de Romero fresco o seco
- Tres ramitas de Lavanda o una cucharadita de flores secas

Paso a paso

1. Asegúrate de que el Ají que utilices no sea muy picante y no tenga venas ni semillas. Si no lo consigues deshidratado, usa Ají fresco bien lavado con sal, sin semillas ni venas, y luego hervido durante cinco minutos en agua con una cucharadita de azúcar.

2. Coloca todos los ingredientes (enteros, frescos o secos) en el frasco de vidrio.
3. Cubre con vinagre hasta llenar el frasco y sella bien.
4. Agita el frasco para mezclar los ingredientes, y luego etiquétalo con la fecha de elaboración.
5. Envuelve el frasco en una tela de algodón y colócalo a la luz directa del sol durante 40 días, asegurándote de recogerlo y guardarlo durante la tarde y noche.
6. Una vez pasados los 40 días, cuela el vinagre y guárdalo en un frasco de vidrio.

Tratamiento:

- Para aliviar la rinitis alérgica, usa cucharada completa del preparado puro para hacer gárgaras antes de tragarlo.
- Para gargarismos: mezcla con agua tibia.
- Como aderezo: coloca en ensaladas o alimentos.
- Para purificar espacios: mezcla con agua para desinfectar superficies.

Vino botánico para el dolor menstrual

Día de la semana: Cualquiera
Colores: Rosa, rojo
Minerales: Hematita, piedra sangre, jaspe rojo
Fase lunar: Luna menguante

Este vino alivia los dolores menstruales y también sirve para calentar el vientre y el estómago en caso de frío interno. Se recomienda usar medias, evitar el contacto de los pies desnudos con el suelo y envolver el vientre con una faja de tela o pañuelo para mayor comodidad.

Ingredientes

- Media rama de Canela
- Un litro de vino tinto semiseco
- Un puñado de Ruda fresca o seca
- Un puñado de Santamaría (*Tanacetum parthenium*) fresca o seca, o en su defecto Diente de león fresco o seco.
- Cuatro piezas de Anís estrellado

- Un puñado de Salvia fresca o seca
- Una ramita de Ajenjo fresco o seco
- Una botella de vidrio

Paso a paso

1. Trocea todas las plantas y colócalas dentro de la botella de vidrio.
2. Tuesta ligeramente la Canela y el Anís en una sartén a fuego medio.
3. Agrega las especias tostadas a la botella con las plantas.
4. Rellena la botella con vino hasta el tope, y ciérrala bien.
5. Deja macerar durante 40 días.
6. Bebe un vasito de este vino en la mañana y otro en la noche, solo durante los días de sangrado.

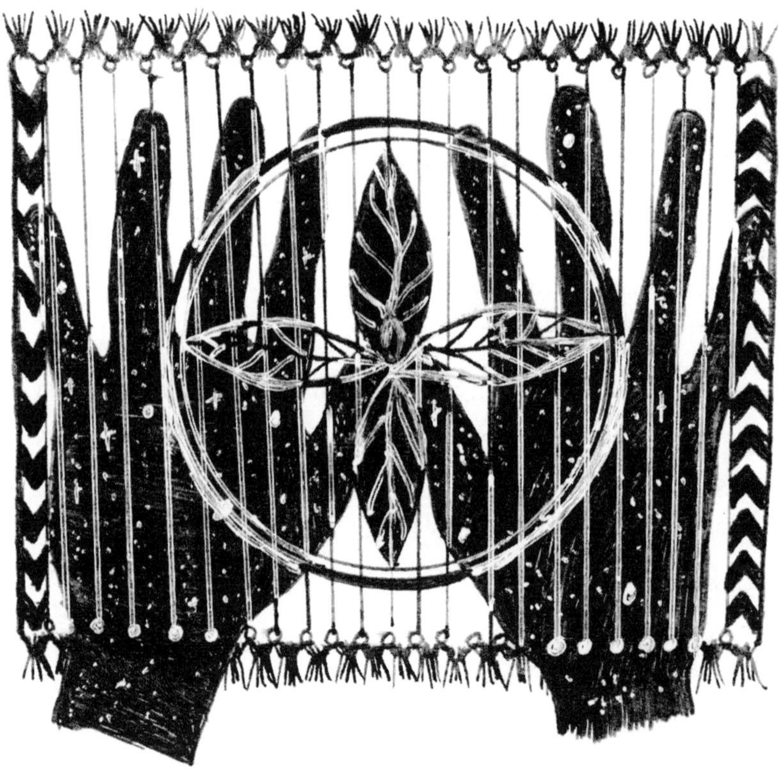

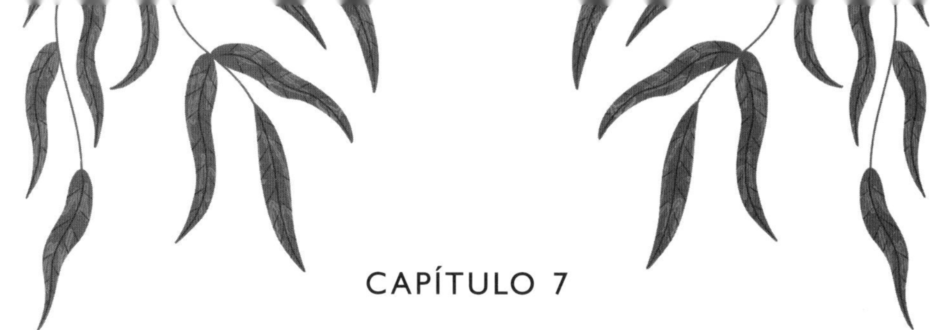

CAPÍTULO 7

Formulario esotérico

Aceite de belleza

Día de la semana: Viernes
Colores: Rosa, verde
Minerales: Jade, cuarzo rosa
Fase lunar: Luna llena

Aplicado en el rostro por la noche, este aceite hidrata, rejuvenece y embellece los rasgos faciales. También es efectivo para desaparecer cicatrices o manchas. Un complemento ideal es el uso de un rollo de masaje o un gua sha de jade o cuarzo rosa para masajear el rostro y cuello una o dos veces por semana.

Ingredientes

- Un puñado de Rosas rosadas orgánicas secas
- Un puñadito de Hierba limón (*Cymbopogon citratus*) seco
- Un puñadito de flores de Caléndula seca
- Un cuarzo rosa o un jade
- Aceite de Almendras
- Una vela verde

Paso a paso

1. Prepara el aceite un día viernes.
2. En un mortero de piedra, coloca las Rosas, la Caléndula y la Hierba limón en un mortero, y machácalos bien.

3. Añade poco a poco cucharadas pequeñas de aceite de Almendras, hasta lograr la cantidad que desees en una proporción de 60 % de plantas y el resto de aceite.
4. Coloca el cuarzo rosa o jade en el mortero y enciende la vela verde.
5. Deja reposar durante toda la noche.
6. Al día siguiente, embotella la mezcla; si lo deseas, añade un poco más de aceite de Almendras y deja macerar durante 40 días.
7. Después de este tiempo, puedes filtrar y depositar el aceite resultante en un frasco con gotero.
8. Úsalo sobre tu rostro por las noches, dando masajes circulares después de limpiar la piel.

Agua bendita

Día de la semana: Domingo, lunes
Color: Blanco
Minerales: Cuarzo rutilado, cuarzo cristal, selenita, cuarzo ahumado
Fase lunar: Luna llena

Esta es una poderosa agua de purificación, resguardo espiritual y exorcismo. Se utiliza para limpiar energías negativas, proteger y delimitar los espacios. Se puede utilizar antes y después de un ritual o simplemente como parte de la higiene energética del hogar. También se salpica en las personas para despejar la negatividad y armonizar el campo áurico.

Ingredientes

- Agua de Madreperla (consulta en esta misma sección cómo hacerla)
- Agua de mar
- Plata coloidal
- Agua de Rosa de Jericó
- Una cucharadita de sal marina

(La cantidad de las aguas y la plata coloidal es a discreción)

Paso a paso

1. El agua de Rosa de Jericó no es más que el agua donde es colocada esta planta. Debe estar limpia (no tener más de 24 horas de haber sido puesta). Antes de tomar el agua de Rosa de Jericó recita la siguiente oración, conectando con la energía y presencia de la planta:

Jericó, planta inmortal de noble virtud,
permíteme tomar de tu agua poderosa
que bendice y expulsa todo mal.
Jericó preciosa, dueña de los secretos del agua y la tierra,
permíteme recibir tus bendiciones.
Que así sea.

2. Extrae unas cuantas cucharadas del agua de Rosa de Jericó y colócalas en un cuenco.
3. Añade tres o cuatro cucharadas de agua de mar, la plata coloidal y siete gotas de agua de Madreperla.
4. Mezcla en dirección de las agujas del reloj, visualizando luz blanca y una estrella de cinco puntas de color dorado brillante.
5. Añade un puñado de sal marina y mezcla nuevamente mientras recitas:

Que estas aguas y esta sal
limpien y purifiquen todo el mal,
que expulsen lejos toda entidad negativa,
y que renueven la energía, dejando lo que toque en armonía.
Que sea bendecido este cuerpo de agua,
por los poderes del arcángel Gabriel y de Nixsa,
reina enjoyada de las aguas.
Que así sea.

6. Embotella el agua y guárdala en un lugar oscuro, alejado de la luz directa.

Uso

- Utiliza esta agua bendecida para esparcirla con la mano o con una rama de Romero o Albahaca fresca para purificar espacios, altares y el campo áurico antes de cualquier trabajo espiritual o simplemente para limpiar.
- Añádela a baños de limpieza, colocando un chorrito en el agua de baño para fortalecer la purificación y atraer energías positivas.

Agua de Madreperla

Día de la semana: Lunes
Colores: Blanco, violeta, plateado
Minerales: Selenita, piedra luna, amatista, plata
Fase lunar: Luna llena

Este preparado se utiliza para consagrar y bendecir otros cuerpos de agua que se van a usar en baños o elixires; también es excelente para purificar y curar. Su resonancia con el elemento Agua lo convierte en un catalizador potente para las energías de este elemento, promoviendo la sanación y el equilibrio energético.

Ingredientes

- Planta viva de Madreperla (*Graptopetalum paraguayense*)
- Un frasco pequeño con gotero, de vidrio azul
- Agua de lluvia o de río
- Alcohol etílico de 70 °, ron blanco o brandy

Paso a paso

1. Utiliza el agua de río o de lluvia para regar la planta en una noche de luna llena. Asegúrate de que todo su cuerpo la reciba.
2. Al día siguiente, antes del amanecer, recoge con el gotero las gotas atrapadas entre sus hojas.
3. Guarda las gotas en el frasco de vidrio azul. Diluye con un 30 % de alcohol para conservarla.
4. Guarda el frasco en un lugar oscuro, alejado de la luz directa.

Nota: Si estás en temporada de lluvia o en un lugar con alta humedad que permita a la planta recoger rocío por la mañana, no es necesario regarla. Solo recoge las gotas atrapadas entre sus hojas antes del amanecer, después de la luna llena.

Uso

- Añade unas gotas a baños de curación y purificación; el resultado es ideal para sanar el cuerpo y el alma.
- Utilízala en medicinas orientadas a la sanación emocional, con el fin de promover el equilibrio energético.

- Úsala para bendecir herramientas conectadas con el agua, como cuencos, conchas, copas, cálices o espejos.
- Diluida con alcohol y esparcida con rociador, esta agua purifica el aura y abre la intuición; además, es ideal para trabajos de adivinación y para aumentar la conexión espiritual o empática. Puedes añadir aceites esenciales o extractos de Lavanda y/o Artemisa para potenciar sus efectos.

Agua florida

Día de la semana: Domingo
Colores: Arcoíris
Minerales: Cuarzo cristal, citrino, topacio amarillo, aventurina verde, amatista
Fase lunar: Luna llena

El agua florida es un perfume energético reconocido por sus capacidades de purificación y armonización. Ayuda a despejar y activar el aura. Esta es una de mis recetas personales; por los elementos que lleva, posee una vibración muy brillante, estimulante y refrescante, con un ligero toque dulce. Es perfecta para revitalizar el espacio o tu campo energético personal.

Ingredientes

- Cáscara fresca de una Mandarina
- Cáscara fresca de un Limón
- Cáscara fresca de un Pomelo o Toronja
- Cáscara fresca de una Naranja
- Una rama entera de Canela
- Un puñado de Clavos de olor
- Tres Claveles o Rosas rojas, frescos
- Tres Claveles o Rosas blancas, frescos
- Un puñado de Lavanda fresca o seca
- Un puñado de Zacate limón o Hierba Luisa (*Cymbopogon citratus*) fresca o seca
- Un puñado de Albahaca fresca o seca
- Un puñado de Menta fresca o seca
- Alcohol de 70°
- Frasco de vidrio con tapa metálica (con capacidad de al menos medio litro)

Paso a paso

1. Corta todos los ingredientes con una tijera en trozos pequeños, y colócalos en el frasco de vidrio.
2. Rellena el frasco con alcohol de 70 °, asegurándote de cubrir bien todos los ingredientes.
3. Agita el frasco y deja reposar la mezcla durante 90 días en un lugar oscuro y fresco.
4. Una vez transcurrido el tiempo de reposo, filtra la mezcla y coloca el líquido resultante en una botella con rociador para usar como perfume energético.

Nota: Para mejorar la extracción de los aceites cítricos, machaca ligeramente las cáscaras antes de añadirlas al frasco. Esto ayuda a liberar mejor sus aromas y energías.

Baño de florecimiento

Día de la semana: Domingo, jueves
Colores: Arcoíris
Minerales: Aventurina, cuarzo cristal, piedra del sol, cuarzo rutilado
Fase lunar: Luna llena

Este baño se utiliza para la apertura, el florecimiento y la evolución. Es excelente para fortalecer el campo áurico y restituir la energía de los chakras. Es recomendable realizar previamente un baño de limpieza para lograr un mejor efecto energético.

Ingredientes

- Un puñado de flores de siete colores distintos (siete puñados, cada uno de diferente color)
- Agua natural
- Agua florida o kananga
- Siete velas de colores vivos

Paso a paso

1. Haz este baño un domingo, preferentemente en luna creciente o llena.
2. Coloca el agua natural en un cuenco o recipiente grande, y añade una botella completa de agua perfumada (ya sea kananga o agua florida).

3. Despedaza las flores con tus manos color por color, mientras mencionas palabras positivas y de gratitud, enfocándote en tu intención de florecimiento y evolución; añádelas al agua.
4. Rodea el cuenco con las siete velas de colores vivos; enciéndelas y deja reposar la preparación toda la noche para que se impregne de energía.
5. Al día siguiente, comienza el baño con esta mezcla de flores y agua, aplicándolo después de tu baño normal. No enjuagues. Repite este proceso durante siete días consecutivos para obtener mejores resultados.

Baño de limpieza energética

Día de la semana: Martes o sábado
Colores: Rojo, violeta
Minerales: Turmalina, sal de mar, azufre, cuarzo ahumado, cuarzo turmalinado, amatista
Fase lunar: Luna menguante o luna nueva

Este baño se utiliza para eliminar cargas negativas tanto del cuerpo como del entorno. Se recomienda especialmente cuando sientes un peso emocional o energético. También puede aplicarse para limpiar tu casa. Si se trata de una situación especialmente difícil, puedes realizarlo durante tres días consecutivos, seguido por un baño de flores o florecimiento para equilibrar tu campo áurico.

Ingredientes

- Una rama de Canela
- Un atado de Menta fresca o seca
- Una rama de Ajenjo fresco o seco
- Unas hojas de la planta Matalí o Tradescantia (*Tradescantia zebrina*)
- Una rama de Pirul o Molle fresco o seco (solo las hojas)
- Un atado de *Salvia officinalis* fresca o seca
- Un atado de Ruda fresca o seca
- Una rama de Romero fresco o seco
- Un puñado de Orégano fresco o seco
- Un puñado de Clavos de olor
- Una cucharada de bayas de Enebro
- Una pizca de azufre

- Medio litro de aguardiente de Caña, pisco o mezcal
- Un puñado de sal marina
- Tres velas rojas
- Aceite de Oliva

Paso a paso

1. En una olla o un cuenco, coloca cuatro o cinco litros de agua (si es para limpiar una casa, utiliza mayor cantidad). Exponla a la luz del sol y al frío de la noche durante 24 horas, para energizarla.
2. Al día siguiente, sahúma bien todas las plantas, visualizando la limpieza y purificación. Mezcla las plantas en un cuenco mientras estableces tu intención de que expulsen toda negatividad y te brinden una limpieza espiritual y física.
3. Rodea la mezcla de plantas con las tres velas rojas, que previamente has untado con aceite de Oliva. Deja que las velas se consuman completamente mientras cargan tu mezcla de energía.
4. Luego, coloca la mezcla de plantas en el agua que expusiste al sol y al sereno. Cocina a fuego medio, en olla tapada, durante 20 minutos.
5. Después de cocinada, deja reposar la mezcla y cuélala.

Baño de limpieza para padecimientos fuertes

Día de la semana: Sábado
Colores: Negro, rojo
Minerales: Turmalina, obsidiana, cuarzo turmalinado, azufre
Fase lunar: Luna negra

Este es un poderoso ritual para descargar y purificar energéticamente a una persona que esté enfrentando enfermedades graves o que sea víctima de un ataque mágico intenso o daño espiritual fuerte. Es importante que el baño se realice únicamente en casos significativos, y que se complemente con el uso de jabón de Ruda o de Coco, además de hacer baños posteriores (durante tres días) con Limón y flores de colores para restituir el campo áurico.

Ingredientes

- Un atado de Lavanda fresca o seca
- Un atado de Verbena fresca o seca
- Un atado de Anamú seco o fresco

- Un atado de Piñón colorado o Albahaca morada, secos o frescos
- Un atado de Romero seco o fresco
- Una ramita de Ruda seca o fresca (sin flores)
- Agua florida
- Un trozo de Wachuma fresca o, en su defecto, una penca grande de Aloe vera
- Vela blanca, roja y violeta
- Aceite de Romero o de Ruda

Paso a paso

1. Inicia el ritual sahumando todos los elementos para purificar las energías negativas.
2. Coloca en una bandeja o plato grande todas las hojas y flores de las hierbas mencionadas, bien troceadas. Mézclalas con tus manos mientras visualizas tu intención. Es importante hacerlo con determinación y fuerza.
3. Añade un poco de agua florida y continúa mezclando con tus manos por un minuto más.
4. Deposita encima de esta mezcla la Wachuma o la penca de Aloe vera, previamente bañada con agua florida. Tómate un momento para rezar a este poderoso espíritu, para que te ayude a deshacerte de las energías nocivas.
5. Unta las velas con el aceite y rodea el plato en disposición triangular. Enciéndelas y permite que se consuman por completo.
6. Al día siguiente, toma la penca de Aloe vera o la Wachuma, pélala con un cuchillo y extrae el cristal. Machácalo con paciencia hasta lograr una especie de champú. Guarda este líquido gelatinoso en una botella de vidrio, mezclado con media botella de agua florida.
7. Hierve la mezcla de hierbas a fuego lento, en una olla bien tapada con cinco o seis litros de agua. Deja hervir durante 25 minutos. Después, apaga el fuego y deja reposar hasta que enfríe por completo.
8. Cuela y embotella la mezcla. Es importante repartir en nueve porciones, que serán utilizadas en igual número de baños en nueve días consecutivos, junto con el champú de Wachuma o Aloe vera.

Uso

- Primero, moja el cuerpo con agua natural tibia.
- Frota el champú de Aloe vera o Wachuma por todo el cuerpo, asegurándote de lavar también la cabeza y el cabello.
- Elimina el champú con el baño de hierbas, que puedes diluir en un poco de agua si está muy concentrado.
- Procede al baño normal, utilizando preferiblemente jabón de Romero, jabón Destrancadera o jabón de Coco; evita también el empleo de champú comercial.
- Al finalizar, diluye un poco de agua florida y aplica en todo el cuerpo para armonizar y clarificar la energía.

Baño para hacerse notar y despertar el carisma y el brillo personal

Día de la semana: Domingo
Colores: Amarillo, dorado
Minerales: Ojo de tigre, citrino, topacio, piedra del sol, cornalina, granate, cuarzo rutilado
Fase lunar: Luna creciente, luna llena

"Este baño está diseñado para aumentar el carisma, el brillo personal, hacerse notar donde uno llegue y destacar en situaciones como reuniones importantes, oratoria, presentaciones, tratos con clientes, así como para obtener el éxito. También puede ayudar a estimular la confianza en uno mismo y renovarnos en procesos de expansión del carisma. No es para atraer la atención de una persona con fines amorosos."

Ingredientes

- Un Gladiolo amarillo
- Un ramo de Rosas amarillas
- Una cucharada de Canela en polvo
- Una cucharada de miel
- Siete velas amarillas o doradas

Paso a paso

1. Usa un recipiente grande para cocinar la Canela en polvo en cuatro o cinco litros de agua durante 15 minutos.

2. Una vez transcurrido el tiempo, apaga el fuego y deja reposar hasta que el agua esté tibia.
3. Añade la miel, los pétalos de las Rosas y los del Gladiolo amarillo. Mezcla bien.
4. Coloca la mezcla en el suelo o en un altar, y rodéalo con las siete velas amarillas o doradas.
5. Mientras se consumen las velas, pide en voz alta lo que deseas, visualizándote brillante, carismático y seguro de ti mismo.
6. Una vez que las velas se consuman, cuela la mezcla y utiliza el líquido resultante para enjuagarte con él después del baño corriente.
7. Realiza este ritual durante tres o siete días consecutivos, visualizándote brillante mientras lo haces.

Uso adicional

- Puedes tomar una porción de la mezcla, filtrarla y colocar el líquido en un frasco con rociador al que agregarás 30 % de alcohol de 70 ° como conservador. Utiliza este preparado como bruma áurica.
- Si deseas promover una buena comunicación y elocuencia, puedes añadir Cardamomo machacado a la fórmula.

Baño poderoso de limpieza

Día de la semana: Sábado
Colores: Rojo, negro, blanco
Minerales: Celestita, amatista, cuarzo lechoso
Fase lunar: Luna menguante, luna nueva

Este baño está diseñado para purificar el campo áurico en general; también puede utilizarse para limpiar la casa.

Ingredientes

- Siete Limones partidos por la mitad
- Un puñado de Clavos de olor
- Una maderita o una cucharada de polvo de Palo santo
- Una cucharada de sal marina gruesa
- Un puñado de Ruda fresca o seca
- Un puñado de Hinojo fresco o seco

- Una cucharada de bayas de Enebro
- Siete hojas de Laurel
- Siete piezas de Anís estrellado
- Una hoja de Helecho macho
- Un puñado de Romero fresco o seco
- Una vela blanca

Paso a paso

1. Sahúma todos los elementos para retirar energías residuales.
2. Coloca todos los ingredientes en una bandeja o plato de barro. Enciende a su lado la vela blanca, enfocando tu intención en la purificación profunda.
3. Al día siguiente, calienta a fuego medio cinco litros de agua en una olla.
4. Una vez que el agua esté caliente, pero sin que llegue a hervir, añade el jugo de los siete limones y también las cáscaras bien troceadas.
5. Añade los Clavos, el Palo santo, las bayas de Enebro, el Laurel y el Anís estrellado.
6. Deja hervir la mezcla a fuego bajo durante 20 minutos, con la olla tapada.
7. Luego incorpora el resto de los elementos (Ruda, Hinojo, Helecho macho, Romero).
8. Revuelve muy bien y deja cocinar a fuego bajo por al menos 25 o 30 minutos.
9. Apaga el fuego y deja reposar el preparado hasta que se enfríe completamente (preferiblemente, déjalo que siga infusionando hasta el día siguiente). Es importante que la tapa de la olla esté siempre puesta.
10. Cuela y utiliza durante tres días como baño, o dilúyelo con agua y úsalo como baño de purificación para el hogar.

Cordial del amor

Día de la semana: Viernes
Colores: Verde, rosa
Minerales: Cuarzo rosa, rodocrosita, turquesa, esmeralda, aventurina
Fase lunar: Luna llena

Este cordial está diseñado para fomentar el amor propio y ayudar en dificultades amorosas y emocionales. También puede usarse como una ofrenda o agasajo personal para el disfrute.

Ingredientes

- Pétalos de Rosa blanca y/o rosada (orgánicas, frescas o secas)
- Vino rosado dulce
- Un puñado de Verbena fresca o seca
- Una ramita de Canela
- Una vela verde
- Una piedra pequeña o cristales de cuarzo rosa
- Alguna hierba aromática o flor comestible que sea de tu especial agrado
- Una Manzana roja troceada

Paso a paso

1. Prepara este cordial en viernes, dedicando la vela verde a la diosa Venus.
2. Machaca ligeramente todos los elementos y depositálos en un cuenco junto con el vino rosado.
3. Añade la Manzana troceada.
4. Mezcla bien e inserta el cuarzo rosa.
5. Coloca el frasco frente a la vela verde, enciende la vela y deja que se consuma por completo.
6. Deja macerar el cordial durante 28 días antes de usarlo.
7. Bebe una copita cuando sea necesario.
8. Comparte un poco de este cordial con la diosa, ofrendándole una copita en tu altar.

Despojo exprés

Día de la semana: Martes
Color: Rojo
Minerales: Jaspe rojo, azufre, obsidiana
Fase lunar: Luna menguante, luna negra

Este despojo se utiliza para despejar el campo áurico después de realizar cualquier trabajo energético, terapia o limpieza.

Ingredientes

- Dos tazas de aguardiente, cañazo, pisco, vodka o tequila
- Un puñado de Ruda fresca
- Una pizca de azufre
- Una cucharada de sal gruesa
- Un puñado de Romero o Verbena seco o fresco

Paso a paso

1. Machaca bien el Romero y la Ruda, y añádeles un chorrito de aguardiente.
2. Cuando hayas incorporado bien todo, pásalo a un cuenco o plato hondo.
3. Añade el resto de los ingredientes. Mientras lo haces, establece tu intención para la purificación de tu campo energético.
4. En la ducha, frota tu cuerpo, de la cabeza a los pies, con el preparado diluido con un poco de agua. Luego, retira con agua natural (no caliente).

Nota: Este despojo es más efectivo si se usa luego un buen jabón de Romero, Rosas o Sándalo. Usarlo una sola vez es suficiente. No utilizar por más de tres días consecutivos.

Elixir lunar

Día de la semana: Lunes
Colores: Plateado, blanco, violeta
Minerales: Cuarzo cristal, selenita, piedra luna, labradorita, perla, concha abalone
Fase lunar: Luna llena

Este elixir lunar está diseñado para añadir a baños de luna llena, realizar purificación, promover curación emocional, y bendecir espacios u objetos con la energía de la luna. Además, favorece la apertura de la intuición, la conexión profunda durante meditaciones y la realización de rituales de luna llena.

Ingredientes

- Un frasco de vidrio de color azul con tapa
- Plata coloidal
- Agua de lluvia colectada de noche
- Agua de luna llena
- Un mineral de la lista de correspondencias
- Hojas de Artemisa seca
- Corteza y/o hojas de Sauce
- Una concha marina
- Una turmalina negra pequeña
- Una vela plateada o blanca
- Aguardiente o ron blanco

Paso a paso

1. Fabrica este elixir un lunes, durante las horas nocturnas, preferiblemente en plenilunio.
2. Sahúma todos los ingredientes con Artemisa para purificarlos y limpiarlos de energías no deseadas.
3. Procede a rellenar el frasco con los ingredientes en la siguiente proporción: 15 % de agua de lluvia (colectada de noche); 15 % de agua lunar (de luna llena); 13 gotas de plata coloidal; una hoja de Artemisa bien machacada; una cucharada de hojas o corteza de Sauce; los minerales seleccionados.
4. Rellena el resto del frasco con aguardiente o ron blanco, hasta el tope.
5. Toma una vela plateada o blanca, y con una punta o aguja, dibuja el símbolo planetario de la luna en su cuerpo. Enciéndela y colócala junto al frasco con el elixir.
6. Dedica la luz espiritual de la vela a la diosa de la luna, pidiendo que deposite sus bendiciones en el elixir.
7. Coloca el frasco destapado bajo la luna llena, durante toda la noche. Antes de que salga el sol, tapa el frasco y recoge el elixir.
8. Guarda el elixir en un lugar oscuro y oculto, y utilízalo solo en horas de la noche.

Uso

- Coloca unas gotas del elixir en el agua de adivinación *(water scrying)*, en las herramientas o minerales lunares.
- También puedes rociar tu cuerpo con el elixir para sintonizarte con la energía de la luna, meditar, realizar ritos lunares, trabajar con los sueños o interpretar oráculos a través de la adivinación.

Extracto aromático de protección

Día de la semana: Martes
Color: Rojo
Minerales: Obsidiana, cuarzo turmalinado, turmalina
Fase lunar: Luna llena

Este extracto es ideal para la protección energética de espacios y personas en general.

Ingredientes

- Un puñado de Albahaca morada, fresca o seca
- Un puñado de Romero fresco o seco
- Astillas (o aceite esencial) de Palo santo
- Una ramita de Ajenjo fresco o seco
- Tres ramas de Palmita (*Loricaria ferruginea*) o un trozo de la hoja de Lengua de suegra (*Sansevieria trifasciata*)
- Agua florida
- Alcohol de 70 °
- Frasco alto de vidrio, con tapa de metal

Paso a paso

1. Coloca en el frasco de vidrio las Palmitas enteras o, en su defecto, la Lengua de suegra troceada, con las hojas o puntas mirando hacia arriba.
2. Rellena el frasco con partes iguales de Romero y Albahaca.
3. Añade un buen chorro de agua florida y rellena con alcohol hasta cubrir completamente la materia vegetal.
4. Si lo deseas, añade un mineral de la lista de correspondencias (opcional). También podrías agregar un sigilo, símbolo o runa para maximizar la fuerza energética del preparado.
5. Sella el frasco y agítalo bien.

6. Guarda el frasco en un sitio oscuro y fresco, dejándolo macerar durante al menos 40 días.
7. Después de este tiempo, filtra el extracto y embotéllalo en un frasco con rociador.

Uso

- Coloca un chorro del extracto en un cuenco y salpica el perímetro del espacio que desees resguardar.
- Para proteger el aura, aplica el extracto en manos, pies, cuello y cabeza.
- También puedes aplicarlo sobre talismanes o cristales destinados a la protección.
- Si el aroma es muy intenso o la presencia del alcohol es excesiva, diluye el extracto con 10 % de agua destilada.

Extracto protector

Día de la semana: Martes
Color: Rojo
Minerales: Cornalina, azabache, pirita, obsidiana
Fase lunar: Luna llena

Este extracto protector está diseñado para usarse en perfumes personales o en rociador como un efectivo protector áurico. También puedes añadir un chorrito a un baño de protección para potenciar su energía. Las Rosas pueden ser sustituidas por Claveles del mismo color.

Ingredientes

- Una botella de vidrio transparente con tapa
- Alcohol neutro de 70 °
- Un puñado de Rosas rojas frescas (o Claveles del mismo color)
- Un puñado de Rosas blancas frescas (o Claveles del mismo color)
- Un puñado de Clavos de olor
- Una vela roja
- Aceite de Clavo o Canela

Paso a paso

1. Coloca los pétalos de las Rosas (o Claveles) dentro de la botella de vidrio transparente.

2. Machaca los Clavos de olor y agrégalos a la botella.
3. Si deseas un aroma más intenso a Rosa, puedes añadir unas gotas de absoluto o aceite esencial de Rosa, o en su defecto, hidrolato natural de Rosas.
4. Rellena la botella con alcohol neutro de 70 ° hasta cubrir completamente los ingredientes. Tapa la botella y agita bien la mezcla.
5. Cubre la vela roja con aceite de Clavo o Canela y enciéndela.
6. Recita el siguiente encantamiento mientras la vela arde:

Clavo poderoso, que nada negativo pueda acercarse a mí.
Rosa bendita, espíritu guardián y protector,
resguárdame de todo mal visible e invisible.

7. Repite tres veces el encantamiento y termina con este agradecimiento.

Gracias por otorgarme sus bendiciones,
espíritus del Vergel Viviente.
Que así sea.

8. Deja reposar el extracto durante 28 días en un lugar oscuro y fresco, agitando la botella de vez en cuando.

Uso

- Rocía el extracto como bruma áurica o aplícalo en los espacios que desees proteger. Añade un chorrito en baños de protección para potenciar sus efectos. Aplícalo en tus talismanes o minerales de protección.

Fórmula para la tranquilidad

Día de la semana: Lunes
Colores: Blanco, violeta claro, azul celeste
Minerales: Cuarzo lechoso o blanco, aguamarina, selenita, calcedonia, amatista
Fase lunar: Cualquiera

Esta fórmula está diseñada para traer paz y serenidad a la mente y el corazón. Es ideal para casos de intranquilidad emocional, estrés, o nerviosismo.

Ingredientes

- Tres Claveles blancos frescos (o Rosas blancas)
- Tres Claveles violetas o lilas frescos (o Rosas de color lila)

- Tres Claveles rosados frescos (o Rosas rosadas)
- Un atado de Melisa fresca (o aceite esencial de la planta)
- Un puñado de flores de Azahar o agua de Azahar
- Un atado de Manzanilla fresca
- Un atado de Hierba limón o *lemongrass* (o aceite esencial)
- Un frasco de vidrio con tapa
- Una vela blanca o azul celeste
- Alcohol de 70 °

Paso a paso

1. Sahúma todos los elementos con incienso o humo purificador para eliminar cualquier energía residual.
2. Coloca los pétalos de los Claveles o rosas (blancos, lilas y rosados) en el frasco de vidrio, seguidos del Azahar deshecho (si usas flores), la Melisa y la Manzanilla troceadas.
3. Mientras realizas este proceso, visualiza y siente cómo la paz, la tranquilidad, la serenidad y la claridad se impregnan en cada elemento que vas añadiendo. Comunica mentalmente tu intención a las plantas.
4. Una vez que los ingredientes vegetales estén en el frasco, agrega los líquidos: el alcohol de 70 °, el aceite esencial de Melisa o Hierba limón, y el agua de Azahar (si corresponde). Llena el frasco hasta el tope con estos líquidos.
5. Tapa el frasco y enciende la vela blanca o celeste. Usando la cera caliente, pega la vela sobre la tapa del frasco para sellarlo bien.
6. Deja que la vela se consuma completamente mientras está sobre el frasco.
7. Después de que la vela se haya consumido, guarda el frasco en un lugar oscuro y deja que macere durante 15 días.

Uso

- Para utilizar la fórmula, diluye un chorro en agua a temperatura ambiente.
- Primero, la persona debe bañarse con agua fría (no tibia ni caliente).
- Luego, deberá aplicarse la mezcla diluida en todo el cuerpo. Es importante dejar que se seque naturalmente en la piel, sin utilizar toalla.
- Después de aplicarla, la persona deberá vestirse con ropa ligera y acostarse, relajándose durante al menos 30 minutos sin distracciones. Para facilitar la relajación, se puede escuchar música suave de meditación.

- También es posible tomar una porción de la mezcla pura y colocarla en un frasco rociador. Así podrás usarla como perfume áurico durante el día o aplicarla sobre la almohada y el cuerpo antes de dormir.
- Si la fórmula tiene un aroma demasiado fuerte a alcohol, puedes diluirla con un poco más de agua de Azahar o agua destilada.
- Este preparado es excelente para calmar la mente y crear un ambiente de serenidad y equilibrio emocional.

Fórmula para limpiar espejos

Día de la semana: Lunes
Color: Violeta
Minerales: Selenita, plata, ópalo, labradorita, turmalina
Fase lunar: Luna menguante

Este líquido está diseñado para purificar energías residuales y cargas energéticas de los espejos. Estos, especialmente los antiguos, son receptores de información de quien se mira en ellos, y a menudo acumulan cargas bastante fuertes. Esta mezcla ayuda a limpiar esas energías y mantenerlos purificados.

Ingredientes

- Un puñado de Artemisa fresca o seca
- Un puñado de Estragón fresco o seco
- Un puñado de Verbena fresca o seca
- Una Rosa blanca
- Una Rosa roja
- Un puñado de Salvia seca o fresca
- Una cucharada de sal marina
- Aguardiente o ron blanco

Paso a paso

1. Coloca, en una olla con un par de litros de agua, todas las plantas troceadas, excepto las Rosas.
2. Tapa bien la olla y hierve a fuego bajo durante 25 minutos, hasta obtener un líquido oscuro y concentrado.
3. Apaga el fuego y añade los pétalos de Rosa, la sal marina y un buen chorro de aguardiente o ron blanco.

4. Revuelve bien y deja reposar tapado hasta que se enfríe completamente.
5. Filtra el reposado y embotella con 20 % de alcohol (aguardiente o ron blanco).
6. Procede a lavar los espejos con esta mezcla, aplicándola con ayuda de un atomizador o una toalla húmeda; hazlo durante tres días. Para mayor efectividad, acompaña con humos purificadores de Verbena o Salvia blanca. Este líquido puede mantenerse sin refrigeración durante varios meses, gracias al alcohol.

Incienso armonizador del aire

Día de la semana: Miércoles
Colores: Amarillo, violeta
Minerales: Amatista, sodalita, aventurina, fluorita
Fase lunar: Luna llena

Este incienso está diseñado para limpiar, liberar y armonizar el pensamiento. Puede ayudar a traer nuevas ideas, estimular el intelecto y alinear la mente con las energías elementales del Aire. También es ideal para consagrar objetos mágicos con las vibraciones de este elemento.

Ingredientes

- Siete flores de Pensamiento amarillo, secas
- Un puñado de Hierba limón (*Cymbopogon citratus*) seca
- Un puñado de Menta seca
- Un puñado de Tabaco orgánico seco
- Un puñado de Eucalipto seco
- Resina de Copal
- Un puñado de Lavanda seca
- Un mineral de la lista de correspondencias
- Una vela violeta

Paso a paso

1. Prepara este incienso un miércoles, preferiblemente al amanecer y de cara al este, para alinearte con las energías del Aire.
2. Enciende la vela violeta, ofrendándosela a los espíritus del Aire. Dedica un momento para realizar una pequeña meditación, enfocándote en conectar con la energía de este elemento.

3. Purifica todos los ingredientes con incienso, pidiendo que la energía del Aire fluya a través de ellos y los prepare para su propósito. Esto ayuda a limpiar las vibraciones negativas y a alinear todo con la esencia del Aire.
4. Coloca en un cuenco todas las plantas secas y la resina de Copal bien machacada. Mezcla con las manos, visualizando la intención de limpieza y armonización del pensamiento. Asegúrate de infundir tu intención en la mezcla.
5. Utiliza un mortero para machacar bien la mezcla, moliendo lo más fino posible para que todos los ingredientes se integren.
6. Coloca el mineral de tu elección sobre la mezcla. Recuerda purificarlo energéticamente y pasarlo por el incienso antes de añadirlo.
7. Coloca el plato con la mezcla junto a la vela o en tu altar. Dedica esta luz espiritual a los espíritus minerales y vegetales para que te concedan su poder vinculado al elemento Aire. Deja reposar la mezcla durante unos tres días antes de utilizarla.

Uso

- El humo del incienso se puede pasar repetidamente por la cabeza, visualizando cómo la mente se purifica, dejando espacio para nuevas ideas y claridad mental.
- Es perfecto también para preparar el espacio antes de un ritual o para limpiar altares, ya que favorece la conexión con el elemento Aire. Cuando lo utilices, asegúrate de estar en un estado de calma y apertura, listo para recibir la claridad y la energía de ese elemento.

Nota: Este incienso también amplifica el vínculo con el Aire, creando una atmósfera de frescura y mentalidad clara, ideal para momentos de reflexión y meditación.

Incienso de consagración elemental

Día de la semana: Cualquiera
Colores: Amarillo (aire), rojo (fuego), azul (agua), verde (tierra), violeta o blanco (*akasha*)
Minerales: Aguamarina (agua), jaspe rojo (fuego), amatista (aire), pirita (tierra), cuarzo cristal (*akasha*)
Fase lunar: Luna llena

Este incienso se utiliza para consagrar y bendecir amuletos, talismanes y herramientas mágicas, impregnándolos con la energía de los cinco elementos. Junto con el akasha o éter, el quinto elemento, los demás se unifican en perfección para dar paso a la creación. Este incienso te ayudará para conectar con los elementos y con la energía cósmica, permitiendo que los objetos que consagres adquieran el poder de los cinco elementos en armonía.

Ingredientes

- Siete hojas de Rosa de Jericó o Doradilla, frescas o secas
- Tres pétalos de Lirio blanco fresco
- Tres hojas de Eucalipto fresco o seco
- Tres hojas de Artemisa fresca o seca
- Tres hojas y tres espigas de Llantén fresco o seco
- Pétalos de flores varias frescas o secas
- Miel pura
- Una cucharada de Azafrán
- Una cucharada de Sándalo en polvo
- Una gota de Sangre de grado o una pizca de Sangre de dragón
- Una cucharada de Canela en polvo
- Un pedacito de carbón vegetal
- Una pizca de Pimienta de Sichuán
- Tres flores de Trébol blanco fresco o seco
- Tres flores de Diente de león fresco o seco
- Siete flores de Jacarandá frescas o secas
- Aceite esencial de Lavanda
- Aceite de Oliva o Sésamo
- Una ramita, preferiblemente floreada, de *Salvia officinalis*, *Salvia farinacea* o *Salvia leucantha*, fresca o seca

- Un cuenco
- Un mortero
- Cinco velas: amarilla, azul, roja, verde y blanca
- Cascarilla
- Una pizca de sal marina
- Cuatro platos hondos de vidrio o barro

Paso a paso

1. Para empezar, machaca en un mortero la Rosa de Jericó, el Lirio blanco, la Artemisa y el Eucalipto. Mientras lo haces, visualiza la energía del elemento Agua en flujos energéticos de color azul. Coloca la mezcla en un plato.
2. Toma el Llantén, retuerce sus partes y trocéalas con las manos gentilmente. Colócalo en un segundo plato y añade los pétalos de flores, una pizca de sal marina y miel mientras mezclas. Visualiza la energía del elemento Tierra en flujos energéticos de color verde.
3. Coloca en una sartén el Azafrán, el Sándalo, la Canela, el pedacito de carbón machacado y la Pimienta de Sichuán. Calienta a fuego bajo, removiendo con una paleta de madera, mientras visualizas la energía del elemento Fuego en flujos energéticos de color rojo carmesí. Retira del fuego y añade la Sangre de dragón o de grado. Mezcla bien y coloca la preparación en un tercer plato.
4. En un cuarto plato, coloca las flores deshechas con los dedos (no machacadas) de Trébol blanco, Jacarandá y Diente de león. Añade unas gotas del aceite de Lavanda y mezcla, visualizando la energía del elemento Aire en flujos energéticos de color amarillo.
5. Ahora procede a incorporar en un cuenco las cuatro preparaciones, visualizando la unificación de los cuatro elementos. Deposita los cinco minerales (uno por cada elemento) sobre la mezcla: aguamarina para Agua, jaspe rojo para Fuego, amatista para Aire, pirita para Tierra y cuarzo cristal para *Akasha*.
6. Canta o recita lo siguiente:

El Aire, el Agua, la Tierra y el Fuego regresan, regresan, regresan
El Aire, el Agua, la Tierra y el Fuego regresan, regresan, regresan

Ae Ae Ae Ae Aio Aio Aio Aio
Ae Ae Ae Ae Aio Aio Aio Aio

7. Traza un pentagrama de luz sobre la mezcla y dibuja otro en el suelo con la cascarilla. Con una aguja, dibuja los cinco símbolos de los elementos en las velas correspondientes (azul-Agua, amarillo-Aire, verde-Tierra, rojo-Fuego, blanco-Éter). Unta las velas con aceite de Oliva o Sésamo y colócalas en las puntas del pentagrama.
8. Coloca el cuenco con la mezcla en el centro y enciende las velas en el sentido de las manecillas del reloj, comenzando por la vela blanca (Éter). Mientras las velas se consumen, recita:

Fuego, Tierra, Agua y Aire
Fuego, Tierra, Agua y Aire
Fuego, Tierra, Agua y Aire
Poderes de los cuatro elementos,
atiendan mi llamado, háganse uno en este incienso
Que todo lo que toque este humo sagrado
sea bendecido por sus poderes.
En el nombre de Nixsa, Paralda, Djinn y Ghob,
reyes elementales, señores de los cuatro pilares.
Por el poder del cielo, la tierra y el mar.
Que así sea.

9. Ofrenda un poco del incienso mientras dejas que las velas se consuman por completo. Al día siguiente, mezcla de nuevo la preparación y deja secar en tu altar durante entre 3 y 5 días, removiendo diariamente.
10. Guarda el incienso seco en un frasco de vidrio con tapa. Cuando lo necesites, enciende carbones y coloca un poco de la mezcla encima para purificar y consagrar tus herramientas y amuletos.

Incienso de limpieza energética

Día de la semana: Martes
Colores: Violeta, rojo
Minerales: Ónix, azufre, pirita
Fase lunar: Luna menguante, luna negra

Este incienso está diseñado para realizar una limpieza profunda de espacios y personas, expulsando energías negativas, parásitos energéticos y desencarnados. Es ideal para purificar ambientes cargados o cuando sientes que tu campo áurico necesita limpieza.

Ingredientes

- Un puñado de Lavanda fresca o seca
- Un puñado de Gordolobo fresco o seco
- Un puñado de Albahaca morada fresca o seca
- Un puñado de Salvia blanca fresca o seca
- Un puñado de *Salvia officinalis* fresca o seca
- Una flor de Crisantemo blanco fresca o seca
- Un puñado de Romero fresco o seco
- Una cucharada de semillas de Mostaza negra

Paso a paso

1. Toma todos los ingredientes y machácalos bien, sin importar si están frescos o secos. Muélelos juntos, enfocando tu intención en la mezcla, hasta que queden bien incorporados.
2. Coloca la mezcla machacada en un plato de vidrio o barro, y ponlo en un lugar fresco y seco, alejado del sol directo. Deja reposar durante 3 o 4 días, o hasta que la mezcla esté completamente seca. Remueve con una cuchara de madera cada día para asegurar que se seque de manera uniforme.
3. Una vez que la mezcla esté completamente seca, úsala sobre carbones encendidos para realizar la limpieza energética. Usa para ello un recipiente adecuado, resistente al calor (como una copalera).
4. Para purificar el espacio o el campo áurico de una persona, pasa el humo sobre ella y visualiza cómo las energías negativas se disipan y el ambiente se llena de luz y frescura. Para obtener mejores resultados, realiza la limpieza durante tres días consecutivos.

Incienso de ofertorio

Día de la semana: Lunes
Color: Violeta
Minerales: Jade, aventurina, cuarzo cristal, cuarzo rosa
Fase lunar: Luna llena

Este incienso es especial para ofrendar a los espíritus de las plantas, ya sea cuando coseches o si deseas solicitar el favor de uno de ellos. También puedes ofrecerlo a Gaia, la Madre Tierra.

Ingredientes

- Dos puñados de Romero seco
- Dos puñados de flores secas de Jacarandá
- Una cucharada de azúcar rubia o miel
- Un trozo de Canela

Paso a paso

1. Machaca todos los ingredientes secos hasta pulverizarlos lo más que puedas.
2. Añade la miel o el azúcar e integra todos los elementos. Puedes dejar la mezcla como está o moldearla en forma de pastillas pequeñas.
3. Deja el incienso reposar por unos días antes de usarlo, quemándolo sobre carbones encendidos.
4. También puedes pulverizar todo lo que puedas con tu mortero o una moledora de especias, añadir un poco de agua al polvo hasta crear una pasta manejable, y elaborar con tus manos unos conitos.
5. Déjalos secar en un plato durante una o dos semanas. Cuando estén secos, enciéndelos como un cono de incienso.

Incienso de purificación

Día de la semana: Sábado
Colores: Violeta, blanco
Minerales: Cuarzo cristal
Fase lunar: Luna menguante

Este incienso está diseñado para purificar y limpiar energías negativas. Puede usarse para la limpieza energética de espacios y personas.

Ingredientes

- 2/10 partes de Copal negro o Copal rubio
- 3/10 partes de Salvia blanca seca
- 3/10 partes de Romero seco
- 2/10 partes de Cedro, Pino o Palo santo en virutas o polvo, seco

Paso a paso

1. Machaca estos elementos en tu mortero mientras enfocas mentalmente la intención de purificación.
2. Cuando todos los elementos estén bien molidos, pásalos a un plato de barro y déjalos reposar todo un día y toda una noche.
3. Este incienso puede usarse de inmediato o guardarse en un frasco de vidrio con tapa.
4. Usar sobre carbones encendidos cuando se desee purificar el espacio o a las personas.

Incienso del amor

Día de la semana: Viernes
Colores: Verde, rosa
Minerales: Rodonita, cuarzo rosa, turmalina rosa, aventurina, unakita, jade
Fase lunar: Luna llena

Este incienso está destinado a auspiciar el amor romántico, el cariño, el afecto, la armonía y la comprensión. Puedes utilizarlo en el hogar, en la habitación y, si es posible, sahumar tanto a tu compañero como a ti mismo.

Ingredientes

- Un puñado de flores de Cera (*Waxflower*), o flores de Guayaba o de Mirto
- Una cucharada de Canela en polvo o machacada
- Una cucharada de miel
- Una cucharada de azúcar rubia
- Un puñado de Geranio rosa, fresco o seco
- Un puñado de pétalos de Rosa de color rosado
- Una cucharada de flores de Lavanda
- Siete Pimientas blancas
- Una cucharada de Copal blanco

- Un poco de ámbar
- Un puñado de Verbena seca
- Varias flores de Jazmín
- Una Gardenia fresca o seca
- Un puñado de flores de Jacarandá
- Aceite miel de amor
- Una cucharada pequeña de Cardamomo
- Siete Clavos de olor
- Una cucharada de Palo santo en astillas o polvo
- Un puñado de flores de Manzanilla
- Un cuarzo rosado

Paso a paso

1. Prepara el incienso un viernes; si coincide con la luna llena, mucho mejor.
2. Mezcla todos los ingredientes secos en un cuenco. Visualiza energía rosada y pide a las plantas por el amor, la armonía, el romance, el afecto y la comprensión.
3. Una vez mezclado, machácalo todo en un mortero.
4. Al final, agrega los ingredientes líquidos y mezcla bien con tus manos o con una cuchara de madera hasta que quede todo bien unificado.
5. Coloca encima el cuarzo rosado y deja reposar la mezcla hasta el día siguiente en tu altar o bajo la luna llena, si es plenilunio.
6. Coloca la mezcla en un plato de vidrio y déjala reposar, destapada, por diez días; muévela diariamente.
7. Transcurrido el tiempo indicado, guarda la mezcla en un frasco de vidrio con bastante Canela en polvo a modo de conservante.
8. Pon un poco de la mezcla sobre carbones calientes cuando lo necesites.

Óleo lunar

Día de la semana: Lunes
Colores: Blanco, plateado, violeta
Minerales: Piedra luna, selenita, cuarzo blanco, cuarzo cristal, concha de molusco abulón, perla
Fase lunar: Luna llena

Este óleo es ideal para untar velas en rituales lunares o para armonizar con las energías de la luna antes de un ritual. También puedes usarlo para untar talismanes o cristales dedicados a la luna. Advertencia: No ingerir. Luego de manipularlo, evitar el contacto con ojos y otras mucosas y lavarse bien las manos.

Ingredientes

- Un Lirio blanco, fresco o seco
- Un Lirio rosa, fresco o seco
- Una Rosa blanca, fresca o seca
- Tres hojas de Artemisa seca
- Una flor seca de Brugmansia (cuidado, es tóxica)
- Tres hojas de Eucalipto
- Aceite de Coco orgánico
- Un mineral de la lista de correspondencias (de preferencia piedra luna, cuarzo cristal o selenita)
- Un frasco de vidrio de boca ancha, con tapa de metal o vidrio

Paso a paso

1. Prepara el óleo durante la noche del plenilunio (luna llena).
2. Limpia energéticamente el cuarzo cristal o mineral elegido y sumérgelo en agua dentro de una copa o cuenco de vidrio. Colócalo bajo la luna durante un par de horas, permitiendo que sus rayos lo carguen de energía.
3. Extiende las plantas (Lirios, Rosa, Artemisa, Brugmansia y Eucalipto) en una cesta o sobre una tela. Colócalas también bajo los rayos lunares y déjalas ahí por un par de horas.
4. Coloca el aceite de Coco a baño maría para fluidificarlo.
5. Retira el mineral del agua y colócalo en el frasco donde guardarás el óleo.
6. Trocea los Lirios y añádelos al frasco.

7. Machaca la flor de Brugmansia con un poco de aceite y añádela al frasco.
8. Machaca también la Rosa blanca con un poco de aceite e incorpórala.
9. Machaca el resto de las hierbas (Artemisa y Eucalipto) y añádelas al frasco.
10. Mezcla bien todos los ingredientes.
11. Añade aceite de Coco hasta cubrir completamente la materia vegetal.
12. Coloca el frasco bajo la luna durante el resto de la noche; luego, guárdalo en un lugar oscuro antes de que salga el sol.
13. Deja macerar el óleo durante tres ciclos lunares, exponiéndolo a la luz para potenciar su poder.
14. Al finalizar este ciclo, si lo deseas, puedes filtrarlo.

Uso

- Utilízalo solo de noche, de forma externa.

Óleo mágico de los elementos

Día de la semana: Cualquiera
Colores: Amarillo (aire), verde (tierra), azul (agua), rojo (fuego), violeta (éter)
Minerales: Jaspe rojo (fuego), piedra imán (tierra), amatista (aire), aguamarina (agua), cuarzo rutilado (éter)
Fase lunar: Luna llena

Este óleo está diseñado para consagrar talismanes, potenciar hechizos o armonizar con la energía de los cuatro elementos. Se puede usar en rituales elementales o para equilibrar las energías de los elementos dentro de nuestro ser, aplicando una pequeña cantidad en las muñecas, pies, frente y pecho.

Ingredientes

- Un frasco de vidrio con tapa hermética
- Aceite de oliva
- Cascarilla
- Una vela blanca, una azul, una roja, una verde y una amarilla
- Un puñado de Romero seco
- Un puñado de Lavanda seca
- Varias raíces de Vetiver
- Un puñado de Artemisa seca

- Un cuarzo cristal en forma de pirámide (pequeño y energéticamente limpio)
- Cuatro platitos hondos de cerámica, vidrio o barro

Paso a paso

1. Fabrica este óleo en una noche de plenilunio. Sahúma todos los ingredientes con incienso y prepara el espacio en tu altar.
2. Recita la siguiente invocación mientras te concentras en los cuatro elementos:

Invoco los poderes del Aire desde el Este,
comandados por Paralda, dama de brillante capa.
Invoco los poderes del Fuego desde el Sur,
comandados por Djinn, sabio juez de ojos circón.
Invoco los poderes del Agua desde el Oeste,
comandados por Nixsa, reina enjoyada.
Invoco los poderes de la Tierra desde el Norte,
comandados por Ghob, rey de los tesoros ocultos.
Las invoco, fuerzas de poder ancestral,
quienes se han levantado firmes desde el inicio de los tiempos.
Vengan a este ritual, derramen sobre estas plantas
y sobre mí sus bendiciones,
Para que esta obra sea producto de la más bella obra.
Que sus manos sean las mías, yo escucho su canción.
Los saludo, que así sea.

3. Respira profundamente e internaliza en tu ser la presencia de los cuatro elementos. Luego, inicia el trabajo.
4. Separa una cucharada de cada planta en un plato o cuenco; reserva.
5. En el mortero, coloca primero el Vetiver. Tómate un momento para conectar con la planta y recita:

Tierra bendita, ven a mí,
ven con tu poder radiante.
A través de Vetiver,
que la bendición de la Tierra sea derramada

sobre este óleo de poder.
Que así sea.

6. Machaca el Vetiver junto a una cucharadita de aceite de Oliva. Mientras machacas, conecta con la energía vibrante de la Tierra. Cuando termines, añade una cucharada grande de aceite y coloca la mezcla en uno de los platitos.
7. Limpia el mortero con una toalla de papel y colócalo en el altar.
8. Coloca ahora el Romero en el mortero. Tómate un momento para conectar con la planta y recita:

Fuego bendito, ven a mí,
ven con tu poder radiante.
A través de Rosmarinus,
que la bendición del fuego sea derramada
sobre este óleo de poder.
Que así sea.

9. Machaca el Romero junto a una cucharadita de aceite de oliva. Conecta con la energía del Fuego mientras lo haces. Luego mezcla con una cucharada grande de aceite y deposita la mezcla en otro platito.
10. Limpia el mortero y colócalo en el altar.
11. Coloca la Artemisa en el mortero y recita:

Agua bendita, ven a mí,
ven con tu poder radiante.
A través de Artemisia,
que la bendición del Agua sea derramada
sobre este óleo de poder.
Que así sea.

12. Machaca la Artemisa junto a una cucharadita de aceite de Oliva, conectando con la energía vibrante del agua. Mezcla con una cucharada grande de aceite y colócalo en otro platito.
13. Limpia el mortero con una toalla de papel y colócalo en el altar.
14. Coloca la Lavanda en el mortero y recita:

Aire bendito, ven a mí,
ven con tu poder radiante.
A través de Lavandula,
que la bendición del Aire sea derramada
sobre este óleo de poder.
Que así sea.

15. Machaca la Lavanda junto a una cucharadita de aceite de oliva. Conecta con la energía del Aire mientras lo haces. Luego mezcla con una cucharada grande de aceite y colócalo en otro platito.
16. Limpia el mortero y colócalo en el altar.
17. Rasca un poco de cascarilla y espolvorea una pizca sobre cada platito con las hierbas preparadas. Recita:

Esta cascarilla hecha de huevo representa la vida,
El huevo cósmico del cual partió toda la existencia.
Poderes del Akasha, la quinta esencia esencial,
bendigan con su poder este óleo elemental.
Que así sea.

18. Usa la cascarilla para trazar un pentáculo en el suelo o sobre una bandeja grande. Dibuja en cada vela el símbolo alquímico del elemento correspondiente. Unta las velas con aceite de oliva y resérvalas.
19. Mezcla las hierbas reservadas y quémalas en un carbón encendido. Con esta mezcla, sahúma el pentáculo, las velas y el frasco donde embotellarás el aceite de los cuatro elementos. Recita:

Que por Aire y Fuego este ritual sea bendecido.

20. Deposita cada uno de los aceites preparados en el frasco, mezclando con una cuchara de madera o vara mientras recitas:

Agua, Tierra, Fuego y Aire
se hacen uno, se hacen uno.
Agua, Tierra, Fuego y Aire
danzan alrededor de mí
para derramar su poder sobre este óleo,
Que así sea.

21. Tapa el frasco y colócalo en el centro del pentáculo. Deposita el cuarzo cristal sobre la tapa. Pega las cinco velas en cada punta del pentáculo y enciéndelas en deosil; es decir, en el sentido de las manecillas del reloj. Visualiza los cinco fuegos que se conectan en rayos de luz y, sobre ellos, una pirámide dorada cuya punta superior se conecta con el cosmos.
22. Recita nuevamente:

Agua, Tierra, Fuego y Aire,
Se hacen uno, se hacen uno,
Agua, Tierra, Fuego y Aire
danzan alrededor de mí para derramar su poder sobre este óleo,
Que así sea.

23. Deja que las velas se consuman. Agradece a los poderes de los cinco elementos y, para finalizar el ritual, recita:

Partan en paz cuatro grandes poderes.
Gracias por responder a mi llamado,
gracias por su servicio.
En su partida les pido,
que se lleven con ustedes cualquier energía discordante.
Benditos sean, grandes reyes
Djinn, Nixsa, Paralda y Ghob.
Hacia las cuatro direcciones, retornen, retornen, retornen,
en paz y armonía, que así sea.

24. Coloca un poco de incienso como ofrenda.
25. Al día siguiente, recoge el aceite y deja reposar al menos por 28 días antes de utilizarlo. Para potenciar su fuerza, coloca el aceite destapado bajo la influencia de la luna llena y recógelo con los primeros rayos del sol.

Óleo mágico para el negocio

Día de la semana: Domingo
Colores: Amarillo, dorado
Minerales: Citrino, aventurina, jade, pirita
Fase lunar: Luna creciente

Este aceite es ideal para permitir que fluyan las energías de un negocio, atraer clientes, aumentar las ventas y llenar el espacio con positividad. Se recomienda realizar previamente un baño de limpieza para purificar el negocio y potenciar los efectos del trabajo espiritual de apertura. Este óleo no solo atraerá abundancia a tu negocio, también puedes aplicarlo en muñecas, manos y cuello para conectarte con estas energías al la hora de manifestar un proyecto nuevo.

Ingredientes

- Una rama de Canela
- Miel pura
- Aceite de Girasol
- Una cucharada de semillas de Sésamo blanco
- Flores de *Retama sphaerocarpa* o de Albahaca secas
- Una cucharada de Albahaca seca
- Una cucharada de Menta seca
- Una cucharada de semillas de Coriandro (Cilantro)
- Pétalos de Girasol o Crisantemo amarillo
- Cáscaras secas de Naranja
- Cáscaras secas de Mandarina
- Raíz (o aceite esencial) de Vetiver seca
- Siete velas doradas

Paso a paso

1. Elabora este óleo en luna creciente o llena para aprovechar su energía de expansión y crecimiento.
2. Sahúma todos los ingredientes y el espacio de trabajo con incienso o humo purificador para eliminar energías residuales.
3. En un mortero, coloca cada ingrediente uno por uno, visualizando y pidiendo a las plantas que te ayuden a atraer clientes, ventas, éxito y positivismo a tu negocio. Machaca bien todo hasta obtener una mezcla fina.

4. Deposita esta mezcla en un frasco de vidrio y cúbrela con aceite de Girasol, asegurándote de que la materia vegetal quede completamente sumergida. Si lo deseas, añade unas gotas de aceite esencial de alguna de las plantas de la fórmula para potenciar su efecto.
5. Coloca el frasco tapado sobre una bandeja o en el suelo, y rodea con las siete velas doradas, disponiéndolas en forma de septagrama o estrella de siete puntas. Deja que las velas se consuman por completo, sellando así la energía del aceite.
6. Una vez que las velas se hayan apagado, guarda el aceite y déjalo reposar durante 30 días bajo el sol, envuelto en un paño de algodón.
7. Después de este periodo, filtra el aceite.

Uso

- Este aceite es ideal para untar velas o veladoras dedicadas a la apertura de un negocio. Se recomienda utilizar veladoras grandes de colores verde, naranja, amarillo, o incluso veladoras de siete colores. Si usas velas de soya, puedes añadirles unas gotas del aceite y establecer tu intención de prosperar en tu negocio.
- Coloca la vela junto a la caja registradora o en un lugar especial de tu negocio, como un altar o punto energético específico.
- También puedes añadir el aceite en saquitos mágicos, botellas mágicas o talismanes para atraer la prosperidad y energía positiva.
- Este óleo no solo atraerá abundancia a tu negocio, también puedes aplicarlo en muñecas, manos y cuello para conectarte con estas energías a la hora de manifestar un proyecto nuevo.

Perfume de sanación emocional

Día de la semana: Lunes
Colores: Azul
Minerales: Piedra luna, larimar, perla, cuarzo lechoso, cuarzo cristal, cuarzo rosa
Fase lunar: Luna llena

Este perfume es ideal para abrir el corazón, sanar heridas emocionales y fomentar el amor propio. También ayuda a aliviar preocupaciones y angustia, y puede ser útil para apoyar procesos terapéuticos.

Ingredientes

- Una vaina de Vainilla o extracto natural de Vainilla
- Hojas de Cedrón frescas o secas
- Una flor de Brugmansia o de Pasiflora
- Un puñado de flores de Manzanilla frescas o secas
- Una pizca de corteza de Sauce blanco
- Agua de Rosas
- Un mineral de la lista de correspondencias
- Una vela azul
- Alcohol de 70 °
- Una pizca de azúcar rubia
- Frasco de vidrio con tapa

Paso a paso

1. Prepara el perfume un lunes, al atardecer, bajo el abrazo de la noche.
2. Sahúma todos los elementos para despejar energías residuales.
3. Coloca en el frasco de vidrio todos los ingredientes bien machacados, conectando con tu intención.
4. Rellena el frasco hasta cubrir la materia vegetal con 40 % de agua de Rosas, 5 % de extracto de Vainilla (si usaste extracto, en vez de la vaina) y completa con alcohol.
5. Coloca el mineral elegido sobre la tapa del frasco.
6. Enciende la vela azul y mantenla prendida hasta que se consuma completamente.
7. Guarda el frasco en un sitio fresco y seco durante 15 días.
8. Después de este tiempo, abre el frasco y deja que repose bajo el influjo de la luna llena durante un par de horas.
9. Deja reposar el perfume durante 28 días más.
10. Pasado este tiempo, cuélalo y transfiérelo a un frasco con rociador. De preferencia, diluye el perfume con un 10 % de agua destilada.
11. Si el aroma es muy fuerte o la presencia de alcohol es excesiva, añade más agua destilada hasta alcanzar la intensidad deseada.
12. Usa el perfume cuando lo necesites, aplicándolo sobre pecho, manos, pies, espalda y sienes.

Perfume energético para los estudios

Día de la semana: Miércoles
Colores: Violeta, índigo, azul
Minerales: Sodalita, amatista, citrino, azurita, fluorita, cuarzo rutilado
Fase lunar: Luna llena

Este perfume energético está diseñado para mejorar la capacidad de aprendizaje, concentración y la claridad mental en los estudios. Ayuda a aliviar el estrés, el embotamiento mental y el nerviosismo, proporcionando claridad durante los exámenes y momentos intensos de estudio. También sirve como una herramienta para liberar el estrés y la ansiedad durante períodos de presión mental.

Ingredientes

- Tres puñados de Romero fresco o seco
- Un trozo de raíz (o aceite esencial) de Vetiver
- Un puñado de Hierba limón, fresca o seca
- Un trozo pequeño de Canela
- Un trozo de Mirística o Nuez moscada
- Una flor de Pasionaria o extracto de Pasiflora
- Una botella de vidrio con tapa metálica
- Alcohol de 70 °
- Un mineral de tu elección (que quepa dentro de la botella; consulta las correspondencias para los minerales ideales)
- Una vela amarilla
- Aceite de Menta

Paso a paso

1. Realiza este extracto un miércoles por la mañana, idealmente en alineación con la energía mental del día y la fase lunar de la luna llena, que potencia la claridad y la comprensión.
2. Con una tijera, corta todos los elementos vegetales y colócalos dentro de la botella. Cada planta tiene propiedades que potenciarán la mente, el enfoque y la relajación.
3. Coloca el mineral de tu elección dentro de la botella.
4. Rellena la botella con alcohol de 70 °, cubriendo todos los ingredientes. Esto ayudará a extraer sus esencias y energías. Tapa la botella y agita suavemente para mezclar todo.

5. Unta la vela amarilla con aceite de Menta, visualizando claridad y concentración. Colócala frente a la botella mientras pides en voz alta lo que necesitas: concentración, aprendizaje y éxito en los estudios.
6. Deja que la vela se consuma por completo mientras mantienes tu intención de concentración y claridad mental.
7. Una vez que la vela se haya consumido, tapa la botella y deja reposar el extracto entre 28 y 90 días. Durante este tiempo, el perfume se impregnará con las vibraciones de los elementos utilizados.
8. Después del período de reposo, filtra el extracto y transfiérelo a un frasco con rociador.

Uso

- Rocíalo en la cabeza, cuello, nuca, pecho y espalda antes de estudiar o realizar un examen.
- Respira el perfume profundamente varias veces antes de comenzar tus actividades de estudio, para ayudar a activar tu mente y concentración.
- Si el perfume es muy intenso o el olor del alcohol es demasiado fuerte, puedes diluirlo añadiendo un 10 % de agua destilada.

Perfume mágico afrodisíaco

Día de la semana: Viernes
Colores: Verde, rosa
Minerales: Piedra del sol, cornalina, granate
Fase lunar: Luna llena

Este perfume mágico afrodisíaco está diseñado para elevar el deseo, la libido y la vitalidad, y fomentar el romance sexual. Es ideal para crear un ambiente de atracción y pasión, ya sea para fortalecer la conexión con una pareja o para sintonizarse con la energía sexual personal.

Ingredientes

- Aceite esencial de Ylang-ylang
- Una rama de Canela
- Una raíz de Piri-piri (opcional)
- Un puñado de semillas de Cacao
- Un trozo pequeño de raíz de Jengibre
- Aceite esencial de Bergamota

- ½ cucharadita de Nuez moscada
- ½ cucharadita de Cardamomo
- Tres Rosas rojas frescas
- Tres Rosas rosadas frescas
- Alcohol de 70 °
- Botella de vidrio con tapa

Paso a paso

1. Elige un viernes para preparar el perfume, preferentemente en luna llena. Comienza por purificar todos los ingredientes con sahumerio, para limpiarlos de energías residuales.
2. Tuesta ligeramente las semillas de Cacao y la rama de Canela para potenciar sus propiedades.
3. En un frasco de vidrio, coloca los ingredientes en el siguiente orden: las semillas de Cacao, machacadas; el Piri-piri (si lo utilizas), machacado; el Jengibre y la Canela previamente machacados.
4. Añade las especias y aceites esenciales.
5. Rellena el frasco con alcohol de 70 °, hasta cubrir por completo todos los ingredientes.
6. Deja macerar la mezcla durante 28 días en un lugar oscuro y fresco. Si en este tiempo ocurre el plenilunio, abre el frasco y deja que los rayos de la luna llenen el perfume durante un par de horas.
7. Cierra el frasco después de la exposición lunar y guarda hasta completar el período de maceración.
8. Filtra la mezcla y transfiérela a un frasco con rociador.

Uso

- Antes de un encuentro amoroso, diluye el perfume con 10 % de agua destilada y rocíalo en tu cuerpo y en la cama.
- Como aceite para masajes eróticos, prepara la fórmula utilizando aceite de Coco en lugar de alcohol. Cocina la mezcla a baño maría durante 2 o 3 horas y deja reposar durante 28 días.
- También puedes usarlo para potenciar la atracción y conexión sexual, tanto para fortalecer vínculos con una pareja como para sintonizarte con tu propia energía sexual.

Perfume mágico antienvidia

Día de la semana: Martes
Color: Rojo
Minerales: Jaspe de Madagascar, cornalina, ojo de tigre, topacio
Fase lunar: Luna llena

Este perfume mágico está diseñado para proteger y purificar tu energía contra la envidia y las malas vibras. Ideal para usar cuando te expongas públicamente o cuando interactúes con otras personas, especialmente si sientes que hay energías negativas o de celos a tu alrededor.

Ingredientes

- Un atado de Albahaca fresca o seca (mejor fresca)
- Un puñado de Clavos de olor
- Un mineral de la lista de correspondencias
- Una cucharada de leche de vaca
- Una vela roja
- Aceite de Clavo o Albahaca
- Un frasco de vidrio con tapa
- Sahumerio o incienso de Clavo, Salvia blanca o Albahaca
- Alcohol de 70 °

Paso a paso

1. Usa el sahumerio o incienso de Clavo, Salvia blanca o Albahaca para limpiar las energías residuales de los ingredientes.
2. Machaca la Albahaca y los Clavos de olor y colócalos en el frasco de vidrio. Agrega el mineral correspondiente que elegiste.
3. Vierte la cucharada de leche en el frasco y luego llena con alcohol de 70 ° hasta cubrir los ingredientes.
4. Tapa el frasco y agítalo bien mientras visualizas cómo dentro se crea en su interior una energía roja de protección que te envuelve. Repite en voz alta tres veces el siguiente decreto:

Ni la envidia, ni los celos, ni el mal de ojo llegan a mí,
porque Clavo y Albahaca me protegen de todo.
Ningún mal pensamiento u obra puede alcanzarme.
Gracias, sagradas plantas, por su bendición. Hecho está.

5. Unta la vela con aceite de Clavo o Albahaca, y colócala sobre la tapa del frasco o en un platito.
6. Enciende la vela y deja que se consuma completamente.
7. Después de que la vela se haya consumido, guarda el frasco en un lugar oscuro y fresco para que macere durante 28 días.

Uso

- Una vez transcurrido el tiempo de maceración, cuela la mezcla y coloca el perfume en un frasco atomizador. Llévalo contigo y úsalo siempre que necesites protección contra la envidia, los celos o las malas vibras. Puedes rociarlo en tu cuerpo o a tu alrededor para limpiar y proteger tu energía.

Perfume mágico de la alegría

Día de la semana: Domingo
Colores: Amarillo, naranja, rosa
Minerales: Citrino, lapizlázuli, piedra del sol, topacio
Fase lunar: Luna creciente

Este perfume está destinado a tratar la fatiga, la depresión, la tristeza, la apatía y el desánimo. Estimula el sistema inmune, eleva la vitalidad y fomenta la alegría, la creatividad, el entusiasmo y las ganas de vivir. Ideal para aquellos momentos en los que necesitas un impulso de energía positiva.

Ingredientes

- Cáscaras frescas de Mandarina
- Cáscaras frescas de Naranja
- Cáscaras frescas de Pomelo (toronja)
- Cáscaras frescas de Limón
- Pétalos de un Girasol
- Alcohol de farmacia de 70 °
- Un frasco de vidrio con tapa metálica
- Una rama de Canela

Paso a paso

1. En una sartén a fuego medio, coloca la rama de Canela y tuéstala ligeramente para liberar su fragancia. Luego, machácala un poco y colócala en el frasco.

2. Con una tijera, corta trozos pequeños de las cáscaras de Mandarina, Naranja, Pomelo y Limón. Machácalas ligeramente para liberar más aroma; agrégalas al frasco.
3. Añade los pétalos de Girasol, los cuales aportarán la vibrante energía positiva de esta flor.
4. Rellena el frasco con alcohol de 70 ° hasta cubrir completamente los ingredientes.
5. Cierra bien el frasco con la tapa metálica y envuélvelo en una tela.
6. Coloca el frasco en un lugar donde reciba la luz directa del sol, como una azotea, terraza o ventana, durante 40 días. Durante este tiempo, la fuerza calorífica del sol potenciará la virtud de este perfume.

Uso

- Aplica unas gotas, directamente o con rociador, en tus manos, pies, cabeza, pecho y estómago, visualizando como tu energía se despeja y la fuerza estimulante de las plantas activa tu vitalidad. Úsalo cuantas veces lo necesites.

Perfume mágico de la armonía

Día de la semana: Viernes
Colores: Verde, rosa
Minerales: Jade, piedra luna, rodonita, amazonita, selenita, ágata
Fase lunar: Luna llena

Este perfume está diseñado para armonizar un espacio o promover el cariño, el afecto y la compasión hacia uno mismo y hacia los demás.

Ingredientes

- Aceite esencial de Geranio rosa
- Hojas y flores frescas o secas de Geranio rosa (*Pelargonium*)
- Cáscara de un Limón o Lima
- Un puñado (o aceite esencial) de Melisa
- Una rama pequeña de Canela
- Miel pura
- Unas cuantas hojas de Inca muña o Menta
- Aceite esencial de Nerolí o de Madreselva
- Frasco de vidrio con tapa

- Un mineral de la lista de correspondencias
- Alcohol de 70 °
- Una vela rosada o verde

Paso a paso

1. Sahúma todos los elementos para purificar energías residuales.
2. Deposita en el frasco todos los elementos vegetales bien troceados, enfocándote en la intención.
3. Añade tres o cuatro gotas de cada aceite esencial y una pizca de miel.
4. Cubre toda la materia vegetal con el alcohol y agrega el mineral; enfócate en tu intención y visualiza armonía, cariño y afecto.
5. Tapa el frasco. Si el mineral es muy grande y no cabe, colócalo sobre la tapa del frasco.
6. Usa una aguja o cualquier otra punta afilada para dibujar en el cuerpo de la vela el símbolo planetario de Venus; luego, colócala encima del frasco o en un plato o portavela.
7. Dedica esa luz espiritual a la diosa Venus, al arcángel Haniel o alguna divinidad con la que te resuene conectar para traer a este perfume la fuerza espiritual del amor, el afecto y la armonía.
8. Deja reposar por 28 días; finalmente, filtra el perfume y utilízalo en aerosol para rociarte o asperjar el espacio que desees armonizar.

Perfume mágico para activar la mente

Día de la semana: Miércoles
Color: Amarillo
Minerales: Fluorita, sodalita, citrino, aragonita, cuarzo ahumado
Fase lunar: Luna llena

Este perfume mágico está diseñado para activar la lógica, la inteligencia y el pensamiento racional. También fomenta la inspiración y ayuda a alinear y ordenar las ideas, lo que lo convierte en una excelente herramienta para trabajos mentales e intelectuales de todo tipo (incluso leer, escribir o estudiar) y meditaciones profundas.

Ingredientes

- Un trozo de Jengibre fresco
- Un puñado de Menta fresca

- Un puñado de Hierba limón (*Cymbopogon citratus*) fresca
- Cáscara de una Naranja
- Una flor de Pensamiento amarillo
- Una ramita de Abrecaminos (fresca o seca)
- Tres minerales pequeños de tu elección (ver lista de correspondencias de minerales)
- Frasco de vidrio de 300 ml, con tapa
- Alcohol de 70 °
- Agua florida (opcional)
- Una vela amarilla

Paso a paso

1. Prepara este perfume un miércoles, día relacionado con la comunicación, la mente y la racionalidad. También se asocia con la energía de Mercurio, el dios mensajero, lo que puede amplificar la eficacia de este perfume.
2. Antes de comenzar, purifica todos los ingredientes con incienso, visualizando la energía de la mente, la claridad y el enfoque.
3. Trocea a mano o con tijera el Jengibre, la Menta, la Hierba limón, la cáscara de Naranja y la flor de Pensamiento amarillo. Coloca todo en el frasco de vidrio, mientras visualizas tu intención de activar y alinear la mente.
4. Añade los tres minerales de tu elección. Los minerales recomendados (fluorita, sodalita, citrino, etc.) están asociados con la energía mental, la lógica y la claridad.
5. Rellena el frasco con alcohol de 70 ° hasta cubrir los ingredientes. Si lo deseas, puedes agregar un poco de agua florida para reforzar la preparación. Cierra el frasco y agítalo para mezclar bien los ingredientes.
6. Toma la vela amarilla y, con la punta de una aguja, traza sobre ella el símbolo de Mercurio (el dios mensajero, que gobierna la comunicación, el intelecto y los viajes).
7. Enciende la vela mientras pides en voz alta lo que deseas: claridad mental, inspiración y orden en el pensamiento. Coloca la vela cerca del frasco (sobre la tapa, en un plato o en un soporte para velas) y deja que se consuma completamente.

8. Una vez que la vela se haya consumido, guarda el frasco en un lugar oscuro y fresco. Deja macerar durante 40 días, permitiendo que los ingredientes liberen sus energías. Durante este tiempo, el perfume se impregnará con las vibraciones de los minerales y los elementos herbales.
9. Después de los 40 días de maceración, filtra el contenido del frasco y transfiérelo a una botella con rociador.

Uso

- Rocía el perfume, especialmente en la cabeza, el tercer ojo (centro de la frente; ten cuidado de que no caiga en tus ojos) y el cuello.
- Puedes usar este perfume cuando necesites concentración, claridad mental u ordenar y organizar tus ideas.
- También puedes rociar tus minerales asociados con el Aire o aquellos que usas para meditar, para potenciar su conexión con ese elemento y activar la mente.
- Si el perfume tiene un olor muy fuerte a alcohol, dilúyelo añadiendo un 10 % de agua destilada.

Riego limpiacasa

Día de la semana: Domingo
Colores: Amarillo, rojo, blanco
Minerales: Citrino, piedra del sol, cuarzo rutilado, cuarzo ahumado
Fase lunar: Luna llena

Este riego ayuda a expulsar energías negativas, entidades no deseadas y daños espirituales del hogar.

Ingredientes

- Siete Limones
- Un puñado de Tabaco natural orgánico
- Siete Pimientas negras machacadas
- Un puñado de sal
- Un atado de *Salvia officinalis* o Salvia blanca
- Un atado de Verbena
- Siete Crisantemos o Claveles rojos

Paso a paso

1. Coloca todos los ingredientes (excepto las flores) troceados y machacados en una olla con 7 u 8 litros de agua.
2. Mientras añades cada uno de los ingredientes, formula tus peticiones.
3. Deja hervir a fuego bajo durante 15 minutos.
4. Apaga el fuego y añade las flores; mezcla bien y deja reposar en la olla tapada por otros 15 minutos.
5. Cuela la mezcla y utiliza el líquido para limpiar el hogar de adentro hacia afuera; comienza por la habitación más interior y avanza hasta la entrada principal.
6. Para mayor efectividad, prepara un ramo bien atado con Verbena, Salvia y Romero. Úsalo para barrer las paredes, muebles, puertas y ventanas, de adentro hacia afuera.
7. Al finalizar, sahúma el espacio con plantas de limpieza como Romero, Verbena, Salvia, Copal, Agrimonia o Ruda.

Sahumerio ancestral de destierro

Día de la semana: Martes
Color: Rojo
Minerales: Obsidiana, cianita, cuarzo turmalinado
Fase lunar: Luna menguante, luna nueva

Este sahumerio es ideal para fumigar espacios y personas, ya que proporciona una limpieza energética profunda y favorece la expulsión de entidades negativas y vibraciones densas. Es especialmente eficaz contra espíritus maléficos y parásitos astrales.

Ingredientes

- Una rama de Canela cassia (*Cinnamomum cassia*)
- Un puñado de Tabaco orgánico natural
- Un puñado de Ajenjo seco
- Un puñado de Romero seco
- Un puñado de cáscaras de Ajo
- Una cucharada de polvo de madera de Ébano o de Pino
- Una pizca de azufre
- Una vela blanca o roja

Paso a paso

1. Sahúma todos los ingredientes para despejar energías negativas.
2. Machaca todos los ingredientes (excepto el azufre) en un mortero. Mientras lo haces, conecta con tu intención, verbalizándola.
3. Coloca la mezcla en un plato hondo.
4. Añade una pizca muy pequeña de azufre (con cuidado, ya que es tóxico).
5. Integra bien los ingredientes.
6. Coloca uno de los minerales de la lista de correspondencias sobre la mezcla.
7. Deja reposar la mezcla toda la noche, junto a una vela consagrada para la purificación.
8. Al día siguiente, guarda la mezcla en un frasco de vidrio con tapa.
9. Deja reposar la mezcla al menos tres días antes de usarla.
10. Coloca la mezcla sobre carbones calientes, asegurándote de abrir puertas y ventanas para permitir una adecuada ventilación.

Nota: Dado que el azufre produce un humo tóxico, se recomienda que no haya personas ni animales en la casa mientras se realiza la fumigación. Asegúrate de abrir puertas y ventanas para permitir una adecuada ventilación. Si eres sensible o intolerante al azufre, puedes omitirlo y sustituirlo por más Ajo, el cual contiene azufre natural y servirá muy bien para el proceso de destierro.

Sahumerio limpiador y armonizador de espacios

Día de la semana: Sábado
Colores: Violeta, blanco
Minerales: Obsidiana, turmalina, selenita, cuarzo ahumado
Fase lunar: Luna menguante, luna nueva

Este sahumerio es excelente para despejar y armonizar cualquier espacio, especialmente aquellos que se sienten estancados, pesados o con energía residual.

Ingredientes

- Siete Pimientas blancas
- Flores de Crisantemo blanco o Rosas blancas, secas
- Palo santo en polvo o astillas
- Tres puñados de Romero seco
- Tres puñados de Lavanda seca

- Una cucharada de Olíbano
- Una cucharada de Copal rubio o Benjuí
- Una vela blanca

Paso a paso

1. Para comenzar, machaca cada ingrediente en tu mortero e incorpóralos uno a uno en un cuenco. Mientras lo haces, visualiza rayos blancos y violetas que aportan claridad, purificación y armonización a tu espacio.
2. Enciende la vela blanca y colócala en un plato o portavelas. Dedícala a los espíritus de las plantas para que te ayuden a cumplir tu intención.
3. Una vez la vela se consuma por completo, guarda el sahumerio en un frasco de vidrio. Deja reposar el preparado durante tres o siete días antes de su uso.
4. Para usarlo, coloca una cucharada del sahumerio sobre carbón encendido y pasa el humo por toda la casa, de adentro hacia afuera, asegurándote de recorrer cada rincón.

Sahumerio para la luna llena

Día de la semana: Lunes
Colores: Blanco, plateado
Minerales: Cuarzo cristal, piedra luna, selenita
Fase lunar: Luna llena

Este sahumerio está destinado para quemarse en rituales de luna llena o en tu habitación durante el plenilunio. Ayuda a favorecer la conexión espiritual, la meditación, la sabiduría interna, y afina la intuición. También es excelente para conectar con los sueños.

Ingredientes

- Un puñado de Eucalipto seco
- Un puñado de *Salvia officinalis* seca
- Dos o tres flores blancas: Gardenia, Jazmín, Rosa blanca o Nardo

Paso a paso

1. Machaca todos los ingredientes en tu mortero mientras conectas con las fuerzas sutiles lunares; en su defecto, usa un cordón blanco o violeta para elaborar un atado herbal con las ramitas y flores secas.

2. Quema la mezcla o el atado herbal antes y durante los rituales de luna llena. También puedes utilizar como ofrenda a las divinidades lunares o para bendecir objetos mágicos dedicados a la luna.

Sal de protección

Día de la semana: Martes
Color: Rojo
Minerales: Cornalina, jaspe rojo, turmalina, obsidiana, acerina
Fase lunar: Luna llena

Esta sal se utiliza para proteger contra energías externas nocivas. Se puede colocar en saquitos de protección, en puertas o ventanas, o usar en lecturas o limpiezas, colocando un círculo de esta sal en el plato donde se coloca la vela.

Ingredientes

- Un puñado de pétalos de Rosa roja secos
- Cuatro cucharadas de sal gruesa marina
- Un puñado de pétalos de Clavel rojo secos
- Siete piezas de Anís estrellado
- Colorante vegetal rojo (opcional)
- Un puñado de Ciprés o Pino seco
- Un puñado de Ortiga seca
- Un puñado de Ruda
- Un puñadito de Ajenjo
- Un puñadito de Menta seca

Paso a paso

1. Sahúma todos los elementos con humos purificadores para liberar energías residuales.
2. Machaca todos los elementos en el mortero un día martes.
3. Una vez incorporados, enciende una vela roja y pide protección y resguardo.
4. Guarda en una botella bien sellada y utiliza cuando convenga.
5. Para potenciar la mezcla, puedes añadir aceites esenciales de cualquiera de las plantas mencionadas en la fórmula.

Talismán antirrobo

Día de la semana: Miércoles
Colores: Naranja, rojo
Minerales: Coral rojo, zircón, granate
Fase lunar: Luna llena

Este talismán se utiliza para protección personal: evita robos, estafas y aleja a personas malintencionadas. Actúa como un escudo que te resguarda de malas energías e individuos con intenciones negativas. Puedes utilizarlo para protegerte a ti mismo, a tus bienes materiales (como tu automóvil o negocio) o a otras personas. Este talismán actúa como un escudo que te resguarda de malas energías y personas con intenciones negativas.

Ingredientes

- Un puñado de Clavos de olor
- Un saquito o tela de color rojo o naranja
- Una piedrita o tierra de la calle
- Una vela roja y una vela naranja
- Aceite de Clavo
- Un plumón o marcador de tinta negra
- Incienso de Clavo
- Un mineral antirrobo de los mencionados en la lista de correspondencias (opcional)

Paso a paso

1. Realiza este ritual en miércoles, preferentemente durante la luna llena.
2. Unta las velas con aceite de Clavo.
3. Toma los Clavos de olor y, con mucha fe, pide al espíritu del Clavo que te proteja de estafas, robos, engaños y de los enemigos en la calle. Visualízate protegido de todo peligro.
4. Sopla tres veces los Clavos con aire caliente para energizarlos.
5. Toma el saquito o la tela roja y sahúmalo con incienso de Clavo.
6. Traza un pentagrama o estrella de siete puntas dentro de un círculo, con cuidado y visualizándolo rodeado de luz roja brillante.
7. Coloca los Clavos dentro del saquito, pidiendo protección. Añade la tierra de la calle o la piedrita, pidiendo que te proteja en el camino.

8. Si tienes el granate u otro mineral de protección, úntalo con aceite, sahúmalo con Clavo y pide que te proteja. Añádelo al saco.
9. Cierra bien el saquito, cosiéndolo o atándolo.
10. Enciende las velas roja y naranja en platos o portavelas diferentes, una al lado de la otra. En el espacio entre las dos velas, coloca tu talismán. Deja que las velas se consuman por completo.
11. Una vez que las velas se hayan apagado, toma el talismán y llévalo contigo en el cuello, en el bolso o cuélgalo donde necesites protección.

Sal negra

Día de la semana: Sábado
Colores: Rojo, negro
Mineral: Obsidiana
Fase lunar: Luna negra

Esta sal se utiliza para la purificación, expulsión y protección. Es una herramienta clásica en el repertorio de las brujas, pero mi versión tiene una formulación única, algo diferente de las recetas populares. Su poder se activa levantando un muro de fuego que disuelve cualquier energía negativa. Puedes usarla en ventanas, puertas, entradas principales, en saquitos de protección, en baños de limpieza o en fórmulas de incienso de destierro. También se puede añadir a círculos de sal, especialmente en rituales de limpieza o contrahechizos.

Ingredientes

- Una cucharada de polvo de Rosa roja
- ½ kilo de sal marina gruesa
- Un puñado de Ruda seca
- Un puñado de Tabaco orgánico
- Un puñado de hojas de Ortiga seca
- Un puñado de Anís estrellado
- Siete astillas medianas o grandes de madera de Palo santo, Pino, Pirul, Oyamel, Ciprés o Nogal
- Tintura o aceite de Clavel rojo
- Azufre en polvo
- Un cuenco refractario o una olla de metal mediana o grande

- Dos cucharadas de Canela en polvo
- Una cucharada de semillas de Mostaza negra
- Aceite de Oliva
- Chile en polvo, en hojuelas o deshidratado
- Tres cucharadas de Pimienta negra
- Dos cucharadas de Clavo de olor
- Sangre de grado o de dragón
- Un trozo de obsidiana
- Tela negra de 20 x 20 cm
- Una vela roja o negra
- Sahumador, copalera o plato de barro

Paso a paso

1. Realiza este preparado preferiblemente durante la luna negra, un sábado, si es posible, cuando la luna se encuentre en un signo de fuego.
2. Es fundamental usar un molcajete o un mortero de cerámica o de piedra. Sahúma todos los ingredientes antes de comenzar.
3. Talla en la vela el símbolo planetario de Marte y báñala con aceite de Oliva. Enciéndela.

Fase 1

1. Toma un poco de aceite de Oliva y úntalo con cuidado sobre las astillas de madera. Apílalas en el sahumador o plato de barro.
2. Añade un chorrito de tintura de Clavel y enciende las maderas con la llama de la vela roja. Conéctate con su poder y recita:

Oh espíritu del fuego,
escucha mi llamado,
entre tus llamas ardientes
que destruyen y aniquilan
todo lo que tocan.
Libérame de mis enemigos,
expúlsalos lejos con tu humo implacable,
que tu fuego espiritual
resida en estas maderas,

CAMAEL, DJINN, XÓLOTL.
Que así sea.

3. Traza el pentáculo del elemento fuego en luz roja sobre las llamas. Ofrécele un puñado de Canela en polvo o Tabaco. Deja que se consuma casi por completo. Si el fuego se debilita, añade cuidadosamente un chorrito de tintura de Clavel (cuidado, es altamente inflamable) y un poco más de astillas.
4. Coloca una capa delgada de sal en la base de tu mortero. Cuando las brasas estén bien encendidas, toma las astillas con cuidado y depósitalas en el mortero sobre la sal, asegurándote de que aún haya algo de llama.
5. Añade las semillas de Mostaza negra y machaca hasta triturar bien los carbones. Agrega la Canela en polvo y continúa moliendo hasta obtener una mezcla lo más refinada posible.

Fase 2

1. Coloca en el cuenco el resto de la sal marina y esparce la tintura de Clavel sobre ella. Si no tienes tintura de Clavel puedes usar una tintura de Ruda o alcohol etílico, pero es preferible un extracto alcohólico de alguna de las plantas mencionadas.
2. Coloca una toalla o base de madera bajo el cuenco, ya que se calentará con la acción del fuego. Enciende el alcohol con la llama de la vela (ten cuidado con el fuego).
3. Añade un puñado de Canela en polvo y revuelve con cuidado, ya sea con una cuchara o un *athame* (cuchillo ceremonial de la religión wicca). Una vez que el fuego se apague, deja enfriar casi por completo.
4. Divide la sal formando una cruz con el cuchillo o *athame*; deposita en el centro unas gotas de extracto o aceite de Clavel rojo, una pizca de azufre en polvo y otra de Chile seco o en polvo.
5. Mezcla bien y vuelve a dividir la sal en cruz. Agrega la mezcla del mortero y revuelve mientras visualizas llamas incandescentes de color azul. Recita:

Espíritus del fuego, vengan a mí,
A esta sal, han de bendecir,
Espíritus ígneos, fuertes y valientes.

Levántense protectores, celosos,
para librarme de mis enemigos,
visibles e invisibles.
Que así sea.

Fase 3

1. En una sartén sin aceite, tuesta a fuego medio el Anís estrellado, la Pimienta negra y el Clavo de olor. Vigila el fuego para evitar que se quemen.
2. Revuelve constantemente con una paleta de madera, hasta que comiencen a emanar aromas. Retíralos del fuego y agrégalos al cuenco.
3. Añade la Rosa en polvo, luego el Tabaco, la Ortiga y la Ruda. Incorpora todo bien.
4. Deposita siete gotas de Sangre de grado o de dragón (si la tienes en polvo, una cucharadita pequeña será suficiente).
5. Mezcla todo mientras recitas:

Poderes del fuego,
Brillantes genios que crean y destruyen,
Poderes de resguardo, vengan a mí.
Levántense protectores ante mi llamado,
expulsen lejos todo aquello que pueda lastimarme.
Salamandra, Dragón de ocho cuernos, Basilisco y perro negro,
consuman todo aquello que pretenda hacer el mal,
derriben todo obstáculo enviado para perjudicarme.
Que no haya brujería, lazo, pacto, convenio o conjuro,
que no haya mal de ojo, muerto, sombra o enemigo,
que alcance mi hogar.
Porque ustedes, ígneos guerreros,
se hacen presentes, defendiéndome con fiereza.
En el nombre de CAMAEL,
que así sea.

6. Traza el pentáculo de fuego sobre la sal. Procede a moler todo el contenido del cuenco hasta obtener la textura deseada.
7. Coloca la mezcla nuevamente en el cuenco y pasa el trozo de obsidiana por el fuego. Pide a su espíritu que brinde su fuerza a la sal. Deposítala en la mezcla.
8. Cubre todo con la tela negra, coloca encima el *athame* o una vara de un árbol protector (Pirul, Nogal, Ceiba, Roble, Saúco) y pon la vela cerca, para que la sal reciba su fuerza espiritual.
9. Deja reposar la mezcla durante tres días antes de utilizarla o enfrascarla.

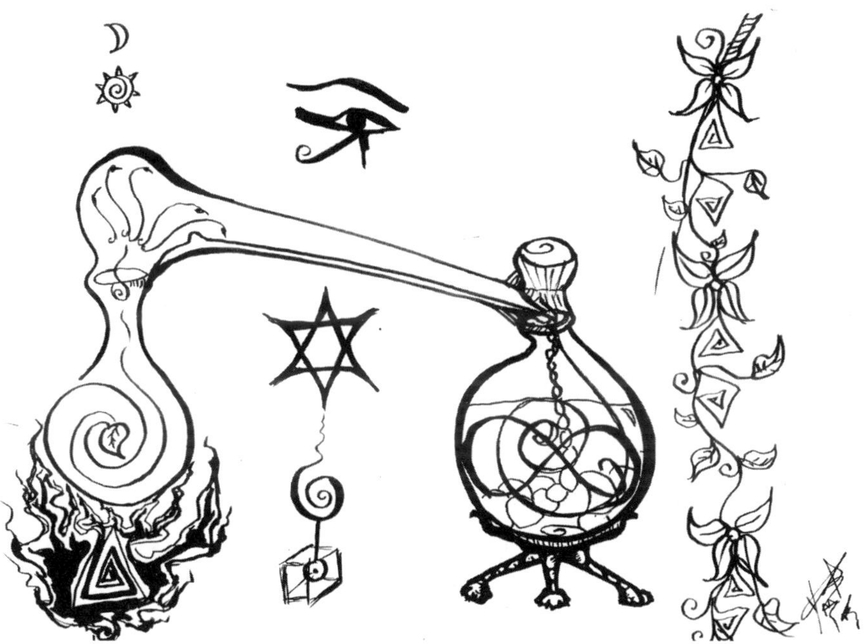

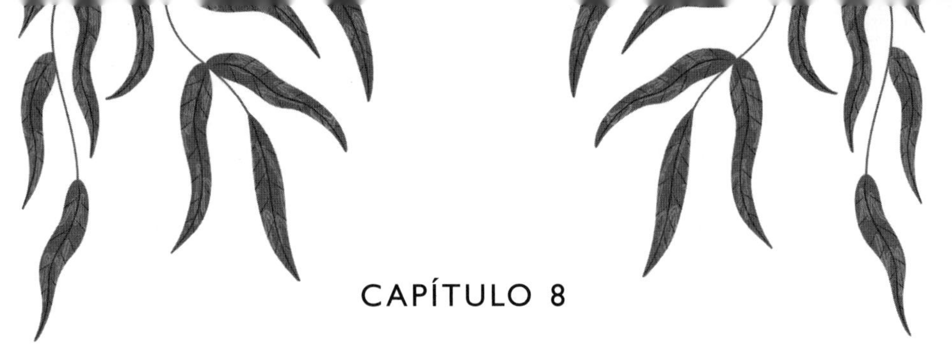

CAPÍTULO 8

Formulario de rituales y hechizos del Sendero Esmeralda

Baño de la buena suerte para Año Nuevo o renovación de ciclos

Día de la semana: Domingo
Colores: Arcoíris
Minerales: Cuarzo rutilado, jade, aventurina
Fase lunar: Luna nueva.

Este baño está diseñado para la evolución, la apertura de nuevos ciclos y la atracción de buena suerte. Es perfecto para el inicio de un nuevo año, ciclo personal, mudanza, emprendimiento o arranque de negocio. Es recomendable realizar un baño de descarga o limpieza previo, para mayor efectividad.

Ingredientes

- Un puñado de flores blancas de cualquier tipo
- Un puñado de flores rojas de cualquier tipo
- Un puñado de flores violetas de cualquier tipo
- Un puñado de flores amarillas de cualquier tipo
- Un puñado de flores naranjas de cualquier tipo
- Un puñado de flores rosadas de cualquier tipo

- Un puñado de flores azules de cualquier tipo (naturales, no con tintes)
- Una vela blanca
- Una vela azul
- Una vela naranja
- Una vela roja
- Una vela violeta
- Una vela rosa
- Una vela amarilla
- Cascarilla
- Canela en polvo
- Un puñado de azúcar rubia
- Agua kananga o florida
- Aceite de Canela
- Un puñado de Arroz blanco crudo
- Un litro de agua de Coco
- Una pizca de sal marina
- Un puñado de Uvas frescas

Paso a paso

1. Coloca una tina o recipiente con 6 o 7 litros de agua al sol y sereno durante tres días consecutivos antes de preparar el baño.
2. Luego de los tres días, cuela el agua y coloca las flores dentro del recipiente con el agua. Mientras mezclas las flores con el agua, pide con fe todo lo que deseas para el nuevo año o ciclo de vida. Deja reposar las flores en el agua por al menos dos horas.
3. Una vez que las flores hayan reposado, añade el agua kananga o florida, el agua de Coco, el Arroz, un poco de cascarilla, un puñado de Canela, las Uvas troceadas con las manos y un puñado de azúcar rubia. Mezcla todo muy bien mientras visualizas lo que deseas atraer para este nuevo ciclo. Si lo estás preparando para otra persona, comunica tus buenos deseos hacia ella.
4. Coloca en un plato o bandeja un poco de Canela en polvo y un puñado de azúcar rubia. Toma cada vela y úntala siete veces, de arriba hacia abajo, con aceite de Canela. Luego, ruédalas en el polvo de azúcar y Canela para que se peguen a la superficie de las velas.

5. Usa la cascarilla para trazar en el suelo un septagrama (estrella de siete puntas), con la punta superior apuntando hacia el Este. Coloca dentro de la estrella el recipiente con el baño, y pon las velas en cada una de sus puntas, en el sentido de las agujas del reloj, empezando con la blanca en la punta superior.
6. Enciende las velas y deja que se consuman durante toda la noche.
7. El 1 de enero en la mañana cuela el líquido y divide el baño en tres porciones. Utiliza cada porción durante tres días consecutivos, empezando el primer día del año. Si lo estás usando para una ocasión diferente del Año Nuevo, utilízalo o aplícalo al espacio durante tres días.

Hechizo para aplacar un corazón rabioso

Día de la semana: Viernes
Color: Rosa
Minerales: Cuarzo cherry, cuarzo rosa, turmalina rosa, rodonita, anyolita
Fase lunar: Luna llena

Este ritual está diseñado para endulzar y apaciguar la ira en una persona, favoreciendo una comunicación más armónica y la resolución de conflictos. Es una ayuda energética para quienes se dejan llevar por la ira y el orgullo, dificultando el entendimiento mutuo.

Ingredientes

- Una cucharadita de Cardamomo molido
- Azúcar rubia
- Miel pura
- Una vela rosada
- Siete Fresas frescas (grandes)
- Un puñado de pétalos de Rosa rosada fresca
- Aceite de Rosas
- Una fotografía de la persona

Paso a paso

1. Realiza el hechizo en viernes, invocando la energía de Venus, diosa del amor y la armonía. Con ayuda de una aguja, escribe en la vela el nombre completo y la fecha de nacimiento de la persona de la que

quieres erradicar la ira. Unta la vela con aceite de rosas y espolvorea con Cardamomo y azúcar.

2. Coloca la vela en un plato y rodéala con los pétalos de Rosa. Distribuye las fresas alrededor de la vela y báñalas con azúcar y miel. Pon la fotografía de la persona debajo del plato.
3. Enciende la vela y concéntrate en la persona, observando su fotografía y proyectando su energía en la llama. Lleva a tu boca un poco de Cardamomo mezclado con miel y saborea.
4. Espolvorea sobre el fuego pétalos secos de Rosa, Cardamomo y azúcar, mientras recitas con voz dulce y pausada:

Dedico este ritual a [nombre completo].
Venus, diosa enjoyada, apacigua su ira.
Venus, señora de la dulzura y el amor,
endulza este corazón lleno de ira.
Que en su pensamiento y corazón reine el amor y la tranquilidad.
Tú, bien amada de voz dulce como la miel,
diosa conciliadora, de radiante belleza,
que [nombre completo] abra su corazón.
Concédeme tu virtud, domadora de bestias,
señora radiante, estrella vespertina.
Venus, Haniel, tu nombre es eco de lo más hermoso que se manifiesta en este mundo.
Bendice con tu soplo de Rosas este ritual.
Sagrado espíritu de la Rosa, que encarnas el amor incondicional,
Sagrada fresa, que traes dulzura y aplacas la ira,
escúchenme.

5. Respira profundamente y agradece. Deja consumir completamente la vela. Los restos del trabajo pueden ofrecerse a la naturaleza: en el borde de un río, al pie de un árbol florido o en un lugar verde y frondoso.
6. Si la ira de la persona es muy intensa, repite el ritual durante tres viernes consecutivos.

Hechizo para un nuevo amor

Día de la semana: Viernes
Colores: Verde, rosa, violeta
Minerales: Cuarzo rosa, piedra luna, rodocrosita
Fase lunar: Luna llena

Para aquellos que desean una pareja nueva. Este hechizo elimina obstáculos y limitaciones interiores para alinearnos a un nuevo amor. ¡Ojo! No hará que un nuevo amor caiga del cielo por obra y gracia del Espíritu Santo, pero ayudará a armonizar tu energía para tal fin. Es posible que después de hacer este hechizo comiences a ser consciente de tus traumas no resueltos, creencias o miedos respecto del amor. Mantén una mente abierta y comprende que este proceso puede ser necesario para alinearte y encontrar un nuevo amor. Quizá una nueva persona llegue a tu vida de la forma más inesperada... ¡Misteriosos son los caminos del espíritu del Manzano!

Ingredientes

- Una Manzana roja
- Un puñado de Rosas rosadas frescas
- Canela en polvo
- Miel de abeja orgánica
- Una vela rosada
- Una hoja de papel y un marcador o plumón fino, de color tinta verde
- Aceite de Canela o Rosa (natural, no artificial)

Paso a paso

1. Realiza este ritual un viernes.
2. Escribe en la hoja de papel tu nombre completo y fecha de nacimiento.
3. Abre la Manzana por la mitad horizontalmente, coloca la hoja de papel doblada entre ambas partes y coloca la Manzana sobre un plato.
4. Vierte por encima bastante miel; luego espolvorea con Canela y finalmente con las rosas.
5. Unta la vela con el aceite de Canela, espolvoréala con Canela y colócala encima a un lado de la Manzana.
6. Enciende la vela y recita:

Oh diosa Venus de cabellera brillante,
reina vespertina, coronada y vestida con esmeraldas,
a tus pies se acuestan los leones salvajes
Libera de mí todos los bloqueos conscientes o subconscientes.
Hazme victorioso en la empresa del amor.
Que llegue a mí la persona ideal,
armónica y perfecta para mi vida.
Tú que eres Haniel y Afrodita, concédeme tu gracia.
Recibe esta ofrenda que te hago a mi nombre.
Escucha mi plegaria, amorosa y grácil madre.
Por el espíritu místico del Manzano, deva del Amor.
Que así sea.

7. Medita al respecto en silencio, observando la llama de la vela. Piensa en las cualidades que te gustaría que tuviera esa persona.
8. Cuando finalices, da las gracias y deja consumir la vela.
9. Al día siguiente, entrega la Manzana en un cauce de río, a los pies de un bonito árbol o en la naturaleza.
10. Para mayor potencia, puedes repetir el ritual durante tres viernes.

Limpia contra hechizos

Día de la semana: Sábado
Colores: Negro, rojo
Minerales: Obsidiana, turmalina, azufre
Fase lunar: Luna negra

Esta limpieza es específica para eliminar daños espirituales y maleficios. Debido a su fuerza, es fundamental que después de realizarla la persona fortalezca su cuerpo energético y físico mediante infusiones de Romero y baños de Romero, leche y pétalos de Rosas de colores durante al menos siete días.

Ingredientes

- Una cucharadita de Verbena seca
- Una cucharadita de Romero seco
- Una cucharadita de Pimienta negra
- Una cucharadita de sal marina gruesa

- Una cucharadita de Albahaca morada (seca o fresca)
- Un trozo de carne de cerdo cruda

Paso a paso

1. Machaca en un mortero la Verbena, la Albahaca, el Romero y la Pimienta negra. Añade la sal gruesa y continúa machacando hasta obtener una mezcla uniforme.
2. Coloca la carne cruda en un plato y cúbrela completamente con la mezcla preparada. Mientras lo haces visualiza lo que deseas desterrar. Respetuosamente, pide permiso al espíritu del animal y agradécele por su servicio en esta limpieza.
3. En el baño, completamente desnudo, pásate la carne por todo el cuerpo seco, incluyendo cabeza, pies, genitales, espalda y plantas de los pies. Si eres diestro usa la mano izquierda; si eres zurdo usa la mano derecha.
4. Al finalizar, arroja la carne por encima del hombro contrario al de la mano con la que realizaste el procedimiento. Luego, procede a bañarte normalmente. Para potenciar el efecto, es recomendable usar un baño de hierbas de limpieza y un jabón de Coco.
5. Sin tocar la carne directamente, recógela con una bolsa negra. Realiza tres nudos en la bolsa para sellarla bien. Llévala a una encrucijada y deséchala sin mirar atrás.
6. Si el maleficio es fuerte, repite la limpia dos veces más, descansando un día entre cada baño.
7. Para potenciar la efectividad del proceso, acompáñalo con baños de hierbas de limpieza y trabajos espirituales con veladoras "rompe-hechizo" o "tumbatrabajo".

Limpia exprés de ambientes con Limón

Día de la semana: Cualquiera
Colores: Blanco, violeta
Minerales: Amatista, azufre
Fase lunar: Luna menguante, luna nueva

Esta es una de las limpias más efectivas para purificar espacios y ambientes de negatividad. Es ideal para el hogar, la oficina o consultorios. También puede utilizarse en habitaciones de hotel o casas de alquiler temporal, para despejar energías residuales de anteriores residentes.

Ingredientes

- Un Limón entero por cada esquina del espacio que deseas limpiar
- Una bolsita de Clavos de olor enteros
- Un cartón o papel craft de 5 x 5 cm por cada Limón
- Un cuchillo con punta muy fina o un pincho de madera (de barbacoas o parrillas)
- Una pizca de azufre (solo si el espacio está muy cargado)

Paso a paso

1. Toma el cuchillo o pincho y haz cinco pequeños agujeros sobre la cara más plana de cada Limón, en forma de pentáculo o estrella de cinco puntas.
2. Inserta en cada agujero un Clavo de olor entero.
3. Si el espacio está muy cargado, dibuja un círculo de azufre en los cartones y coloca dentro el Limón con los Clavos hacia arriba.
4. Establece tu intención sobre cada Limón con tus propias palabras, pidiendo que absorban cualquier energía negativa o incoherente que se halle presente en el ambiente.
5. Visualiza una estrella de fuego de cinco puntas en cada Limón.
6. Coloca cada cartón en una esquina de la habitación con un Limón sobre él; déjalos ahí durante siete días.
7. Pasado este tiempo, recógelos con una bolsa, sin tocarlos directamente con las manos, y deséchalos fuera de la casa.

Interpretación de resultados

- **Normal:** Si el Limón se pone amarillo, es una reacción común. Deséchalo y repite la limpieza dentro de 15 días o un mes.
- **Crítico:** Si el Limón se oscurece y desarrolla moho, ha absorbido una gran cantidad de negatividad. En este caso se recomienda repetir la limpia inmediatamente, hasta que los Limones dejen de ponerse feos.

Limpia para la luna nueva

Día de la semana: Cualquiera
Colores: Negro, blanco
Minerales: Cuarzo ahumado, amatista, turmalina
Fase lunar: Luna nueva

Esta es una limpieza poderosa para purificar, abrir caminos y renovar la energía. Realízala con total intención y apertura para recibir la renovación que la luna negra trae consigo.

Ingredientes

- Siete hojas de Múcura o Anamú (*Petiveria alliacea*); si no se tiene, usar siete dientes de Ajo
- Dos puñados de sal marina
- Agua kananga
- Agua florida
- Dos puñados de Tabaco natural orgánico seco
- Un puñado de flores de Retama (*Retama sphaerocarpa*), Retama de olor (*Spartium junceum*) o Abrecaminos, secas
- Un atado de Ruda fresca

Paso a paso

1. En la noche de la luna negra, hierve la Ruda en unos 4 o 6 litros de agua. Retira del fuego y deja reposar con la olla tapada. Reserva.
2. Usa un mortero para machacar las hojas de Múcura (o los dientes de Ajo), la sal marina, la Retama (o el Abrecaminos) y el Tabaco. Mientras los trituras, pide con fe que la mezcla te limpie y renueve. Agrega un chorrito de agua kananga y otro de agua florida. Mezcla bien y usa de inmediato.
3. En la ducha, frota la mezcla por todo tu cuerpo desnudo. Enjuágate con el agua de Ruda previamente preparada. Si el cocimiento es muy concentrado (olor fuerte y color oscuro), dilúyelo en tres litros adicionales de agua antes de usarlo. Asegúrate de retirar bien la mezcla.
4. Prosigue con tu baño habitual, preferiblemente usando un jabón de Coco, de Destrancadera o Abrecaminos.

Limpia ritual para la envidia

Día de la semana: Martes
Color: Rojo
Minerales: Cornalina, jaspe rojo, crisoprasa, peridoto
Fase lunar: Luna menguante

Este ritual está diseñado para cortar las energías de envidia que puedan estar bloqueando tus caminos materiales y espirituales. La Albahaca es la planta poderosa utilizada en este ritual, pues tiene la capacidad de purificar y abrir caminos.

Ingredientes

- Un atado de Albahaca fresca o seca
- Una taza de leche orgánica de vaca
- Una vela roja
- Aceite de Albahaca

Paso a paso

1. Prepara la limpia en martes. Toma la vela roja y unta sobre ella aceite de Albahaca. Luego, pásate la vela por todo el cuerpo mientras visualizas cómo recoge la energía de la envidia, absorbiéndola. Enciende la vela y deja que arda mientras sigues el proceso.
2. Toma el ramo de Albahaca (fresca o seca) y sahúmalo para limpiarlo energéticamente. Mientras lo haces, pídele con fe que te libere de la envidia y que abra los caminos que están bloqueados por esta energía negativa.
3. A continuación, moja el ramo de Albahaca en la taza de leche orgánica y pásalo por todo tu cuerpo, incluyendo plantas de los pies, axilas, genitales y la corona de la cabeza. Visualiza que toda energía negativa es eliminada de tu aura.
4. Una vez que hayas bañado todo tu cuerpo con la Albahaca y la leche, lanza el ramo mojado por encima tu hombro izquierdo, sin mirarlo. Este gesto simboliza que estás desechando la envidia y liberándote de ella.
5. Toma el ramo usado con una bolsa de papel (sin tocarlo directamente con las manos) y deséchalo preferiblemente lejos de tu hogar.
6. Permite que la vela se consuma completamente mientras visualizas la eliminación de la envidia y la apertura de tus caminos.
7. Después de que se haya consumido la vela puedes bañarte con agua corriente para limpiar cualquier residuo energético.

Limpieza energética uterina

Día de la semana: Lunes
Colores: Violeta, negro, rojo
Minerales: Amatista, obsidiana, cuarzo rosa
Fase lunar: Luna negra

Esta limpieza está diseñada para purificar el útero de energía sexual residual. También es útil en la recuperación después de que este órgano padeció infecciones y desequilibrios. Realízala de preferencia durante la menstruación y/o en luna negra. Hazlo con calma y en un espacio seguro, dedicándote completamente a la limpieza y renovación de tu energía uterina.

Ingredientes

- Un Ajo macho o un diente de Ajo común
- ½ atado de Ruda (preferiblemente con flores), fresca o seca
- Un atado de Llantén, fresco o seco
- Una cucharadita de sal marina
- ½ atado de Romero, fresco o seco
- Una vela roja

Paso a paso

1. En una olla, coloca a fuego bajo el ajo picado junto con las hierbas. Al final, agrega la sal y deja reposar tapado.
2. Vierte el líquido caliente en un cuenco, una olla de barro o una tina donde harás el baño de asiento. Escribe tu nombre completo y fecha de nacimiento en el cuerpo de la vela roja. Al hacerlo establece tu intención de eliminar negatividad, enfermedad y energías residuales. Colócala en un plato, dentro de un círculo de sal marina, y enciéndela.
3. Siéntate sobre el baño de vapor, asegurándote de envolver tu cuerpo con una manta para que el calor no se escape. Respira profundamente y medita en lo que deseas purificar y soltar; visualiza cómo el vapor penetra en tu útero. Al exhalar, enfócate en cómo liberas todo lo dañino y las energías de compañeros pasados en el agua que está debajo de ti. Mantén la práctica durante aproximadamente 15 minutos.
4. No te bañes inmediatamente después. Abrígate bien, cúbrete los pies con calcetines, bebe un té de Romero y descansa. De manera opcional,

puedes introducir gel de Aloe vera bien licuado con una jeringa sin aguja en tu canal vaginal. Deja que actúe durante la noche para potenciar la limpieza y sanar los conductos internos. No es necesario enjuagar; el gel saldrá por acción de la gravedad al día siguiente.

5. Al día siguiente, vierte el agua usada sobre la tierra, preferiblemente en la naturaleza.

Riego de prosperidad para el negocio

Día de la semana: Jueves
Colores: Dorado, amarillo, verde
Minerales: Topacio, pirita, aventurina, citrino, sal marina
Fase lunar: Luna creciente

Este ritual está diseñado para estimular la prosperidad, abrir caminos hacia más clientes y aumentar las ventas en el negocio. Es ideal para atraer afluencia económica, bienestar y fluidez en los negocios.

Ingredientes

- Un atado de Menta fresca
- Un atado de Albahaca fresca
- Tres Naranjas
- Tres cucharadas de Canela en polvo
- Una cerveza o una botella de champaña
- Siete hojas de Laurel enteras
- Un litro de agua de Coco
- Miel de abejas

Paso a paso

1. Haz este baño en la fase de luna creciente, un jueves, el día relacionado con la expansión y la prosperidad.
2. En una olla grande con 5 o 6 litros de agua agrega la Menta, la Albahaca, las Naranjas troceadas y la Canela en polvo. Cocina todo durante 20 minutos a fuego medio, con la olla tapada.
3. Pasado el tiempo de cocción, apaga el fuego y agrega el agua de Coco y la miel. Mezcla bien mientras concentras tu intención de atraer prosperidad, clientes y ventas para tu negocio.

4. Deja reposar la mezcla al sol y al sereno durante un día entero, para que los ingredientes se impregnen de la energía del sol y la luna.
5. Una vez que haya reposado, cuela el líquido y utilízalo para limpiar el negocio, desde la parte trasera hasta la puerta de entrada, es decir, de adentro hacia afuera. Para mejores resultados, realiza un baño de limpieza previo y organiza el espacio, moviendo objetos para estimular el flujo energético.
6. Además, puedes dedicar al negocio una veladora de siete colores bañada en miel para potenciar los efectos del ritual.

Riego purificador para el hogar

Día de la semana: Sábado
Colores: Blanco, negro
Minerales: Ónix, turmalina
Fase lunar: Luna menguante, luna nueva

Este riego es ideal para purificar y despejar el hogar de energías negativas. También puede aplicarse en negocios. Es importante distribuir el líquido en abundancia, barriendo la casa de adentro hacia afuera. Se recomienda realizar el riego una vez al mes (sobre todo si recibes muchas visitas o trabajas con público en casa), o al menos cada tres meses, de preferencia en luna menguante.

Ingredientes

- Un atado de Romero fresco o seco
- Un atado de Ajenjo fresco o seco
- Un atado de Lavanda fresca o seca (o flores de Lavanda)
- Un atado de Abrecaminos fresco o seco
- Un atado de Ruda fresca o seca
- Un atado de Albahaca morada fresca o seca
- Un litro de aguardiente de Caña o vodka
- Una vela roja
- Una vela blanca
- Una vela morada

Paso a paso

1. Pasa un poco de humo sobre las hierbas y, con respeto, pide a cada planta que te ayude en la purificación de tu hogar.
2. Coloca las hierbas en una olla grande, con al menos 5 o 6 litros de agua. Cocina a fuego medio, con la olla bien tapada, durante 30 minutos.
3. Apaga el fuego y deja reposar el líquido hasta que se enfríe un poco.
4. Vierte la infusión en una tina, ponchera o cubeta y agrega el aguardiente. Mezcla bien.
5. Con tus propias palabras, pide a las plantas que limpien y protejan tu hogar, enfocándote en los problemas específicos que sientas en la casa (pesadez, insomnio, envidia, presencia de entes, etc.).
6. Coloca las tres velas alrededor del baño en forma de triángulo: la roja en la punta superior, la blanca al lado derecho y la morada al izquierdo. Enciéndelas y permite que se consuman por completo antes de continuar.
7. Cuela el riego y aplícalo comenzando desde la última habitación (la más interior) de la casa hasta la puerta principal. Derrama el líquido en el suelo mientras barres la energía hacia afuera.
8. Para mayor efectividad, al finalizar sahúma el hogar con hierbas purificadoras como Romero, Verbena, Salvia, Copal, Agrimonia o Ruda.

Ritual de apertura para inicio de mes

Día de la semana: Cualquiera
Color: Arcoíris
Minerales: Cuarzo rutilado, jade, aventurina
Fase lunar: Luna nueva (no limitante)

Este ritual está diseñado para atraer energía positiva, impulso, prosperidad, éxito, abundancia, dinero y amor al hogar o negocio. Lo ideal es realizarlo el primer día del mes o, si prefieres seguir los ciclos lunares, cada luna nueva. Para potenciarlo es recomendable hacer previamente un baño de limpieza.

Ingredientes

- Una veladora de siete colores
- Una rama de Canela
- Aceite de Albahaca

- Varios atados de Albahaca fresca
- Canela en polvo
- Pétalos frescos de flores de colores varios
- Un puñado de Maíz seco
- Plato hondo mediano

Paso a paso

1. Comienza preparando la veladora, dibujando una estrella de seis puntas en su cuerpo con una aguja o punta. Úntala con aceite de Albahaca y espolvorea Canela en polvo por encima, hasta cubrirla completamente. Si la veladora está dentro de un contenedor de vidrio, dibuja el símbolo de la estrella con pintura o marcador sobre la superficie, y coloca en la parte superior un chorrito de aceite y luego la Canela.
2. Coloca en un plato hondo las hojas de Albahaca, un puñado de pétalos frescos de flores de colores variados y Maíz seco; espolvorea Canela encima. Coloca la veladora en el centro de esta mezcla.
3. En una olla con 6 o 7 litros de agua, coloca la rama de Canela y las hojas de Albahaca. Cocina a fuego bajo durante 15 minutos, con la olla tapada. Luego, apaga el fuego y deja reposar. Cuando el agua esté tibia, añade los pétalos de flores restantes y revuelve bien. Deja enfriar completamente.
4. Coloca las manos sobre el baño y recita con fe lo siguiente:

Albahaca poderosa, trae a mi hogar [o negocio] amor,
buena energía y prosperidad.
Te pido humildemente que expulses toda la envidia y la negatividad.
Que en esta casa [o negocio] abunde el dinero, el amor y la armonía.
Canela poderosa, trae a mi hogar [o negocio] tus bendiciones multiplicadas.
Dinero, abundancia, buena fortuna, salud y amor.
Apertura de caminos, evolución material y espiritual.
En el nombre de la Gran Madre y el Gran Padre,
por el poder del agua, la tierra, el fuego y el aire,
del cielo, de la tierra y del mar.
Hecho está.

5. Cuela el preparado y usa el líquido para limpiar la casa o negocio completamente, incluyendo puertas y ventanas.
6. Una vez que hayas terminado la limpieza, enciende la veladora de siete colores y recita lo siguiente:

Por el poder de siete veces siete,
siete son los rayos que traen la buena voluntad divina,
que esta veladora transmute todo mal y atraiga el caudal de bendiciones a mi casa [o negocio].
Por el poder de los siete rayos divinos,
Evolución material y espiritual, Éxito, Amor, Salud, Prosperidad, Armonía, Paz.
Que así sea.

7. Deja que la veladora se consuma completamente. Ese día escucha música con frecuencias positivas y alegres. También puedes encender un incienso con aromas florales o especiados para estimular la energía positiva en el ambiente.

Ritual del dinero

Día de la semana: Jueves
Colores: Amarillo, verde
Minerales: Jade, pirita, piedra imán, peridoto, calcita verde
Fase lunar: Luna

Este ritual es excelente para abrir los caminos económicos y del trabajo. Solicita el favor del Sésamo, que es un agente de multiplicación. Es ideal para pedir más clientes o ventas si trabajas con público. Por otro lado, es preciso acompañarlo con esfuerzo personal para generar oportunidades y que los recursos lleguen; por ejemplo, dar una charla, publicar un video o hacer un anuncio. También se recomienda hacer una limpieza del espacio antes o después de realizar el ritual, y hacer decretos de prosperidad durante trece días.

Ingredientes

- Un saquito de color verde o dorado
- Tres velas doradas
- Una cucharada de Albahaca seca
- Tres hojitas de Vaporub o Atamel (*Plectranthus tomentosa*)

- Una cucharada de semillas de Coriandro (Cilantro)
- Una cucharada de Menta seca
- Ramitas de Canela o Canela en polvo
- Una hoja de Laurel entera, fresca o seca
- Una cucharadita de Lentejas
- Una cucharadita de Maíz
- Una cucharadita de semillas de Sésamo (Ajonjolí)
- Incienso de Canela
- Aceite esencial o artesanal de Menta o Canela
- Una pirita pequeña
- Una moneda y un billete de cualquier denominación

Paso a paso

1. En una de las caras de la hoja de Laurel, escribe tu nombre completo y fecha de nacimiento, o el nombre de tu proyecto o negocio. En la otra cara escribe la frase o palabra que represente tu petición; también puedes usar una runa o sigilo. Reserva la hoja de Laurel para el ritual.
2. Rellena el saquito con todos los ingredientes (excepto la hoja de Laurel, el aceite y los elementos para el incienso), mientras visualizas dinero, clientes y oportunidades llegando hacia ti en abundancia y de forma armoniosa. Hazlo con gratitud y alegría.
3. Agrega al saquito unas gotas del aceite esencial de Menta o Canela, visualizando cómo el dinero llega a ti.
4. Toma la hoja de Laurel y recita en voz alta:

El dinero llega a mí
multiplicado y bendecido.
Por la gracia de Abundia, diosa de la abundancia,
que estas plantas y minerales poderosos
escuchen mi plegaria y me ayuden en este propósito.
Solicito a los poderes que derraman abundancia económica
que abran mis caminos y limpien todo obstáculo
material o espiritual, interno o externo.
Doy gracias.
Declaro hoy ante el universo que soy merecedor

de prosperidad económica y estabilidad material.
Doy la bienvenida con alegría y gratitud a la energía del dinero en mi vida
que fluye hacia mí en caudales infinitos
sin esfuerzo y en abundancia.

5. Luego, repite lo siguiente tres veces:

Espíritu del Laurel,
genio que cumple deseos,
portador del éxito,
bendice mi obra espiritual con tu fuego solar.
Que las semillas me bendigan con el poder de la multiplicación,
fertilidad que se expande desde el corazón de Gaia.
Que estas hierbas de agradables aromas
atraigan buenas oportunidades de expansión económica
y bendigan el trabajo y dinero de mis manos
Gracias, espíritus vegetales, por sus bendiciones
Que así sea.

6. Quema la hoja de Laurel, pasando el saquito por el humo para que se impregne con su energía. Asegúrate de que un poco de humo entre en el saquito.
7. Echa las cenizas frías de la hoja en el saquito y átalo con tres o siete nudos.
8. Unta las tres velas doradas con el aceite de Menta o Canela.
9. Coloca el saquito en el altar y rodéalo con las velas formando un triángulo: la vela roja en la punta, la vela blanca a la derecha y la vela morada a la izquierda, cada una en un plato o soporte distinto.
10. Enciende las velas y deja que se consuman completamente.
11. Al día siguiente, guarda el saquito en tu bolsa o en la caja registradora de tu negocio.

Nota: Este talismán puede guardarse durante tres lunas (tres ciclos de 28 días); luego, debe enterrarse en la tierra o quemarse antes de hacer uno nuevo.

Ritual para limpiar y cortar habladurías

Día de la semana: Miércoles
Colores: Rojo, violeta
Minerales: Amatista, berilo
Fase lunar: Luna menguante

Este ritual está diseñado para cortar, limpiar y transmutar las energías de comentarios y habladurías negativas. Utiliza el poder del Clavo de olor, conocido por su capacidad para neutralizar estas energías.

Ingredientes

- Dos puñados de Clavos de olor
- Carbón para sahumerio
- Romero seco

Paso a paso

1. Machaca el Romero seco junto con los Clavos de olor hasta que se mezclen bien y formen una especie de polvo. Divide la mezcla en dos partes iguales.
2. Enciende el carbón para sahumerio y pon la primera parte de la mezcla encima, para que se queme. Deja que el humo se propague y pásalo por todo tu cuerpo, pidiendo con fe lo siguiente en voz alta:

Clavo poderoso, espíritu ígneo,
silencia todos los pensamientos y palabras emitidas para dañarme
Romero poderoso, espíritu transmutador,
purifica mi energía y protégeme
¡Que esos comentarios malsanos en mi contra
no vuelvan a emitirse jamás!
¡Ni en pensamiento ni en palabra!
Hecho está.

3. Hierve la segunda parte de la mezcla de Clavo y Romero en 4 o 5 litros de agua. Permite que hierva durante unos minutos y luego apaga el fuego. Deja reposar y enfriar ligeramente.

4. Durante tres días consecutivos, báñate con esta agua, repitiendo la oración antes de aplicarla. Asegúrate de cubrir bien todas las partes del cuerpo.
5. Luego de cada baño, enjuágate con agua natural. El agua removerá energías negativas, dándole mayor efectividad a tu ritual.

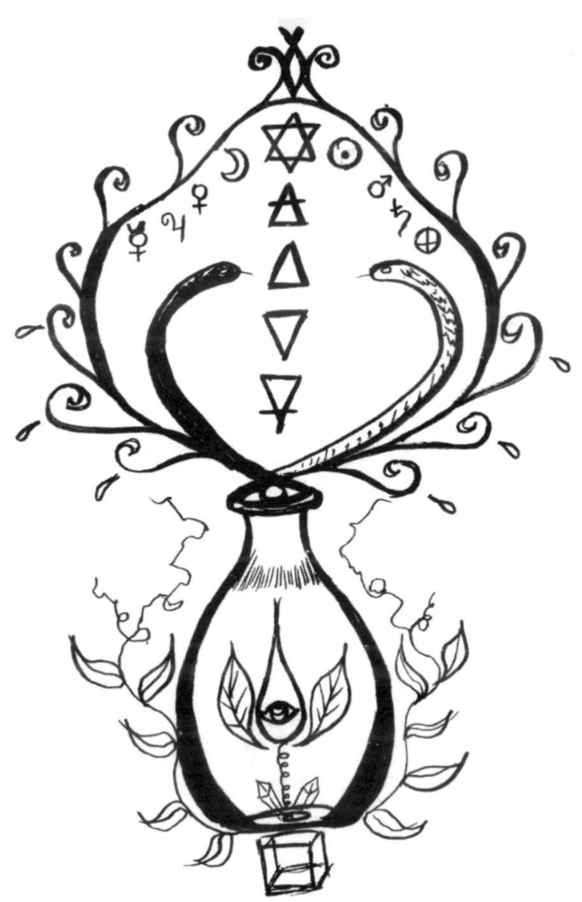

Alquimia vegetal

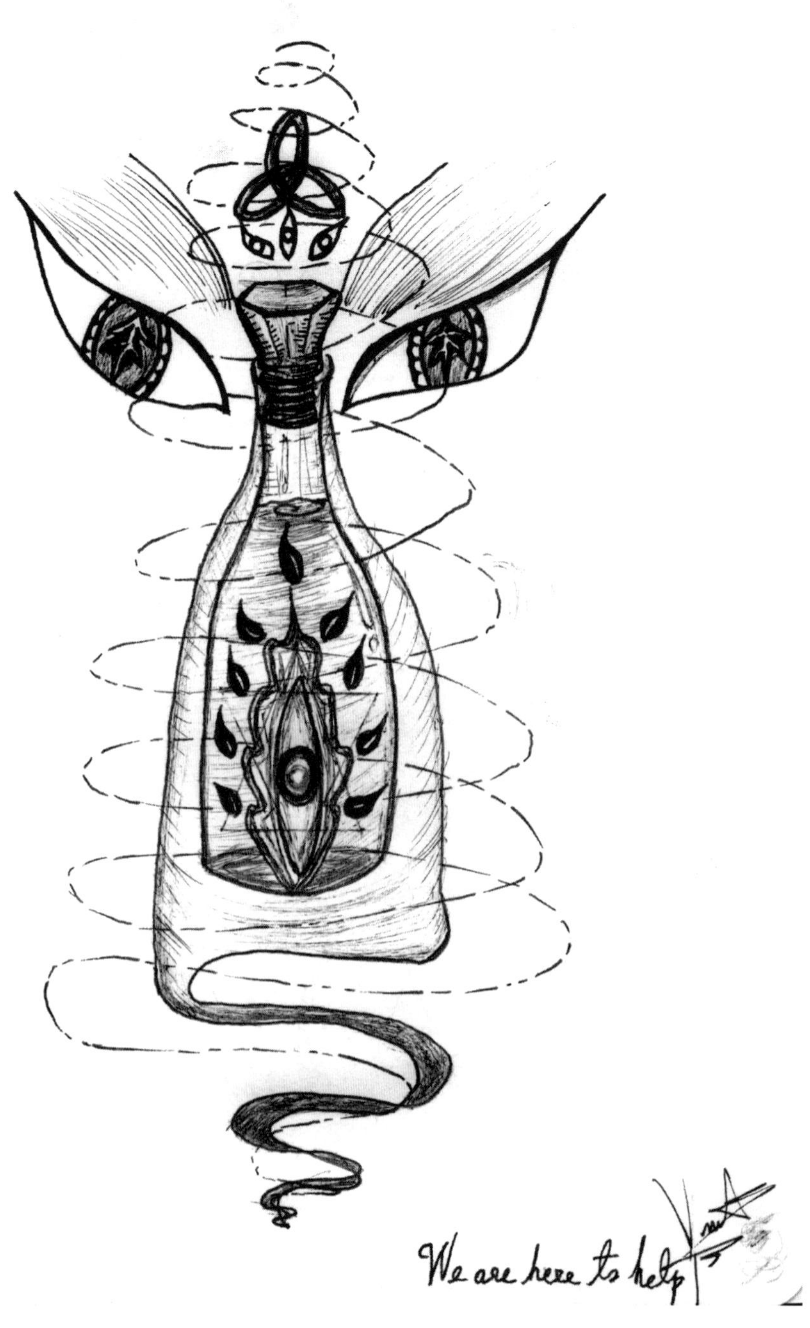

"Estamos aquí para ayudar"

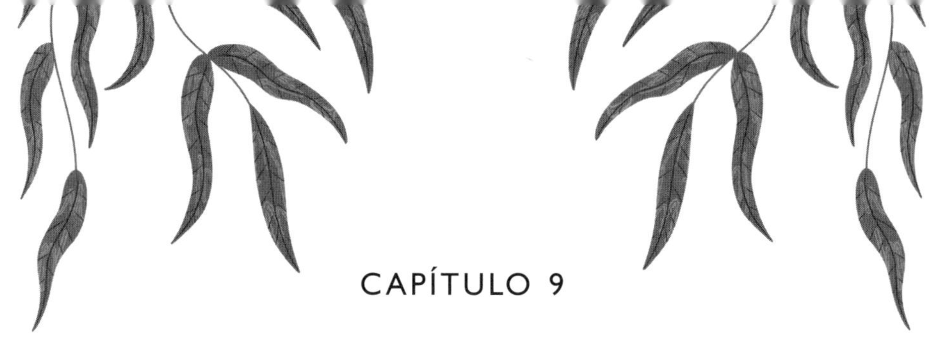

CAPÍTULO 9

Herbarium

A continuación, encontrarás una guía rápida sobre las plantas mencionadas en las fórmulas de este libro, y sus virtudes. Para comprender realmente el propósito de nuestras recetas y rituales, es fundamental conocer las propiedades espirituales de los ingredientes y elementos que utilizamos. Esta guía también te servirá como referencia para la creación de tus propias fórmulas.

La descripción de la mayoría de las virtudes descritas aquí proviene de diversas fuentes, entre ellas mi conocimiento y experiencia personal, basado en experiencia propia, el *lore* y los usos tradicionales en distintas regiones del mundo, y los estudios de autores y autoras, tanto antiguos como contemporáneos, en el campo del herbalismo mágico y medicinal.

¿CÓMO ASEGURAR LA CALIDAD DE MIS HIERBAS?

El sueño de todo herbalista y bruja verde es contar con un terreno o jardín propio donde cultivar sus plantas. Sin duda, esta es la mejor forma de garantizar su calidad, seguida de la recolección silvestre en la naturaleza, como en montañas o bosques. Sin embargo, no siempre tenemos esa posibilidad, por lo que en la mayoría de los casos debemos adquirirlas en tiendas o hierberías.

Soy una persona observadora y detallista. A lo largo de los años he comprado hierbas en diversos tipos de establecimientos: desde los mercados municipales de las montañas del Valle Sagrado en Perú, donde las mamachas exhiben sus plantas sobre telas de vibrantes colores tejidas a mano y extendidas en el suelo, hasta los pequeños puestos o "cuevas" de las hierberas de Catia, en Caracas, Venezuela. También he recorrido famosísimos mercados esotéricos como el de Sonora, en Ciudad de México, y Gamarra en Lima, Perú, ambos lugares caóticos y exóticos, con tiendas tan fascinantes en variedad como abrumadoras en intensidad energética, y los elegantes apotecarios de ciertas ciudades que aún conservan su arquitectura colonial.

A través de estas experiencias en distintos países de Latinoamérica he desarrollado ciertos parámetros que me han sido de gran utilidad al comprar hierbas. Hoy los comparto contigo, convencida de que te serán especialmente útiles si estás comenzando en este camino.

1. Aspecto de las hierbas

Evita comprar hierbas frescas que luzcan descuidadas, mustias o tengan un olor desagradable debido a la putrefacción. También descarta aquellas con manchas sospechosas o, peor aún, signos de hongos. En el caso de las hierbas secas, revisa que los paquetes estén en buen estado, sin rupturas ni señales de antigüedad excesiva. Siempre que sea posible, verifica la fecha de envasado en la etiqueta: lo ideal es que no tengan más de un año.

En ocasiones me he encontrado con vendedores "astutos" que intentan deshacerse de hierbas viejas o incluso enfermas. No permitas que te engañen: sé firme en tu negativa y exige productos en mejor estado.

2. Observa el ambiente de la tienda

Independientemente de si compras hierbas frescas o secas, asegúrate de que el lugar en donde lo haces esté limpio, bien ventilado y libre, en la medida de lo posible, de humedad. En algunas ocasiones me he topado con hierberías que parecen auténticas cuevas: oscuras, húmedas y descuidadas, con un ambiente pesado.

No necesitas que el sitio sea impecable, pero sí que transmita cierto cuidado, tanto físico como energético. Déjate guiar por tu intuición y por esa primera impresión que muchas veces es más acertada de lo que creemos.

3. Explora antes de comprar

En mercados municipales es común encontrar múltiples puestos en la misma sección. En algunas ciudades existen calles dedicadas a la venta de insumos mágicos y espirituales, similares a un "callejón Diagon", donde puedes hallar toda clase de productos, incluidas las hierbas.

Me ha sucedido más de una vez que, por no explorar antes, terminé comprando algo para después descubrir que en otro puesto cercano había una versión más fresca y vigorosa de la misma planta. Así que siempre, pero siempre, recorre todas las tiendas primero y compra después.

¿DÓNDE ENCONTRAR O COMPRAR MIS HIERBAS?

Existen múltiples opciones para adquirir hierbas, desde tiendas especializadas hasta mercados populares y plataformas en línea. Cada una de estas alternativas tiene sus ventajas, dependiendo de lo que busques y de la accesibilidad en tu región.

1. Apotecarios, tiendas naturistas y herboristerías

Son una excelente fuente para encontrar hierbas orgánicas y de procedencia confiable. La mayoría de quienes atienden en estos lugares cuentan con conocimientos tanto sobre los usos como sobre los nombres de las plantas, lo que reduce el riesgo de confusiones (algo que sí puede ocurrir en mercados populares o rurales).

Un buen indicativo de confianza es que la tienda identifique las plantas tanto por su nombre científico como por sus nombres comunes.

2. Mercados populares o municipales

Estos mercados son excelentes para encontrar plantas de la región. Durante mi tiempo en Lima, Perú, aprendí muchísimo sobre la flora amazónica y andina gracias a mis visitas frecuentes al mercado de Gamarra, el mercado esotérico más diverso que he explorado.

En estos lugares quizás no encuentres plantas como cálamo o mandrágora, pero sí algas de lagunas, licopodios, arbustos aromáticos de las montañas andinas o raíces fragantes y lianas traídas del Amazonas.

No sé cómo será en Europa o Norteamérica, pero en casi todos los países latinoamericanos cada ciudad tiene su mercado municipal, y en ellos suele haber al menos una hierbería popular abastecida por productores o recolectores locales. Son también espacios ideales para aprender sobre el uso tradicional de las plantas. Eso sí, te recomiendo complementar tu conocimiento en libros de etnobotánica de la región.

3. Conecta con la flora de tu entorno

Nada mejor que explorar tu propia región e identificar las plantas que crecen en ella. También puedes establecer contacto con productores locales y huertas ecológicas, donde encontrarás una gran variedad de hierbas útiles para tu práctica.

4. Internet: la mejor opción para hierbas raras

No todas las hierbas son fáciles de encontrar en tiendas físicas. He conseguido muchas de mis plantas a través de internet, aunque también trabajo con especies accesibles, como Romero o Laurel, disponibles en supermercados y tiendas de abasto.

Algunas plataformas, como Etsy, ofrecen una increíble variedad de hierbas, incluso aquellas consideradas raras o difíciles de conseguir. Si buscas algo muy específico, internet puede ser tu mejor aliado.

5. Viveros: un paraíso de especies vegetales

Los viveros son espacios maravillosos para encontrar plantas vivas que puedes cultivar en casa. Me encanta visitarlos para surtirme de nuevas especies y, al mismo tiempo, cuidar de ellas y disfrutar de su presencia.

Dependiendo de la región, los viveros pueden ofrecer variedades sorprendentes, e incluso hay algunos especializados en una sola familia vegetal o en especies raras. Si tienes la oportunidad de explorar estos lugares, te aseguro que encontrarás joyas botánicas inesperadas.

HERBARIUM

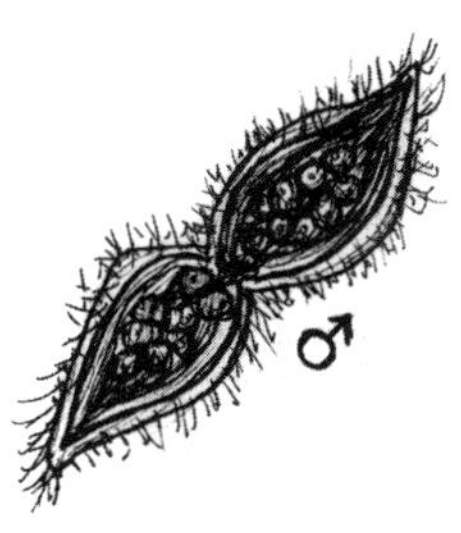

Achiote u Onoto *(Bixa orellana)*
Sus semillas, de un rojo ardiente, se utilizan como símbolo de protección, belleza y seducción. Desde tiempos antiguos, los pueblos amazónicos han extraído de ellas un tinte natural para la pintura corporal. Es una planta ampliamente usada en la gastronomía por su intenso color naranja, su característico aroma y sus propiedades medicinales. Se encuentra fácilmente en mercados, tiendas de especias y mercados donde venden productos a granel.

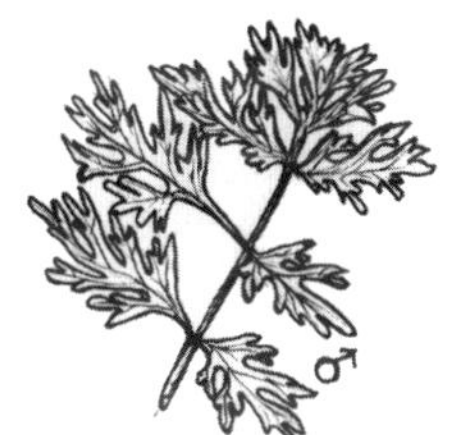

Ajenjo *(Artemisia absinthium)*
Planta amarga, poderosa para la expulsión y el exorcismo. Su energía es extremadamente caliente y repele con gran eficacia las negatividades y entidades malignas. Además, es una aliada protectora por excelencia. Se emplea en la comunicación con los espíritus y en el trabajo con los sueños. Puede encontrarse en hierberías, viveros o a través de internet.

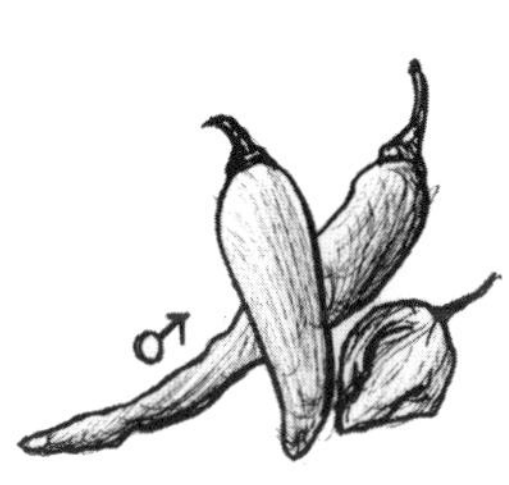

Ají o Chile *(Capsicum spp.)*
El Chile debe usarse con precaución. Si se quema, es importante usarlo en pequeñas cantidades y bien mezclado con otras hierbas, ya que su humo es irritante. Es una planta de gran poder protector energético y de exorcismo, eficaz para remover energías y entidades negativas. También es útil para romper maleficios. Existen muchas variedades de Chile, siendo la Pimienta de Cayena y el Habanero algunas de las más accesibles. Se puede conseguir fácilmente en supermercados, ya que es un ingrediente común en la cocina.

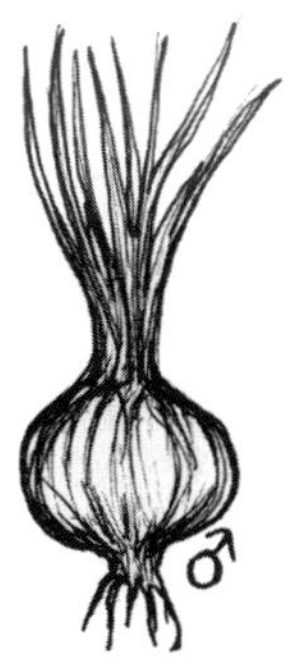

Ajo *(Allium sativum)*
Las cáscaras de Ajo se utilizan comúnmente en fórmulas para la curación, el exorcismo y la protección energética. Los dientes de Ajo se llevan en la cartera o bolso para alejar vampiros energéticos y prevenir el robo de energía. Colocarlo en la cocina o en la billetera ayuda a alejar la pobreza y la escasez. El Ajo es una planta muy común, fácilmente disponible en supermercados y mercados.

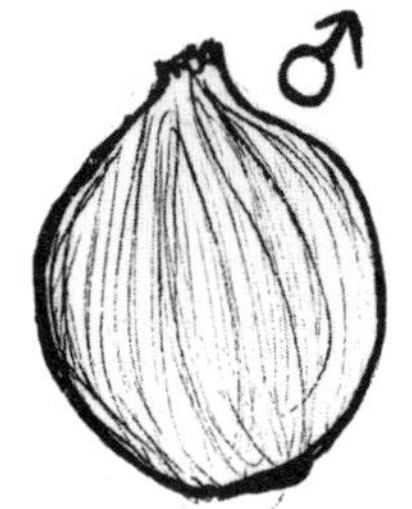

***Ajo macho** (Allium ampeloprasum)*

El Ajo macho es conocido por su capacidad para absorber todo tipo de negatividad, envidia y mal de ojo. Se lleva como un amuleto protector o se coloca bajo la cama de un enfermo para favorecer la curación. Su disponibilidad puede variar según la región, pero es común encontrarlo en tiendas esotéricas, tanto físicas como virtuales.

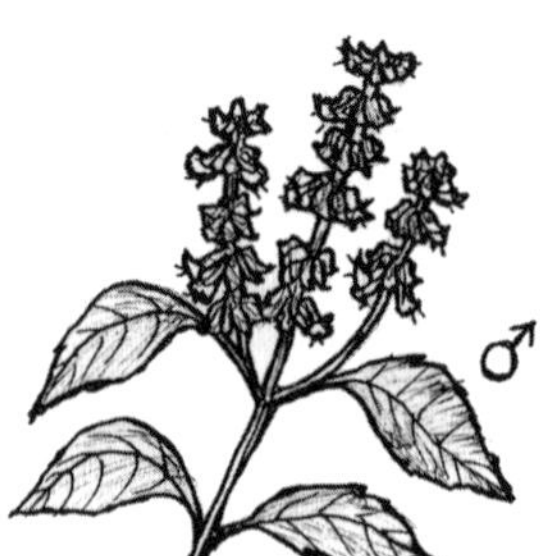

Albahaca blanca, Albácar o Albahaca verde

(Ocimum basilicum)

Esta planta potencia con gran fuerza todos los propósitos, proyectos e ideas. Brinda coraje, confianza y valentía para alcanzar el éxito. Se utiliza para atraer empleo, dinero, salud, prosperidad, amor y buena suerte. Colocada en espacios, la Albahaca recoge negatividades y corrige desequilibrios energéticos. También aporta vitalidad y previene la fatiga. Es de fácil acceso y una excelente opción para cultivar en tu jardín; puedes encontrarla en supermercados, hierberías y viveros.

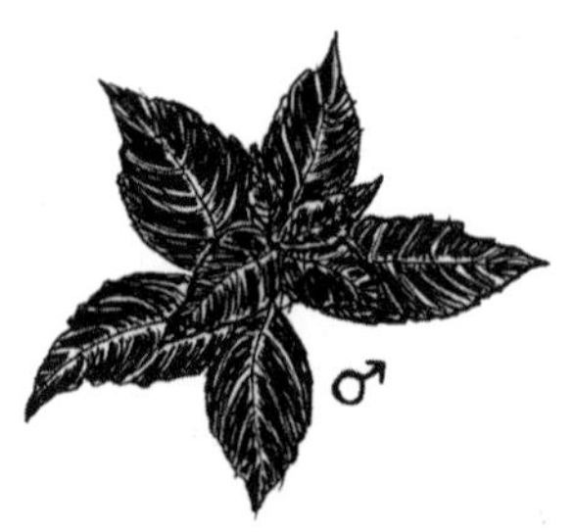

Albahaca morada

(Ocimum basilicum var. purpurascens)

Con flores rosadas, hojas y tallos de un oscuro tono violeta, la Albahaca morada es una potente planta protectora contra las negatividades. También elimina daños espirituales o maleficios. Su acceso es algo más limitado, aunque puede encontrarse en hierberías, mercados de productores y, ocasionalmente, en viveros. Rara vez se vende en tiendas esotéricas.

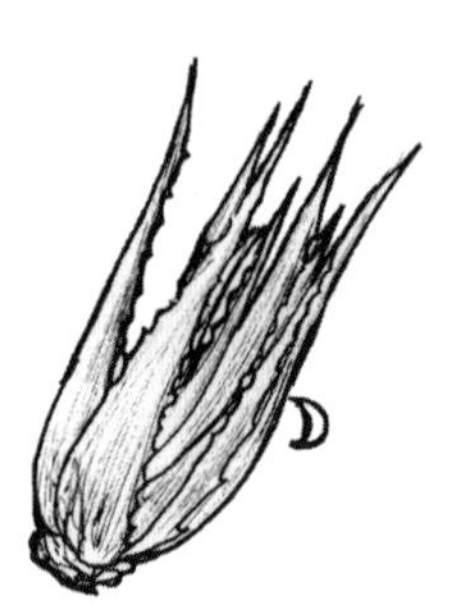

***Aloe vera** (Aloe vera)*

Reconocido por sus poderosos atributos como resguardo espiritual, el Aloe vera absorbe la negatividad a través de sus pencas. Suele colgarse o colocarse en entradas y ventanas del hogar. Además, su gel es conocido por sus propiedades regeneradoras para la piel y el cuerpo. Es una de las plantas más accesibles: se puede encontrar en mercados populares, hierberías, supermercados, y es muy común en viveros.

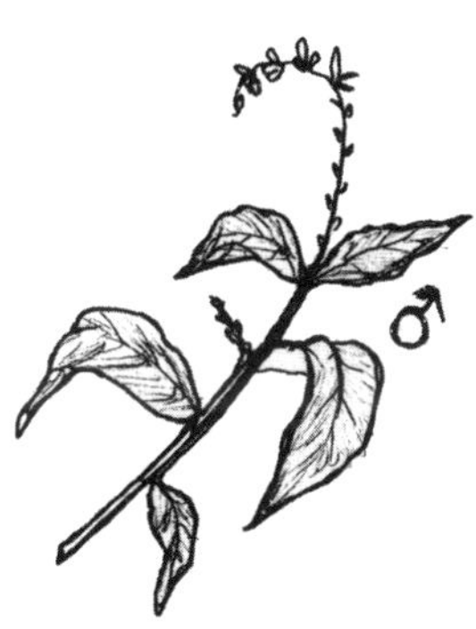

Anamú (Petiveria alliacea)

Conocido también como Múcura o Raíz de zorrillo, el Anamú tiene un característico olor a ajo y un contenido químico de azufre. Es una planta exorcista por excelencia, utilizada para cortar y remover enfermedades graves, maleficios y todo tipo de males. También reordena la mente y la voluntad. Aunque no es fácil de encontrar fresca, se puede adquirir en cápsulas a través de internet (personalmente, abro las cápsulas y uso el polvo). La he cultivado y utilizado fresca en Colombia, Venezuela y Perú, y se consigue en hierberías, aunque suele ser por encargo.

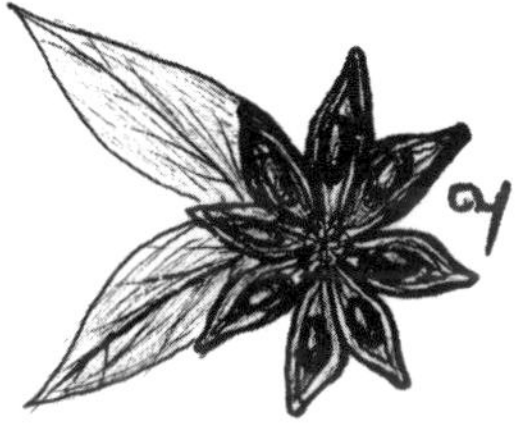

Anís estrellado (Illicium verum)

El Anís estrellado es una excelente planta para aumentar los dones psíquicos y la capacidad adivinatoria. También favorece la prosperidad, el dinero y la evolución espiritual. Es un protector energético eficaz que previene ataques psíquicos. Se puede encontrar fácilmente en tiendas de especias o en supermercados.

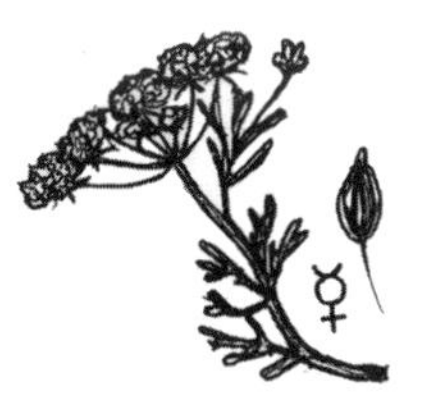

Anís verde o dulce (Pimpinella anisum)

Es una semilla dulce que trae alegría, prosperidad y éxito. Se utiliza también en fórmulas para fomentar la amistad y la buena suerte. Se encuentra fácilmente en supermercados y tiendas de especias, siendo muy común en la cocina de Latinoamérica.

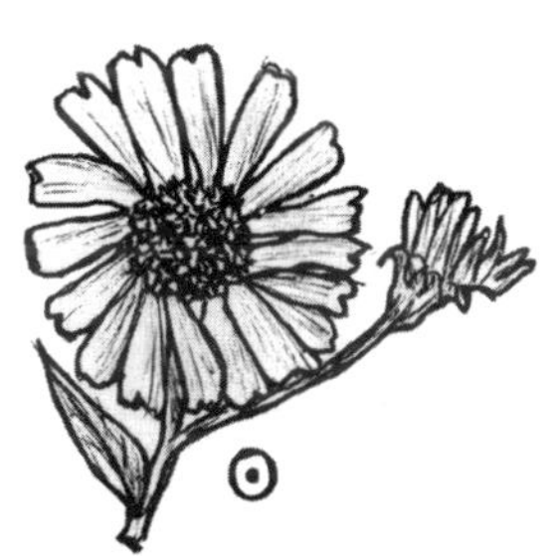

Árnica (Arnica montana)

Planta ampliamente utilizada para la curación. Restituye los tejidos, regenera el aura y devuelve la vitalidad perdida. Es excelente para ayudar a personas que sufren de depresión y han perdido el brillo de vivir y la confianza en sí mismas. El Árnica ama los bordes de los caminos y, ocasionalmente, se puede encontrar creciendo de forma silvestre en las montañas. También es común en jardines y huertas. Se consigue con facilidad en hierberías y tiendas naturistas debido a su alto valor medicinal.

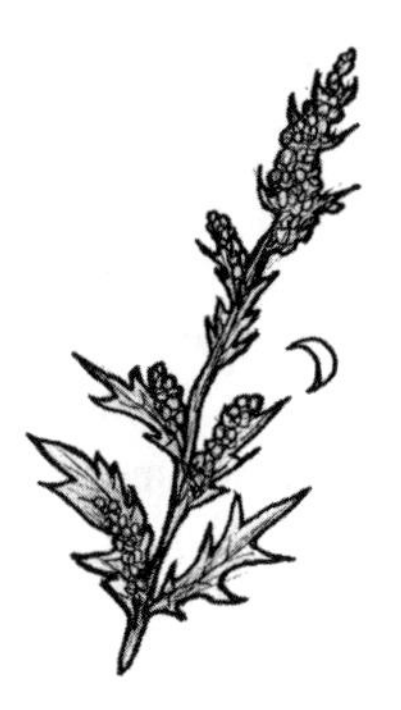

Artemisa *(Artemisia vulgaris)*
Muchos la consideran la planta favorita de las diosas lunares. Se utiliza en rituales lunares, adivinación, limpieza y curación. Ayuda a las personas con dificultades para gestionar sus emociones, y favorece la sanación de desequilibrios hormonales y uterinos en mujeres. Tiene una profunda conexión con el reino emocional, favorece la conexión espiritual y la percepción de energías sutiles. Dependiendo del país, su accesibilidad puede variar. Se encuentra en hierberías, tiendas esotéricas, naturistas o por internet. En ocasiones, también se puede hallar en la montaña, pero es importante saber identificarla, ya que existen muchas variedades.

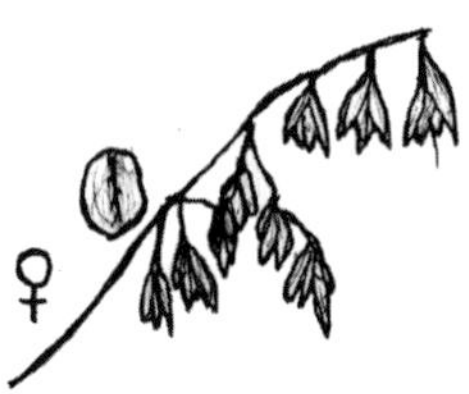

Avena *(Avena sativa)*
Asociada con la abundancia, la fertilidad y el dinero. También se utiliza en baños para atraer calma y paz. Es mucho mejor trabajar con Avena en su estado más crudo (integral, sin procesar) o con hojuelas enteras, que se pueden encontrar fácilmente en cualquier tienda de alimentos.

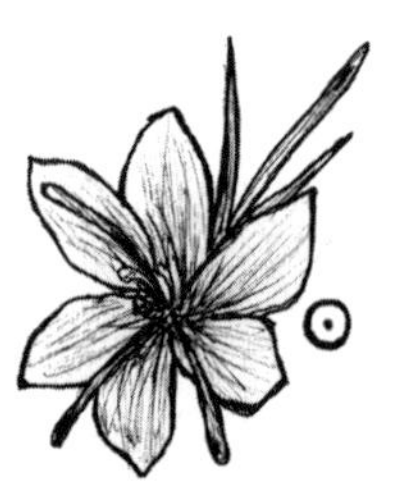

Azafrán *(Crocus sativus)*
Estos costosos y exóticos pistilos son altamente valorados por sus capacidades para brindar coraje, fuerza interior y poder. El Azafrán ayuda a alcanzar el éxito en los propósitos y a transmutar bloqueos internos que impiden el reconocimiento personal. También está relacionado con la evolución espiritual y la búsqueda de la verdad más pura. Se puede encontrar en supermercados y tiendas especializadas en especias.

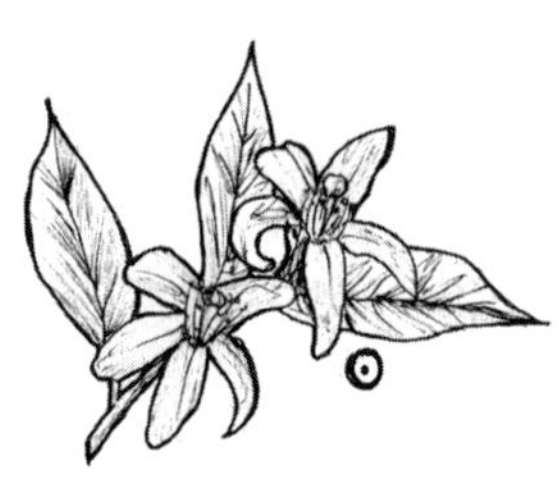

Azahar *(Citrus sinensis)*
El Azahar, también conocido como Nerolí, son las flores de los árboles de Naranja, Limón y Mandarina. Tiene el poder de equilibrar las fuerzas opuestas, brindar calma y claridad, favorecer el descanso y tratar estados emocionales como la melancolía o la depresión. Mejora la vista y permite el discernimiento, despejando la confusión. Lo ideal es cosechar estas flores directamente de un árbol florecido, pero si no es posible, se puede encontrar en tiendas de insumos para té, hierberías o por internet.

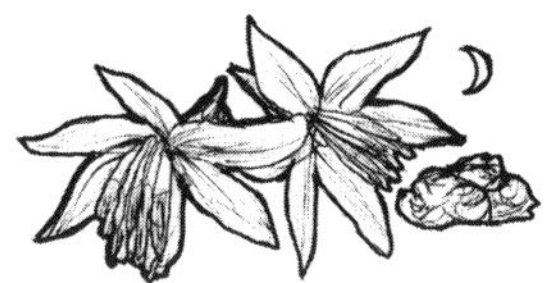

Benjuí *(Styrax benzoin)*

Resina aromática de gran poder espiritual. Eleva la vibración de los espacios y las personas, por lo que es ideal para trabajos espirituales, ceremoniales y meditativos en general. Purifica y prepara el espacio para la llegada de espíritus benéficos, trae claridad, paz y favorece los ritos de curación. Se encuentra en tiendas esotéricas o por internet, tanto en tintura como en resina sólida.

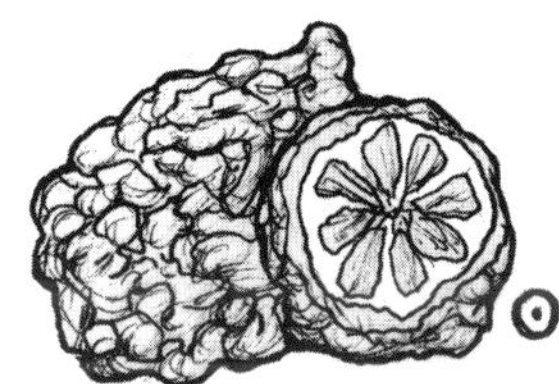

Bergamota *(Citrus x bergamia)*

Este cítrico es conocido por su gran poder luminoso, que activa la alegría de vivir, el éxito, el impulso y el optimismo, especialmente en momentos de dificultad. Es un excelente antidepresivo, regula los nervios y despeja la fatiga. También ayuda en la recuperación de los enfermos, ya que reconstituye la energía vital del cuerpo físico y del energético. Aunque no he podido tener una fruta fresca de Bergamota en mis manos, su aceite esencial es bastante fácil de encontrar debido a su gran popularidad.

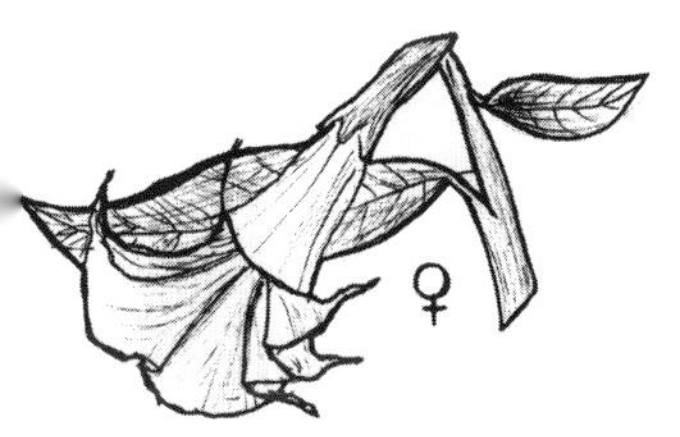

Brugmansia *(Brugmansia arborea)*

Nota: Venenosa, no ingerir. La Brugmansia es conocida por sus flores en forma de campana, cuyo suave y embriagador aroma tiene un carácter sensual. No debe confundirse con las especies de Datura, que poseen cualidades y características diferentes. Esta planta actúa como calmante, favoreciendo el sueño y la conexión con los mensajes espirituales recibidos a través del plano onírico. Es muy eficaz para aliviar dolores cuando se utiliza de manera externa. Su tintura potencia aceites y bálsamos de curación. Aunque es reconocida por su toxicidad, la Brugmansia es una planta popular en jardinería, y muchas personas la cultivan en sus patios. En algunas regiones crece de manera silvestre. Le gustan los ríos y climas húmedos, pero es difícil encontrarla en hierberías y tiendas en línea. Si deseas flores y hojas, lo mejor es buscar un ejemplar y tomar directamente de la planta.

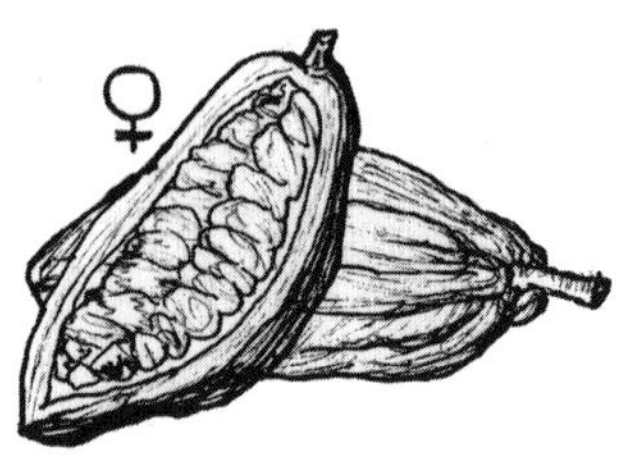

Cacao *(Theobroma cacao)*
El Cacao, amargo y depurativo, posee el poder de remover bloqueos emocionales y favorece la apertura del corazón. Alimenta las expresiones artísticas y amorosas. Además, es un excelente afrodisíaco que estimula la pasión y el romance. Las semillas de Cacao son excelentes protectoras, y se recomienda llevarlas consigo para atraer el amor. Se aconseja el uso del polvo de semilla puro y orgánico (sin azúcares ni otros aditivos) o el uso de *nibs* o semillas tostadas y peladas. El Cacao es fácil de encontrar en tiendas naturistas, supermercados y tiendas en línea.

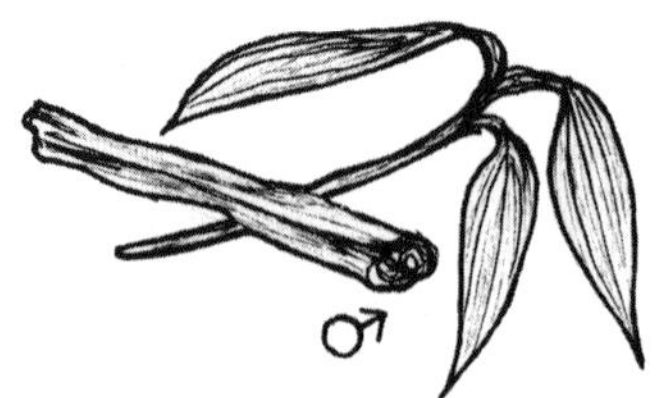

Canela *(Cinnamomum verum)*
La Canela tiene el poder de potenciar, brindando su fuego espiritual a todas las preparaciones o rituales en los que esté presente. Es un símbolo de protección, purificación, amor, prosperidad, dinero, creatividad y vitalidad. También es un excelente afrodisíaco y sana los "fríos emocionales" del cuerpo, provocados por el abandono o la ausencia. La Canela se encuentra fácilmente en tiendas especializadas en especias y supermercados, y es muy accesible debido a su valor culinario.

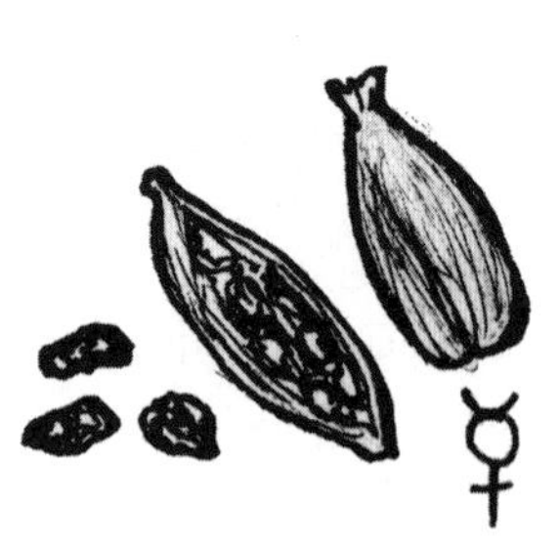

Cardamomo *(Elettaria cardamomum)*
El Cardamomo está asociado con el amor y la expresión. Las personas lo llevan consigo para atraer pareja; en las relaciones, activa y estimula la conexión. También fomenta la creatividad. Puede ser difícil de encontrar en algunos países y es más costoso que otras especias. Normalmente, lo compro por internet o en tiendas especializadas en especias. En los supermercados se encuentra en polvo, pero yo prefiero comprarlo entero y machacarlo, ya que de esta forma su aroma, energía y poder estarán mucho más presentes.

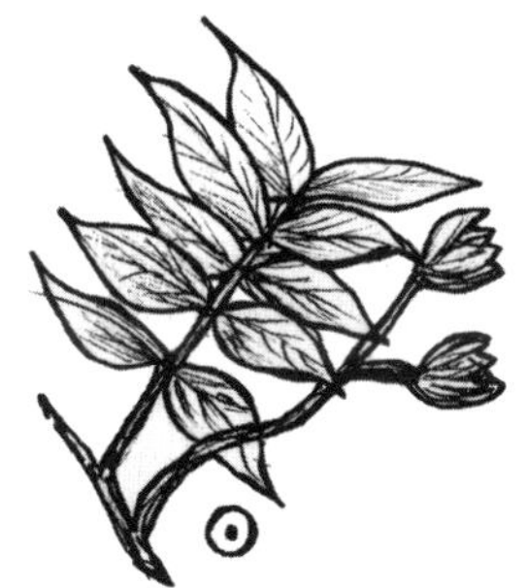

Cedro *(Cedrela odorata)*
El Cedro posee un gran poder espiritual. Es un protector y purificador por excelencia, además de conectarnos con la sabiduría de la naturaleza. Ayuda a fortalecer la salud, atraer abundancia, bienestar y estabilidad. El Cedro se encuentra en diversas presentaciones (hojas, madera, aceite esencial). Se puede adquirir en tiendas esotéricas, por internet o incluso en la naturaleza, dependiendo de la región en la que vivas. Aunque es un árbol típico de bosques, también se planta de manera ornamental, por lo que no es raro verlo en calles o parques públicos.

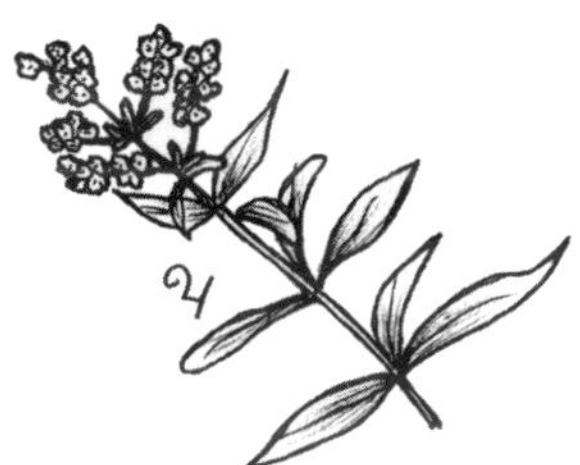

Cedrón *(Aloysia citrodora)*
Planta conocida por su intenso aroma a Limón. Aporta bienestar y salud, además de poseer múltiples propiedades curativas. Es excelente para purificar espacios, alejar enfermedades y repeler plagas. También purifica el cuerpo y equilibra su energía cuando se consume en infusión. El Cedrón es de fácil acceso y puede encontrarse en viveros, hierberías o tiendas naturistas.

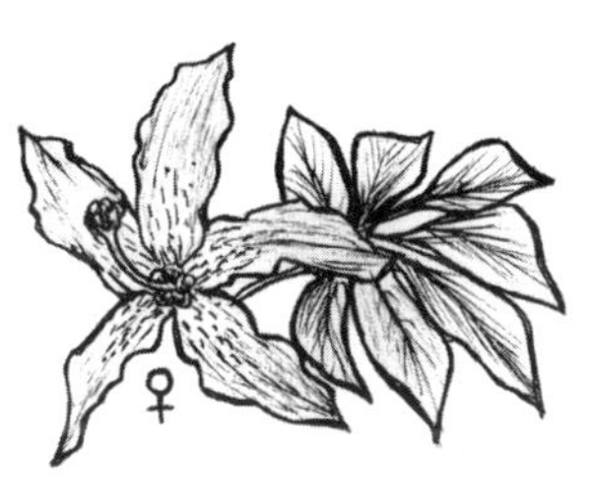

Ceiba *(Ceiba speciosa)*
Árbol sagrado con profundos poderes espirituales. Se recurre a la Ceiba para la sanación, el amor y el fortalecimiento de la salud. Este árbol simboliza la conexión con la Gran Madre del Cielo y la Tierra. Es una gran protectora y un canal de comunicación con los ancestros y las fuerzas elementales. Para obtener sus flores u hojas, es necesario recolectarlas directamente del árbol, ya que rara vez se encuentran en hierberías o tiendas esotéricas. Es un árbol común en varios países, por lo que vale la pena explorar tu ciudad o pueblo en busca de un ejemplar.

Cilantro *(Coriandrum sativum)*
También se le conoce como Coriandro. Sus semillas, de aroma profundo, se emplean en rituales para la prosperidad, la atracción de clientela y la abundancia económica. Además, tiene propiedades afrodisíacas y se usa en fórmulas para el amor y el deseo. El Cilantro es muy fácil de encontrar en mercados y verdulerías. Sus semillas están disponibles en tiendas de especias y, en ocasiones, en tiendas esotéricas.

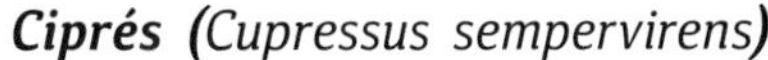

Ciprés (*Cupressus sempervirens*)

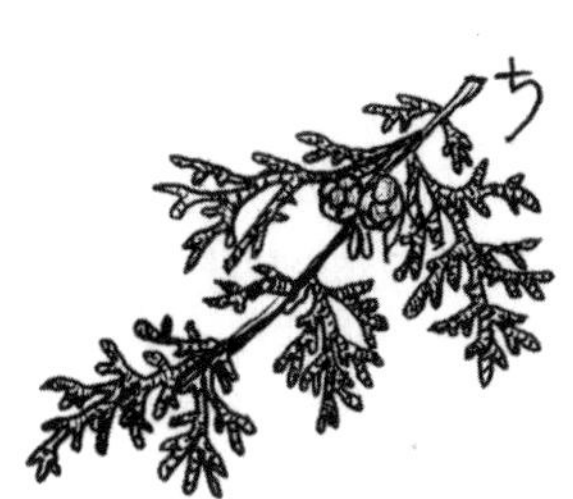

Árbol sagrado que debe ser tratado con respeto. Es un poderoso purificador, exorcista y protector. Está vinculado a la vida, la muerte y la inmortalidad, porque ayuda a comprender el tránsito hacia el más allá. Es conocido como la "planta del duelo", porque apoya en procesos de pérdida y sanación emocional. Además, aleja fantasmas, espíritus malignos y entidades negativas. Su presencia favorece la salud y la recuperación de enfermos. Debido a su valor ornamental, el Ciprés es común en jardines, calles e incluso cementerios. Puede encontrarse en hierberías o tiendas esotéricas.

Clavel (*Dianthus caryophyllus*)

El Clavel es una flor con múltiples poderes mágicos. Es una de las favoritas de la Santa Muerte y de Hécate, diosa de la magia. Actúa como protector, purificador y aliado en las artes mágicas. Su energía varía según el color de la flor. Los Claveles se encuentran fácilmente en floristerías, aunque suelen estar tratados con pesticidas, por lo que solo son aptos para uso externo. Para obtener Claveles orgánicos, lo ideal es cultivarlos personalmente adquiriendo ejemplares en viveros o semillas por internet.

Clavo de olor (*Syzygium aromaticum*)

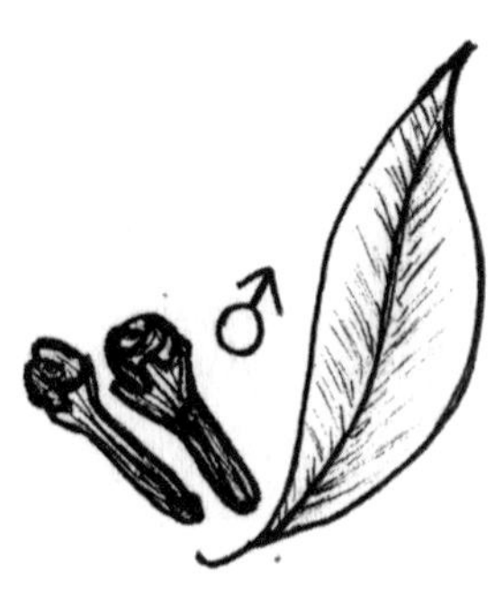

El Clavo de olor es un árbol con grandes poderes espirituales para la protección. Protege contra peligros, estafas y robos, generando un aura de resguardo que impide la adhesión de parásitos y larvas astrales al campo energético. También fortalece la voluntad y da poder a la palabra si se mastica, lo que lo hace ideal para superar la timidez y mejorar la confianza en la expresión verbal. Además, aleja la envidia, el mal de ojo y protege la prosperidad. Es una especia accesible que puede adquirirse en supermercados, tiendas de especias, tiendas esotéricas o por internet.

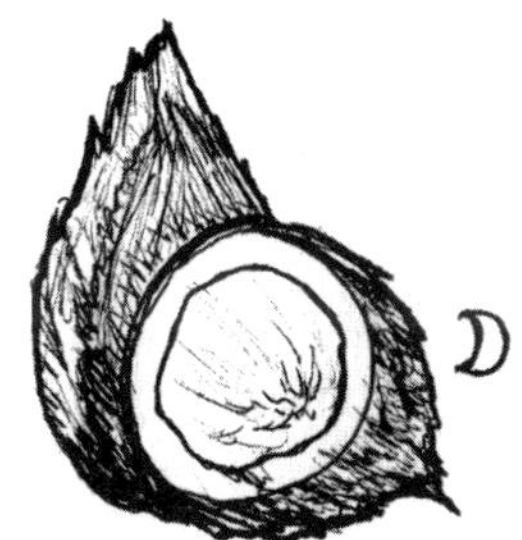

Coco (Cocos nucifera)

El Coco es ampliamente utilizado en trabajos de salud, curación y restauración energética. Su agua tiene el poder de nutrir, balancear y purificar tanto el cuerpo físico como el espiritual. Ayuda a despejar preocupaciones y pensamientos negativos, promoviendo la calma y el bienestar. También favorece la conexión espiritual y fortalece el campo áurico. Si se coloca un Coco entero en un espacio, absorberá las energías negativas, por lo que es un excelente protector del hogar. Se recomienda ubicarlo cerca de la puerta principal. Además, aporta paz y armonía en la resolución de problemas de pareja. El Coco es abundante en zonas costeras, y su agua fresca es la mejor opción para rituales y trabajos espirituales. Si no es posible obtenerlo fresco, se puede recurrir al agua de Coco envasada (preferiblemente orgánica), disponible en supermercados.

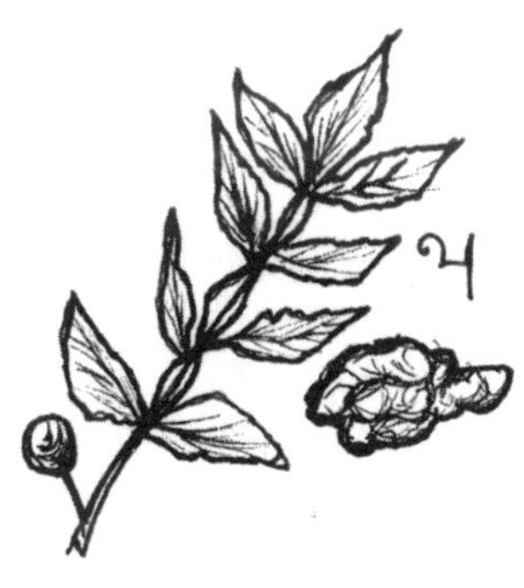

Copal blanco (Bursera bipinnata)

Resina aromática de color amarillo pálido, cargada de energía solar. Su humo eleva bendiciones y es un elemento ancestral en ceremonias y rituales. Brinda confianza, claridad mental y protección espiritual. Además, fortalece la conexión mística y genera un ambiente agradable para los espíritus benéficos. El Copal blanco purifica el espacio, fortalece la salud y desinfecta el aire. En México es una resina común y se encuentra fácilmente en tiendas esotéricas y hierberías. En otros países suele estar disponible en tiendas esotéricas especializadas o por internet.

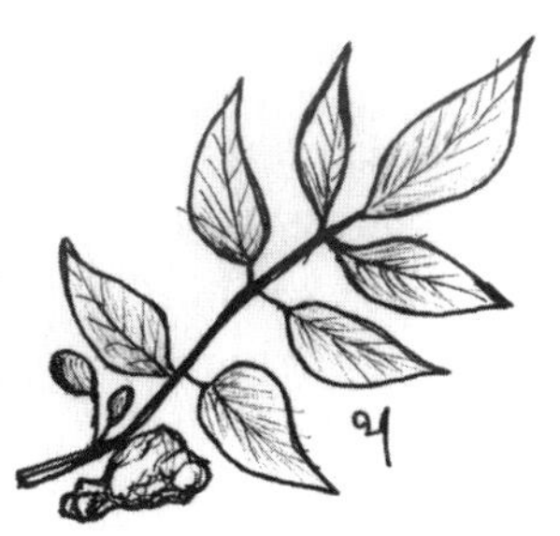

Copal negro (Protium grandifolium)

Resina de tonalidad negruzca o grisácea por fuera, pero blanca en su interior. Su aroma es fresco y alcanforado, ideal para rituales nocturnos y sesiones de meditación. Es un excelente purificador que fortalece la intuición y protege contra entidades negativas. El humo del Copal negro actúa como un escudo protector, alejando espíritus malignos y eliminando parásitos astrales que pueden adherirse al cuerpo energético. Su uso es tradicional en ceremonias chamánicas, especialmente en Perú, donde es fácil de encontrar en hierberías y tiendas esotéricas. Fuera de Perú puede adquirirse en tiendas especializadas en insumos chamánicos o por internet.

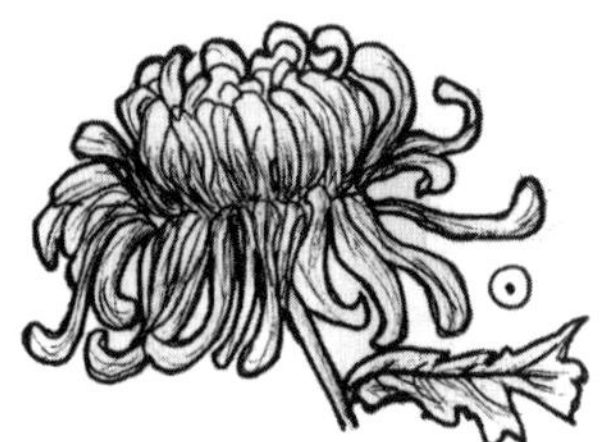

Crisantemo *(Chrysanthemum spp.)*
Flor de profundo significado en la cultura oriental, vinculada con la iluminación, la buena suerte y la conexión espiritual. Aporta luz, vitalidad y protección, y se utiliza para purificación, éxito y fortuna en el hogar. En China, el Crisantemo es empleado para traer paz y disipar el enojo. También aleja fantasmas y protege contra la envidia, asegurando la prosperidad tanto material como espiritual. Se puede encontrar en floristerías y, en algunos casos, en tiendas especializadas en insumos para té. Para cultivo propio, es recomendable adquirir la planta en viveros o comprar semillas por internet.

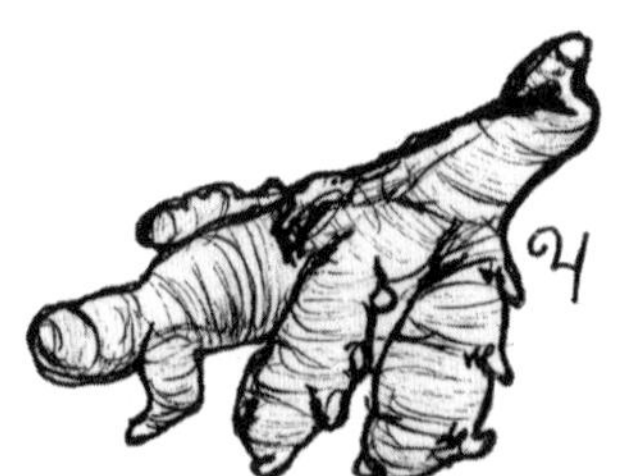

Cúrcuma *(Curcuma longa)*
Valorada en la Polinesia y la India, la Cúrcuma es una raíz con poderosas propiedades protectoras y curativas. Se utiliza en polvo para quemas rituales y en su forma fresca para diversas preparaciones mágicas. Aporta salud, fertilidad y creatividad, y activa el poder interior. Su humo es un excelente exorcista, capaz de disipar energías negativas, envidias y el mal de ojo. También protege a los niños y ha sido utilizada desde la antigüedad en ceremonias de paso, donde su color amarillo vibrante se emplea para pintar pies y manos para asegurar la buena fortuna y el éxito. Hoy en día, la Cúrcuma es común en supermercados y tiendas naturistas, tanto en polvo como en su forma fresca.

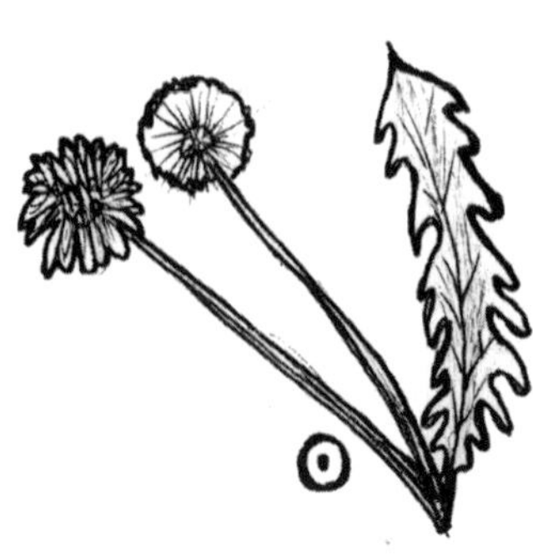

Diente de león *(Taraxacum officinale)*
Gran protector de los animales, utilizado para su curación y resguardo energético. Es una planta excelente para la purificación y otorga la fuerza necesaria para desapegarse de lo que ya no debe formar parte de nuestra vida, favoreciendo el crecimiento y la expansión personal. Está vinculado con la adivinación y posee una fuerte conexión con los elementales de la naturaleza. En muchos lugares se considera una "mala hierba", debido a su capacidad de proliferación, que permite cosecharla fácilmente en montañas o jardines. También es muy medicinal, por lo que se encuentra sin problema en hierberías y tiendas naturistas.

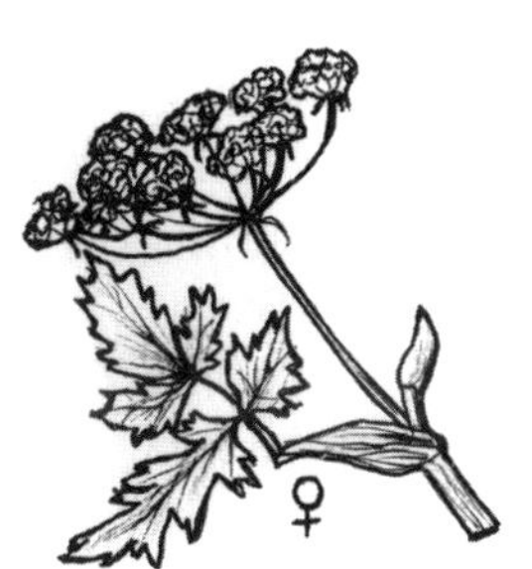

***Dong quai** (Angelica sinensis)*

Planta de gran valor en la medicina tradicional china, se utiliza desde la antigüedad como tónico sanguíneo. Es especialmente beneficiosa para la salud femenina, ya que armoniza el flujo sanguíneo, reduce la inflamación y regula el balance hormonal. Dado su origen, suele encontrarse en tiendas naturistas, establecimientos especializados en medicina china y por internet.

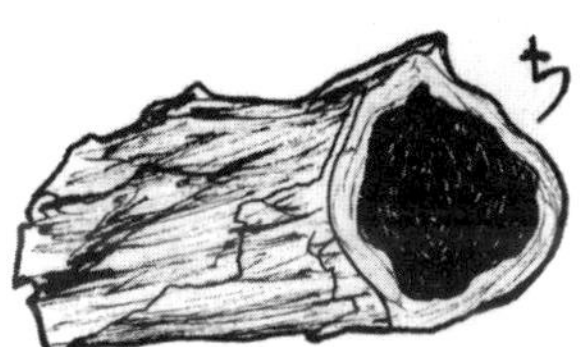

***Ébano** (Ebenopsis ebano)*

Madera de color negro con poderosas propiedades de protección contra toda clase de energías negativas. Al ser quemada actúa como un potente purificador. Se ofrenda a los dioses de la magia, debido a su fuerte carga espiritual. Es una madera costosa y difícil de conseguir. Una opción para obtenerla es contactar con lauderos o lutieres (artesanos de instrumentos musicales clásicos), quienes la utilizan en su trabajo y podrían proporcionar astillas o polvo.

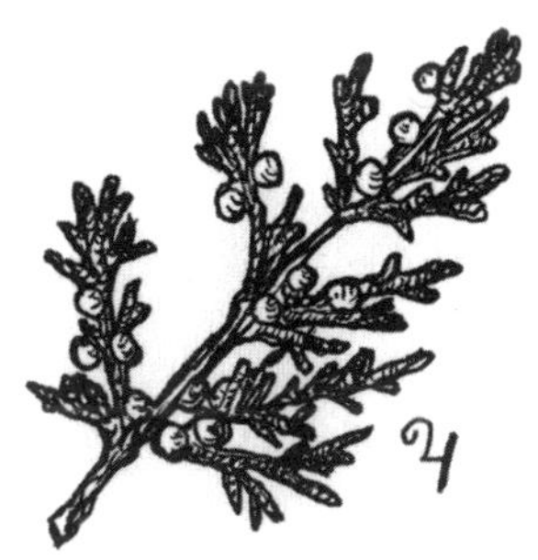

***Enebro** (Juniperus communis)*

Espíritu antiguo y protector, poderoso contra enemigos, maleficios y entidades nocivas. Se le conoce por su capacidad de restaurar la salud y equilibrar la energía vital, fortaleciendo tanto el cuerpo como el espíritu. Es un aliado infaltable en la práctica de las artes mágicas. Si tienes la fortuna de vivir en tierras del norte, puedes cosecharlo directamente del bosque, donde su poder será aún mayor. De lo contrario, sus bayas se encuentran en tiendas especializadas en especias o por internet.

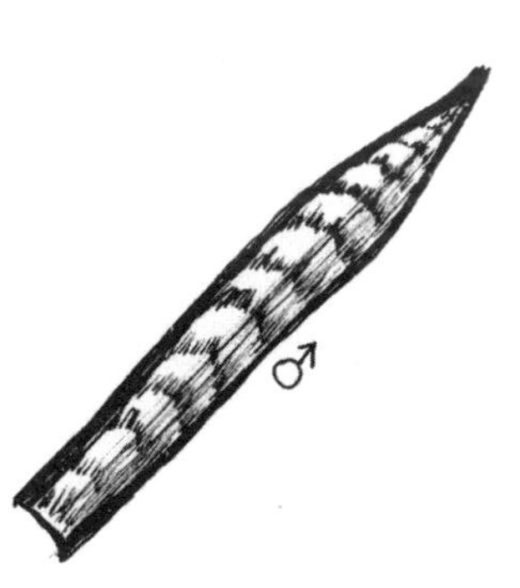

***Espada de San Jorge** (Dracaena trifasciata)*

Conectada con el arcángel Miguel, esta planta actúa como una espada flamígera que corta todo mal y protege contra ataques espirituales, entidades y enemigos. Se recomienda colocarla bajo la cama para evitar ataques energéticos durante el sueño, o en la entrada del hogar como guardián protector. Además de su poder esotérico, es una excelente purificadora del aire, reflejo de su capacidad de protección a nivel físico y espiritual. Su popularidad ha crecido debido a su fácil cuidado y resistencia, por lo que es común encontrarla en viveros como planta ideal para interiores.

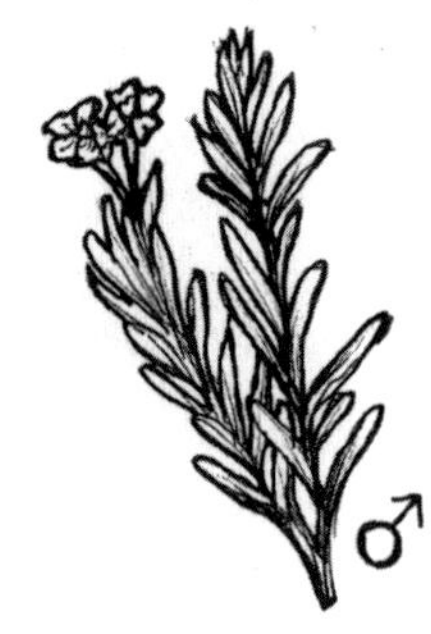

Estragón *(Artemisia dracunculus)*

Conocido como el "pequeño dragón", es una planta poderosa de protección y purificación. Otorga confianza, seguridad y valentía para enfrentar desafíos y superar obstáculos en la vida. Se emplea en la consagración de talismanes y objetos mágicos, ya que potencia su poder espiritual. Aplicado en el cuerpo, expande la energía mágica y fortalece la conexión con lo espiritual. El Estragón es una hierba común en la cocina, por lo que es fácil de encontrar en viveros, tiendas de especias e incluso supermercados, tanto en su versión fresca como seca.

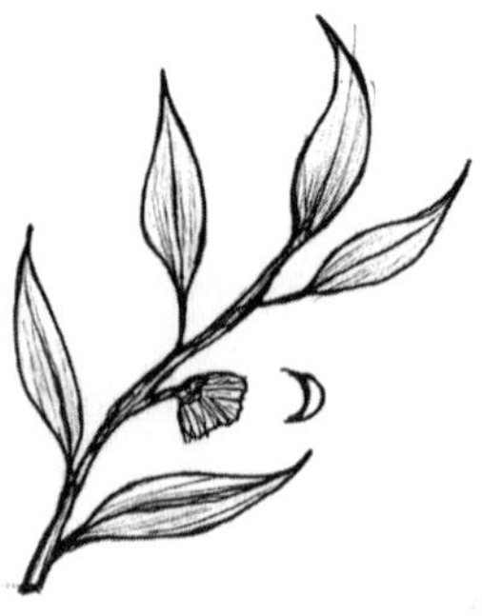

Eucalipto *(Eucalyptus globulus)*

Purifica y refresca tanto los ambientes como las personas. Su energía ayuda a remover entidades causantes de enfermedades y pesadillas. Favorece la recuperación de los enfermos y previene que los sanos enfermen. Además, estimula el tercer ojo y la visión espiritual, potenciando la intuición y siendo un gran aliado en rituales nocturnos y prácticas adivinatorias. Los árboles de *E. globulus* son comunes en muchos lugares. Sus hojas pueden encontrarse en herbolarios, tiendas naturistas y, en algunos casos, en mercados locales.

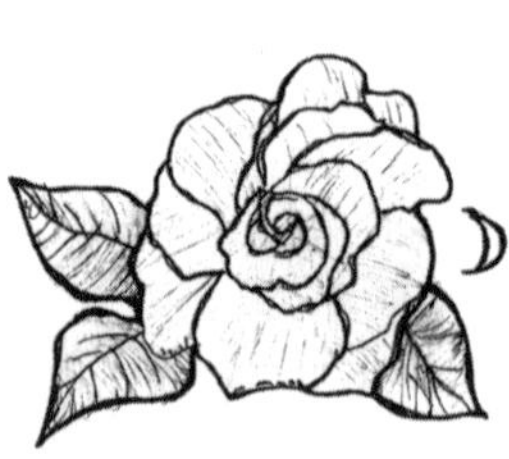

Gardenia *(Gardenia jasminoides)*

De espíritu generoso y noble, la Gardenia trae paz y armonía, y favorece el entendimiento y la compasión en las parejas. Su energía limpia emociones negativas y potencia la conexión espiritual. Se dice que, donde haya una Gardenia floreciendo, el amor puro siempre estará presente. Además, su fragante aroma atrae espíritus benéficos y protege el entorno de energías negativas. Esta planta suele encontrarse en viveros y es ideal para tener en casa, en donde sus flores pueden aprovecharse al máximo.

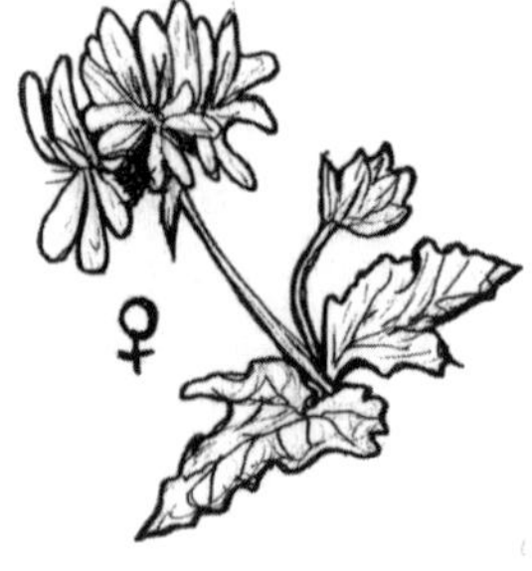

Geranio rosa *(Pelargonium rosa)*

El Geranio rosa es símbolo del amor, el afecto y el romance. Favorece las buenas relaciones en el hogar y la familia, promoviendo el cariño y el entendimiento entre sus miembros. También es de gran ayuda para las personas tímidas o aquellas con dificultades para relacionarse con los demás. Se consigue en viveros y ocasionalmente en herbolarios. Si no se encuentra en forma de planta, su aceite esencial es una excelente alternativa, ya que es ampliamente utilizado en aromaterapia.

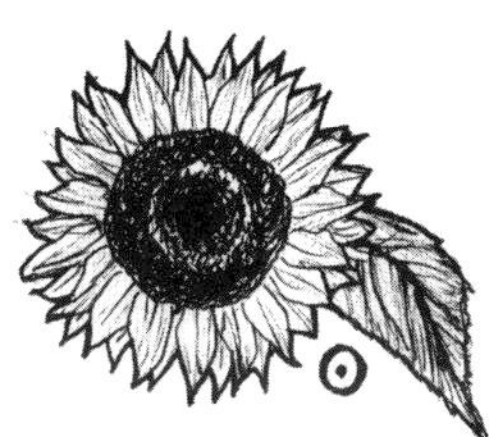

***Girasol** (Helianthus annuus)*

Planta ligada al signo de Leo, representa la autoconfianza, el liderazgo, la vitalidad y la autoestima. Su energía atrae el éxito, potencia el carisma y otorga seguridad. También se le asocia con la buena suerte y la prosperidad. El Girasol es fácil de encontrar en floristerías y viveros, además de poder cultivarse en casa con relativa facilidad.

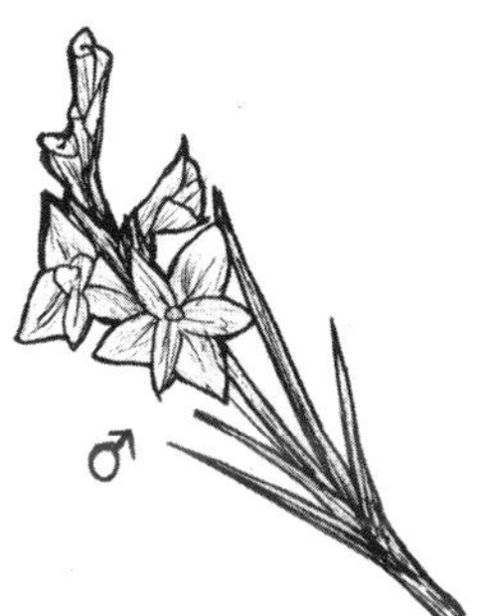

***Gladiolo** (Gladiolus grandiflorus)*

El Gladiolo es una poderosa planta de protección que brinda confianza, fortalece el carácter y otorga fuerza interna para alcanzar nuestros propósitos, ya sean materiales o espirituales. Es símbolo de evolución y crecimiento, además de estar asociado con la generosidad y la sinceridad. También favorece la renovación y la transición hacia un estado más positivo. Los Gladiolos suelen encontrarse en floristerías y mercados, especialmente en aquellos donde los agricultores venden sus flores cultivadas.

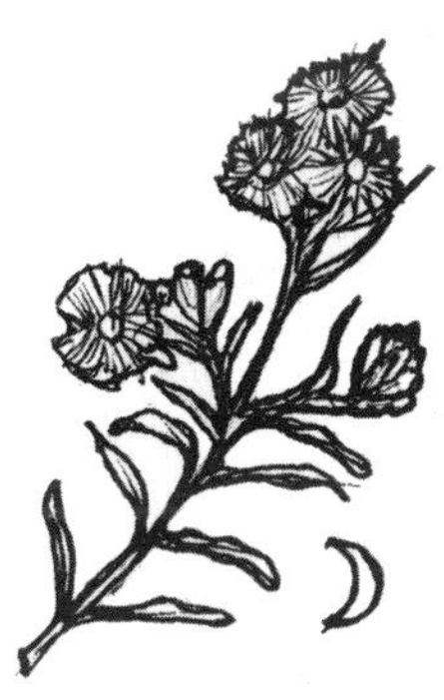

***Gordolobo** (Pseudognaphalium obtusifolium)*

Conocido también como "Tabaco del conejo", el misterioso Gordolobo es un gran exorcista natural, capaz de alejar fantasmas, espíritus negativos y energías maléficas. Su humo purifica y mantiene a raya las influencias indeseadas. También posee una fuerte conexión con el inframundo y el más allá, favoreciendo la comunicación espiritual y el desarrollo de la mediumnidad. Los ancestros de los pueblos del norte lo utilizaban en sahumerios para restaurar la consciencia y alejar la mala suerte. No debe confundirse con el Gordolobo europeo (*Verbascum thapsus*). Crece de manera silvestre en Norteamérica y México, aunque puede encontrarse en herbolarios, donde se vende como remedio natural para el catarro y la tos.

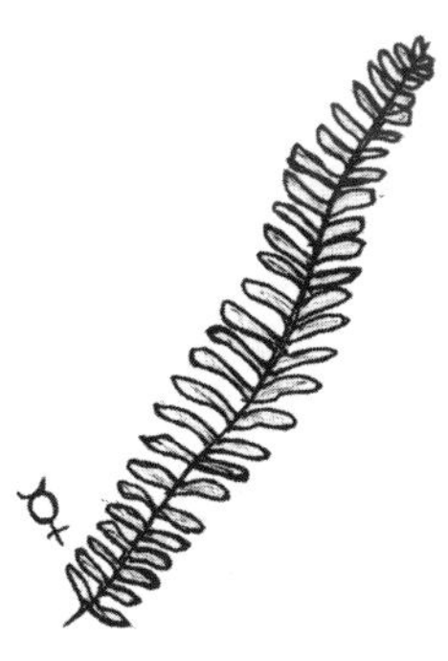

***Helecho macho** (Dryopteris affinis)*

Esta planta es una gran aliada del hogar y la familia, ya que promueve la armonía y la fluidez energética. Otorga protección contra la envidia y las negatividades, actuando como un transmutador natural. Purifica el aire y atrae la abundancia, la salud y la buena suerte. Su vibración es pacífica y, si se quema junto con otras hierbas de limpieza, ayuda a despejar la energía del hogar. Se dice que su humo incluso atrae la lluvia. Es una planta común en la decoración de interiores, por lo que puede encontrarse fácilmente en viveros.

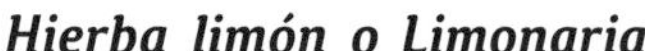

Hierba limón o Limonaria

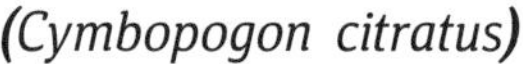

(Cymbopogon citratus)

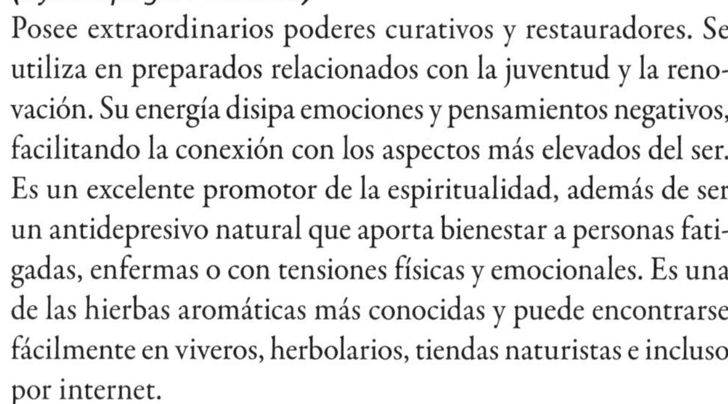

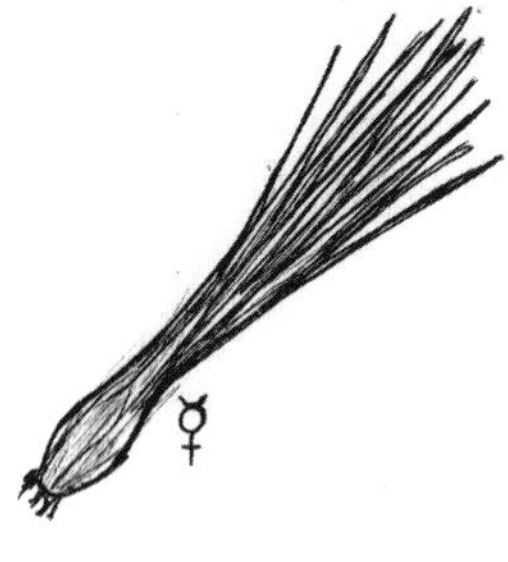

Posee extraordinarios poderes curativos y restauradores. Se utiliza en preparados relacionados con la juventud y la renovación. Su energía disipa emociones y pensamientos negativos, facilitando la conexión con los aspectos más elevados del ser. Es un excelente promotor de la espiritualidad, además de ser un antidepresivo natural que aporta bienestar a personas fatigadas, enfermas o con tensiones físicas y emocionales. Es una de las hierbas aromáticas más conocidas y puede encontrarse fácilmente en viveros, herbolarios, tiendas naturistas e incluso por internet.

***Hibisco** (Hibiscus rosa-sinensis)*

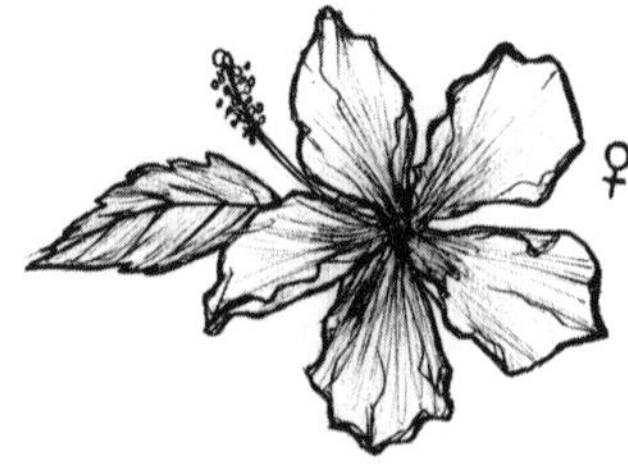

El Hibisco es una planta exuberante cuyas flores, abiertas al sol, se presentan en una gran variedad de colores, cada uno con su propia vibración energética. El Hibisco rojo, también llamado Cucarda o Cayena en algunos países, está regido por el fuego y representa el empoderamiento personal, la autoestima y el valor. Es una planta guerrera por excelencia. Se utiliza en fórmulas de belleza para mejorar la apariencia de la piel, el cabello y los rasgos faciales. También es una planta protectora y rompe hechizos, ideal para alejar energías indeseadas. Se encuentra fácilmente en viveros y jardines, en especial en climas costeros y tropicales. Lo mejor es recolectar las flores frescas y usarlas según sea necesario.

***Hierbabuena** (Mentha spicata)*

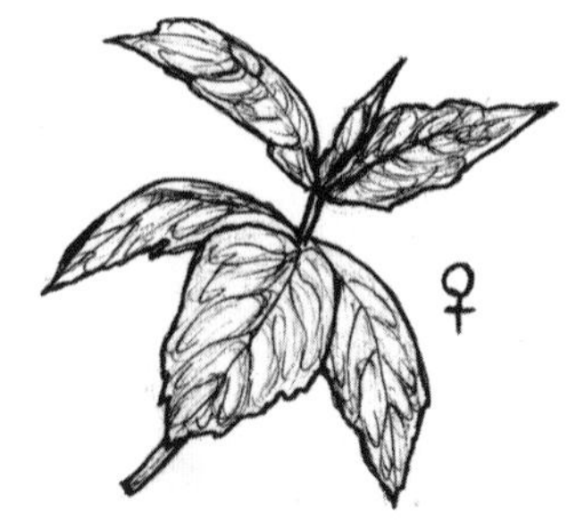

Siendo un tipo de Menta, la Hierbabuena es una planta refrescante y purificadora. Disipa las energías negativas y favorece el correcto flujo energético del cuerpo, promoviendo la curación. También actúa como un poderoso desinflamatorio físico y un gran refrescante a nivel espiritual, despejando la mente, aliviando la ira y fomentando la apertura de pensamiento. Su energía atrae nuevas ideas y bendiciones. Por su uso culinario y medicinal, es una de las plantas más accesibles, disponible en viveros, supermercados, herbolarios y tiendas naturistas.

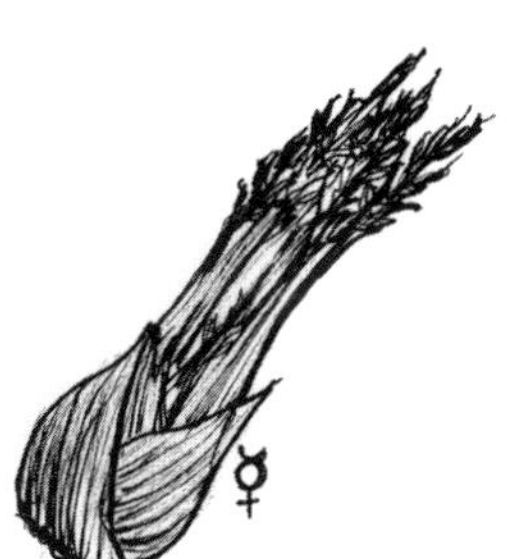

Hinojo *(Foeniculum vulgare)*

El Hinojo es una planta con una fuerte conexión entre el Cielo y la Tierra. Conocido por sus propiedades afrodisíacas, curativas y purificadoras, tiene la capacidad de limpiar el campo áurico con gran eficacia. Sus flores están vinculadas con la prosperidad y la abundancia, mientras que sus semillas poseen un gran poder espiritual. Además, se asocia con la adivinación y la transformación. Como dato adicional, considero que las hojas frescas poseen mayor potencia mágica que las secas. Por su popularidad en la cocina, se encuentra fácilmente en viveros, herbolarios y supermercados, tanto en su versión fresca como en semillas.

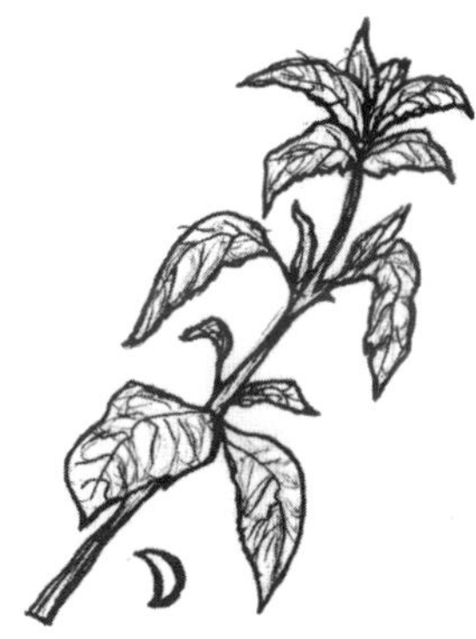

Inca muña *(Minthostachys mollis)*

Planta ancestral altamente valorada por los pueblos andinos de Sudamérica, la Muña posee una conexión especial con las hadas y otros seres mágicos. Es un espíritu sanador que promueve la estabilidad, la tranquilidad y la apertura de caminos hacia la evolución, la prosperidad y el éxito. También despeja, purifica el campo energético y aclara la mente. Su agua se usa para lavar herramientas mágicas y amuletos. En países como Perú y Bolivia es de fácil acceso y ampliamente apreciada. Se encuentra en herbolarios, tiendas naturistas y algunos supermercados. En otros lugares puede adquirirse por internet o en tiendas especializadas en productos peruanos.

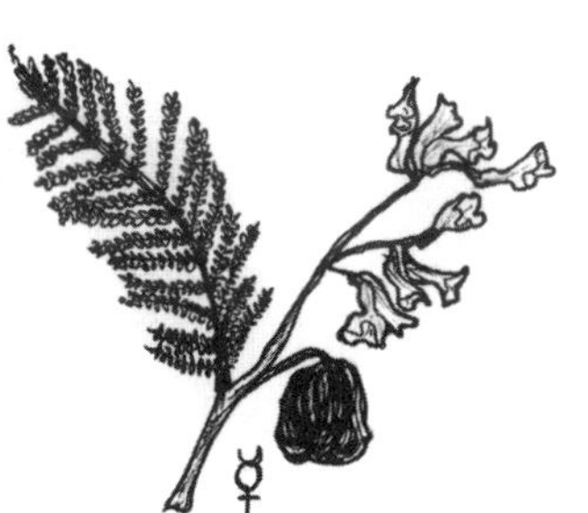

Jacarandá *(Jacaranda mimosifolia)*

Su nombre significa "fragante perfume", y es un árbol vinculado con el florecimiento, la armonización y el equilibrio entre la mente y las emociones. En mi experiencia, posee fuerte conexión con seres alados como hadas y sílfides. Su floración violeta en primavera lo hace muy apreciado en jardines, calles y plazas. Es una especie prolífica y de fácil cultivo. Sin embargo, sus flores no suelen encontrarse en tiendas o herbolarios, debido al desconocimiento de su valor medicinal y mágico. Lo ideal es recolectarlas directamente de los árboles en la naturaleza o buscar su elixir floral por internet.

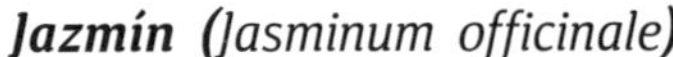

Jazmín *(Jasminum officinale)*

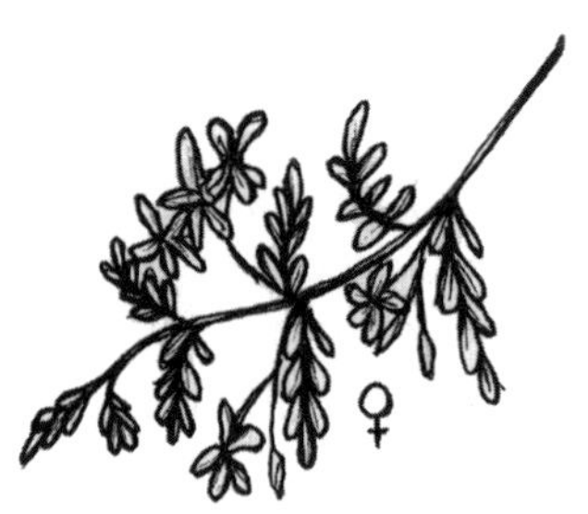

El Jazmín despliega su dulce y embriagador aroma durante la noche. Simboliza la dulzura, la intuición, la sensualidad y el romance. También aporta claridad espiritual y fortaleza en momentos de dificultad, además de ser un excelente relajante para los nervios y la ansiedad. Es una planta famosa y de fácil acceso, disponible en tiendas de té, herbolarios, viveros e internet. Se puede encontrar en ramos, flores secas, en su versión fresca para plantar en casa o como aceite esencial.

Jengibre *(Zingiber officinale)*

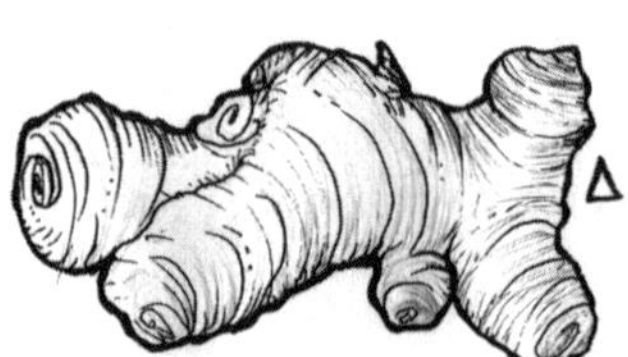

Este rizoma de energía cálida y vibrante es un potente estimulante del fuego vital del cuerpo. Activa la creatividad, fortalece el campo energético y es un gran aliado para restaurar la energía vital perdida. También posee propiedades purificadoras, aunque debe usarse con moderación, ya que su energía es muy intensa y se recomienda combinarlo con otras plantas para equilibrarlo. El Jengibre es fácil de encontrar en supermercados y herbolarios. Además, su cultivo en casa es sencillo, siempre que se disponga de un contenedor profundo o un espacio en el jardín para que se extienda. Para aprender a plantarlo, puedes consultar tutoriales en internet.

Laurel *(Laurus nobilis)*

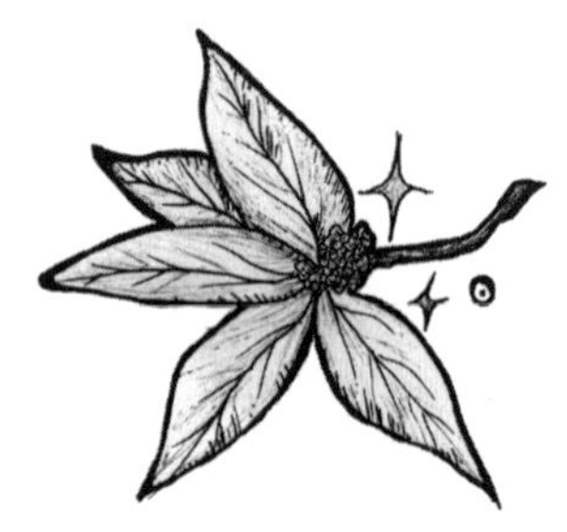

El Laurel es el espíritu del triunfo. Otorga protección, fortalece los poderes psíquicos, eleva la confianza y brinda el impulso necesario para alcanzar metas y proyectos. Es una planta excelente para la evolución material y espiritual. Se le conoce por su uso en amuletos como potenciador de hechizos relacionados con el dinero, el empleo, el éxito, asuntos legales y el logro de cargos profesionales. Por su valor culinario y medicinal, el Laurel es fácil de encontrar en supermercados, herbolarios, tiendas naturistas y esotéricas.

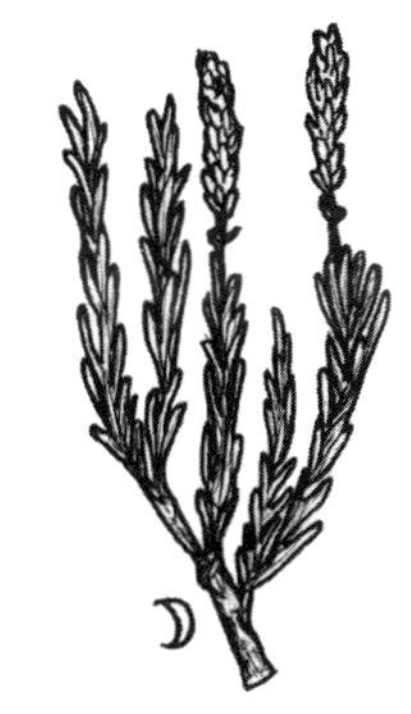

Lavanda (*Lavandula angustifolia*)

La Lavanda tiene una conexión especial con los reinos aéreos, astrales y mentales. Limpia, transforma y potencia la mente, lo que la hace ideal para quienes buscan desarrollar su visión espiritual e intuición. Su energía actúa sobre el sistema nervioso, proporcionando claridad mental, calma emocional y relajación. Es recomendada para la meditación y el trabajo con los sueños. También se usa en sahumerios o incluso fumada para aliviar estados emocionales alterados y despejar la mente. Existen muchas variedades de Lavanda, por lo que es importante verificar que sea *Lavandula angustifolia* y no *Lavandula dentata,* ya que poseen energías y propiedades distintas. Es común encontrarla en jardines, huertos, supermercados, herbolarios, tiendas naturistas y esotéricas en distintas presentaciones, como flores secas, aceites esenciales y tinturas.

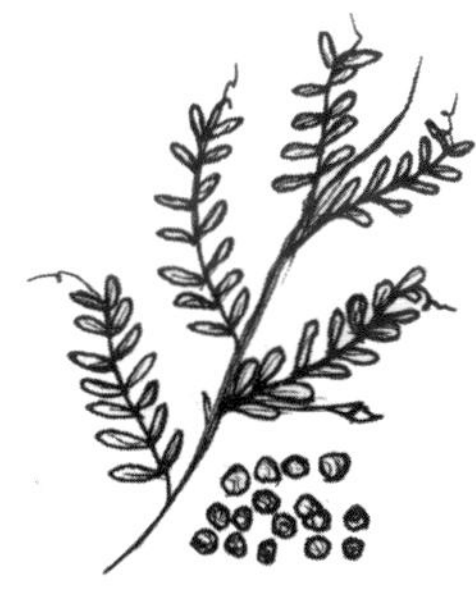

Lenteja (*Lens culinaris*)

Este espíritu representa la expansión y la multiplicación, siendo ampliamente utilizado en temas relacionados con la salud, la curación, la longevidad, el dinero, la prosperidad y la abundancia. Simboliza las bendiciones que nutren el cuerpo y el espíritu, además de proteger la salud y la economía. Por su valor alimenticio, la Lenteja es un ingrediente común en la cocina y se encuentra fácilmente en supermercados y tiendas de comestibles.

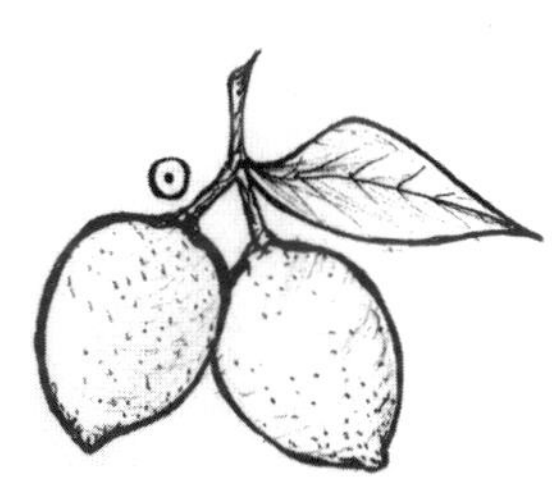

Limón (*Citrus × limon*)

El Limón es una planta llena de bendiciones en los campos de la curación, la limpieza y la renovación. Su jugo es un electroconductor natural, lo que le permite restaurar y armonizar el campo energético del cuerpo tanto interna como externamente. Refuerza el aura, purifica de enfermedades y fortalece el organismo para favorecer la recuperación y prevenir malestares. Además, su fruto absorbe energías residuales y genera armonía en los espacios. Su aroma es estimulante y revitalizante. Los árboles de Limón suelen venderse en viveros y tener uno en el jardín es altamente auspicioso. El fruto se encuentra fácilmente en supermercados, aunque se recomienda optar por limones orgánicos para un uso más seguro de su cáscara y jugo.

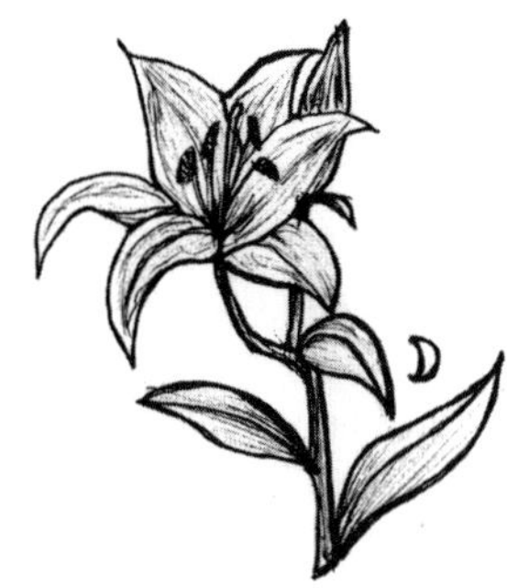

Lirio *(Lilium candidum)*

El Lirio blanco y el rosado son flores sagradas dedicadas al arcángel Gabriel y a las diosas lunares. Su dominio sobre el reino de las emociones lo convierte en una excelente ofrenda para guías espirituales, ya que facilita la comunicación con los planos superiores. Es una planta que promueve la curación emocional y fortalece la intuición; su aroma aporta armonía, dulzura, empatía y compasión. El Lirio puede cultivarse en el jardín o adquirirse en floristerías. También es posible encontrar su elixir floral en tiendas especializadas o con terapeutas florales, lo cual permite integrar su esencia en fórmulas mágicas.

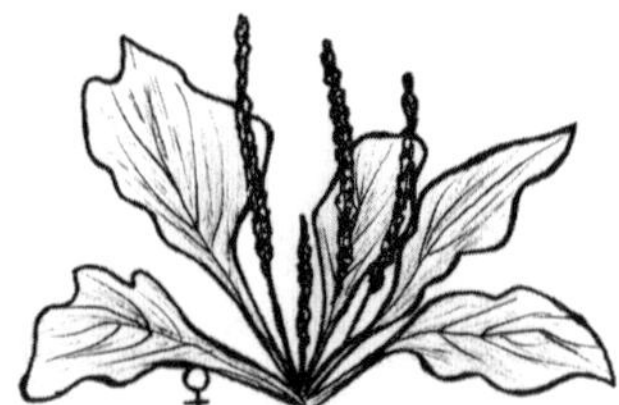

Llantén *(Plantago major)*

El Llantén o "planta de los caminos" está envuelto en el misterio. Se utiliza como protección en peregrinajes y travesías por las montañas, ya que resguarda de peligros y encuentros indeseados. Es una gran aliada en procesos de curación y limpiezas energéticas para desterrar males. Además, favorece la recuperación de la salud, previene enfermedades y puede aliviar dolores emocionales intensos a través de baños. Debido a su alto valor medicinal, el Llantén es común en herbolarios, tiendas naturistas y viveros. Como el Diente de león, crece de manera silvestre en jardines, calles, bosques y parques. Si decides cosecharlo por tu cuenta, asegúrate de hacerlo en zonas libres de contaminación, lejos de carreteras, aguas residuales y áreas frecuentadas por mascotas.

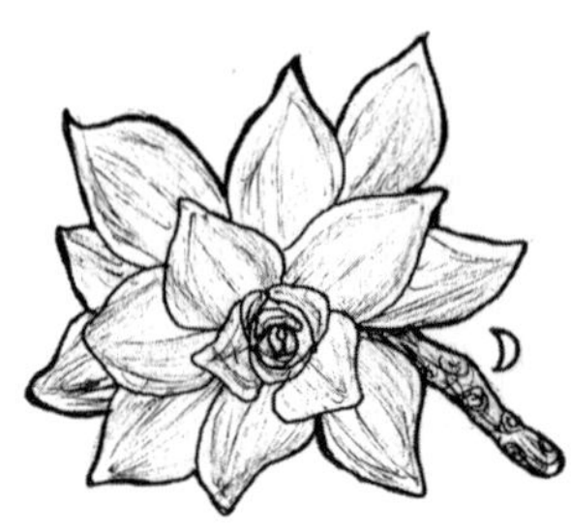

Madreperla *(Graptopetalum paraguayense)*

Esta suculenta está conectada con la luna y el agua; es una planta poderosa para equilibrar las emociones, mantener la paz interior y favorecer la sanación emocional. Su energía promueve la fluidez y la adaptabilidad. Las suculentas, familia a la que pertenece la Madreperla, están en tendencia y se pueden encontrar fácilmente en viveros y tiendas especializadas en este tipo de plantas. Si la ves en un jardín o en casa de alguien, puedes tomar una sola hoja y reproducirla con facilidad. Para aprender cómo hacerlo, hay múltiples tutoriales disponibles en internet.

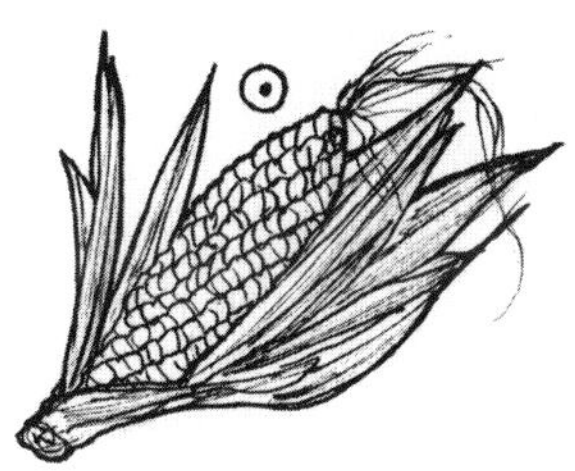

Maíz (Zea mays)

El Maíz es un espíritu solar con una fuerte conexión entre el Cielo y la Tierra. Representa el sustento, la alegría, la nutrición, la abundancia y la riqueza material y espiritual. Ha sido utilizado desde tiempos ancestrales en rituales de prosperidad, curación y evolución. Para su uso mágico, lo más adecuado es el Maíz desgranado y seco. El Maíz enlatado, congelado o en harina no es la mejor opción para trabajos energéticos. También puedes utilizar la mazorca, fresca o seca, según sea necesario.

Manayupa (Desmodium molliculum)

La Manayupa es una planta muy apreciada en Perú por sus propiedades sanadoras. También conocida como "pie de perro", es un potente antiinflamatorio, depurativo del hígado y purificador de la sangre. En tratamientos de limpieza interna, combina muy bien con la cola de caballo. Además, es una gran aliada de la salud femenina y se emplea en rituales de florecimiento y atracción del amor. Es fácil de encontrar en herbolarios y tiendas naturistas en Perú. En otros países, lo mejor es buscarla en tiendas especializadas por internet.

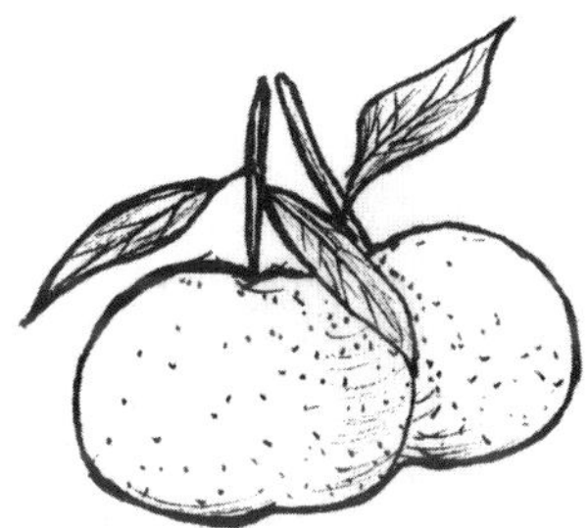

Mandarina (Citrus reticulata)

Este fruto aromático es utilizado en rituales de curación, longevidad y buena suerte. En Asia se le valora como una planta mágica que atrae fortuna y salud. Su energía impulsa la prosperidad, la alegría, el éxito y la creatividad, además de fomentar la afluencia de clientes en negocios. También es un poderoso protector contra enfermedades y estados emocionales negativos, como la apatía y la tristeza. Al igual que el Limonero, el árbol de Mandarina es una presencia auspiciosa tanto en el hogar como en los negocios. Puede adquirirse en viveros o cultivarse desde la semilla. Su fruto es fácil de encontrar en supermercados y fruterías.

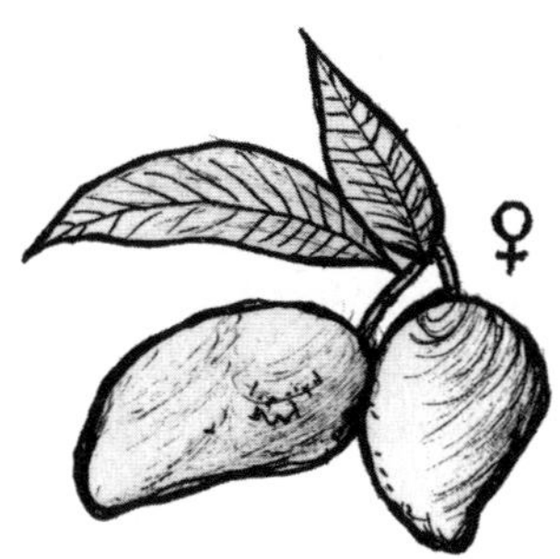

Mango *(Mangifera indica)*
El Mango es símbolo de fortaleza, vigor y protección. Sus hojas poseen grandes propiedades sanadoras, y su fruto es una valiosa ofrenda para los espíritus de la naturaleza. En la magia se asocia con la amistad, la alegría, el optimismo, la fertilidad y la abundancia. También es un amuleto contra la mala suerte. Muy apreciado en la India, es considerado la fruta predilecta de deidades como Ganesha y Lakshmi. Crece abundantemente en climas cálidos y tropicales, por lo que lo ideal es cosecharlo directamente del árbol. Las hojas frescas a veces pueden encontrarse en herbolarios populares y tiendas naturistas en regiones donde este árbol es común.

Manzana *(Malus domestica)*
La Manzana está conectada con la sabiduría, el amor y la espiritualidad. Es una fruta poderosa para rituales de atracción amorosa y para fortalecer el amor propio. Tradicionalmente vinculada a diosas del amor y la belleza, también es un símbolo de conocimiento oculto, magia y espiritualidad. Es una fruta utilizada en la adivinación, por lo que es común en rituales esotéricos. Se recomienda trabajar con Manzanas orgánicas, que pueden encontrarse en supermercados y verdulerías.

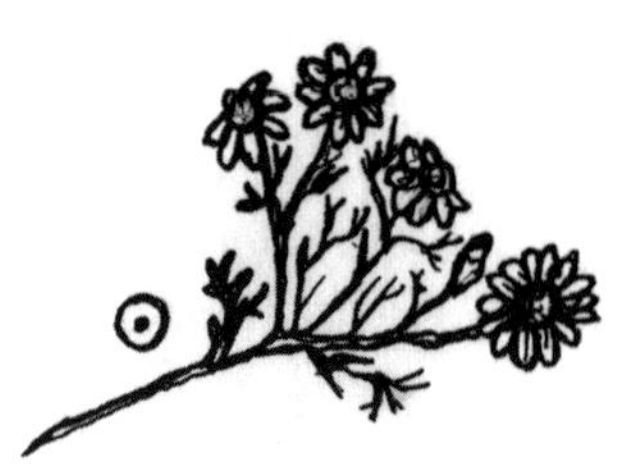

Manzanilla *(Matricaria recutita)*
La Manzanilla es una planta de paz, armonía, sanación y prosperidad. Su energía es noble y poderosa en procesos de curación, ya que ayuda a calmar el cuerpo y la mente. Es ideal para conciliar el sueño y, combinada con el Laurel, potencia los sueños proféticos y la adivinación. Debido a su popularidad y amplio uso medicinal, es fácil de encontrar en herbolarios, tiendas naturistas, esotéricas, supermercados, viveros e incluso en huertas.

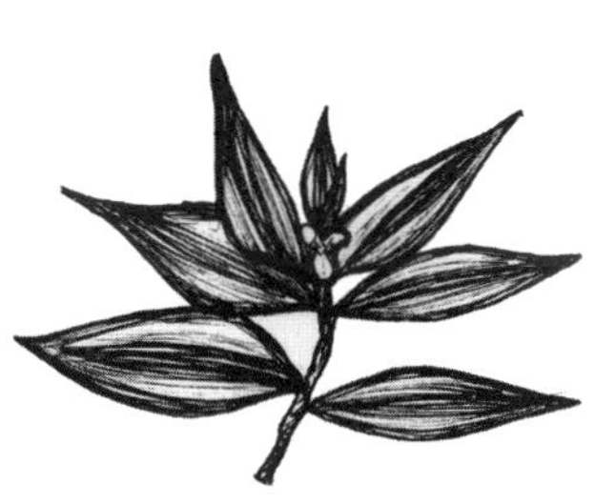

Matalí *(Tradescantia zebrina)*
La variedad de Matalí de hojas púrpura está asociada con el inframundo y es una gran protectora. Su energía poderosa actúa contra enemigos, dificultades, enfermedades, maleficios y mala suerte. Es utilizada en baños de purificación y limpieza energética, especialmente en combinación con otras hierbas purificadoras como Romero, Verbena, Salvia, Copal, Agrimonia o Ruda. Su sola presencia resguarda el hogar de influencias negativas, y ayuda a mantener alejados a los espíritus intrusos. También protege contra terrores nocturnos si se solicita su ayuda. Considerada una "planta de la abuela", es común en jardines y entradas de casas. En México se emplea para elaborar una bebida dulce y refrescante durante el calor. Es fácil de cuidar y se encuentra en viveros como planta ornamental, además de estar disponible en algunos herbolarios, donde se vende por sus propiedades medicinales.

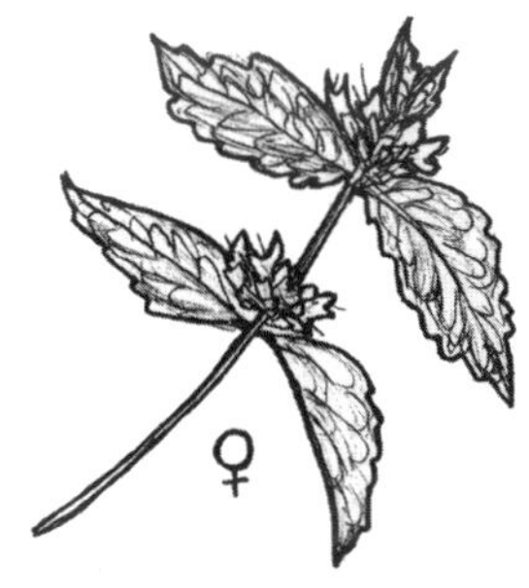

Melisa o Toronjil *(Melissa officinalis)*
La Melisa es un espíritu que aporta flexibilidad tanto mental como corporal. Es una gran aliada en procesos de curación, ayuda a mantener la juventud y fomenta una actitud optimista y abierta ante la vida. Es un excelente relajante, ideal para calmar a personas nerviosas o con preocupaciones constantes. Además, posee una fuerte conexión con las hadas. Es una planta común que puede encontrarse en herbolarios, viveros, tiendas naturistas y por internet, tanto en su versión seca como en aceite esencial.

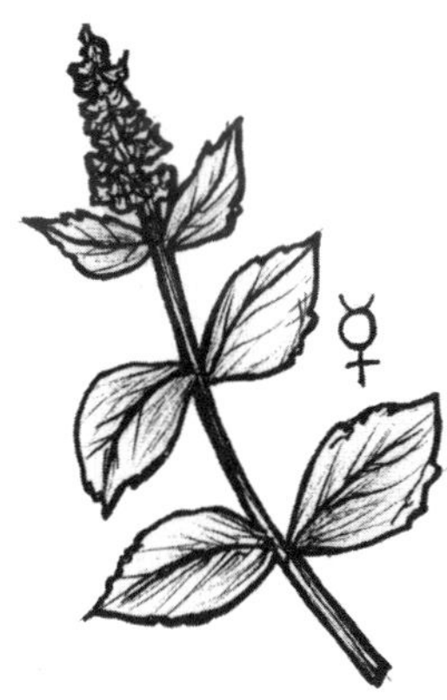

Menta *(Mentha piperita)*
La Menta refresca, moviliza energías estancadas y purifica tanto espacios como personas. Se asocia con la renovación y la claridad mental. Existen dos tipos principales de Menta con usos distintos: la Menta de tallos violetas se enfoca más en limpiezas energéticas, depuración y curación; la Menta de tallos verdes es más dulce y se utiliza en asuntos de dinero, negocios, prosperidad, viajes y atracción de clientes. Aplicada en la cabeza como perfume o en lavados, despeja preocupaciones y aporta claridad en situaciones complejas. La Menta es una de las plantas más comunes y se encuentra en jardines, viveros, herbolarios, tiendas naturistas, verdulerías y mercados de productores.

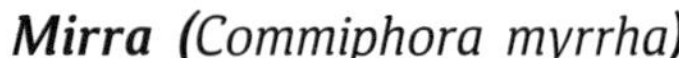

Mirra (Commiphora myrrha)

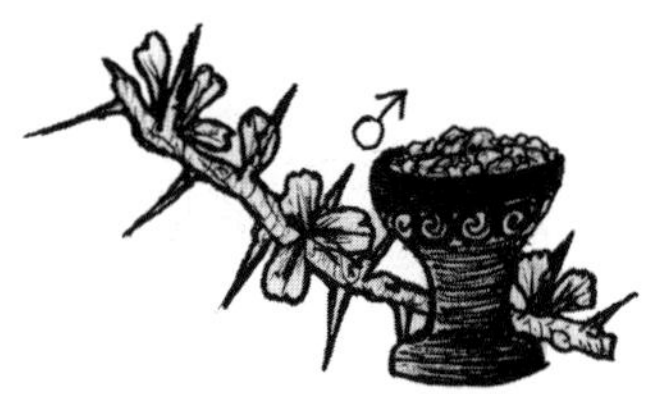

Esta resina posee un aroma que aleja entidades negativas, purifica y favorece la espiritualidad. Se trata de un incienso muy apreciado por espíritus y divinidades, por lo que es una excelente ofrenda. Además, potencia rituales y hechizos, especialmente aquellos relacionados con la curación y el amor. Dado que la Mirra es originaria de Oriente, su disponibilidad es limitada y suele encontrarse solo en tiendas esotéricas. Es importante verificar su autenticidad, ya que en algunos países (como México) se llama "mirra" a resinas o cortezas de árboles aromáticos que no pertenecen a la especie *Commiphora myrrha*.

Mostaza negra (Brassica nigra)

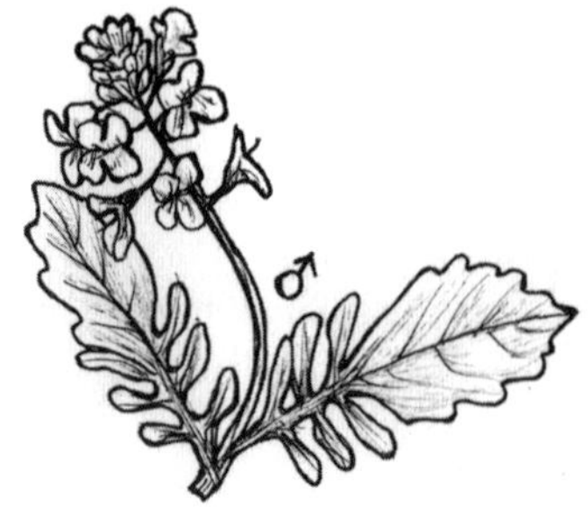

Sus semillas se utilizan en rituales de protección y exorcismo, además de ser un poderoso amuleto contra la envidia, los maleficios y los peligros. Combinadas con Pimienta negra, refuerzan su efectividad contra el mal de ojo y las enfermedades. Para alejar entidades negativas y purificar el campo áurico, se recomienda quemarlas enteras junto con otras hierbas de limpieza. También es un eficaz rompe-hechizos. Debido a su valor medicinal y culinario es fácil de encontrar en tiendas naturistas y en comercios especializados en especias.

Naranja dulce (Citrus × sinensis)

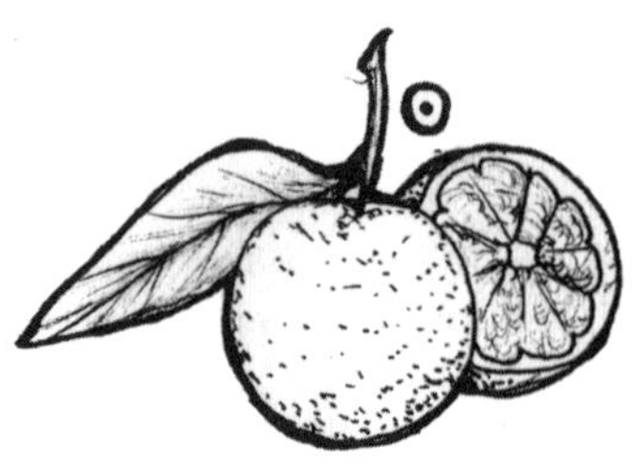

La Naranja fortalece el campo áurico y aporta energía positiva, optimismo, bienestar y confianza. Además, atrae abundancia, prosperidad y éxito. El árbol de Naranja es común en viveros y puede plantarse en casa como una fuente constante de esta energía vibrante. Su fruto es fácil de encontrar en fruterías y supermercados. Se recomienda optar por Naranjas orgánicas para aprovechar mejor sus beneficios.

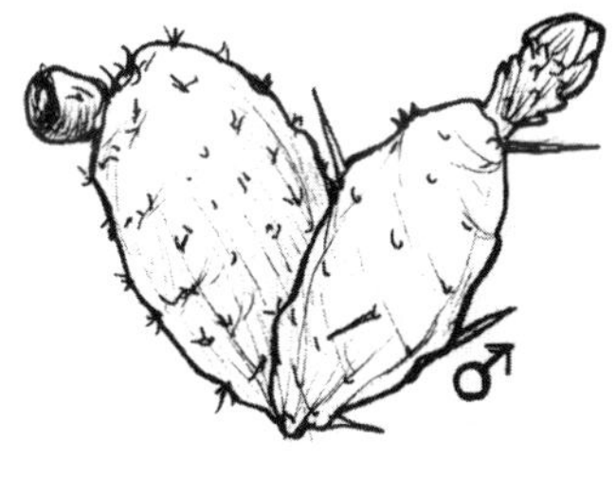

Nopal (*Opuntia ficus-indica*)

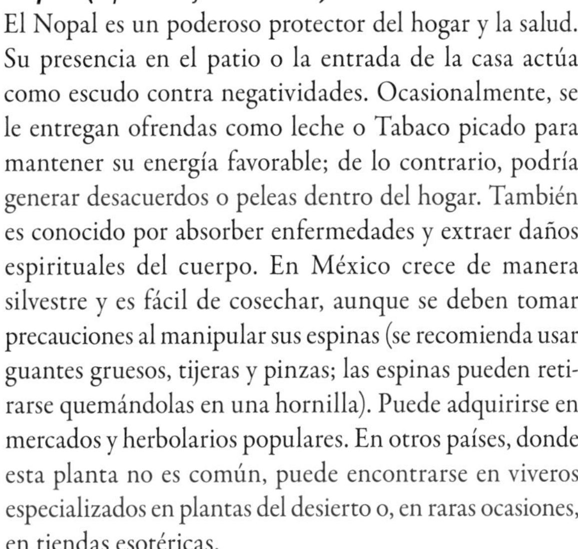

El Nopal es un poderoso protector del hogar y la salud. Su presencia en el patio o la entrada de la casa actúa como escudo contra negatividades. Ocasionalmente, se le entregan ofrendas como leche o Tabaco picado para mantener su energía favorable; de lo contrario, podría generar desacuerdos o peleas dentro del hogar. También es conocido por absorber enfermedades y extraer daños espirituales del cuerpo. En México crece de manera silvestre y es fácil de cosechar, aunque se deben tomar precauciones al manipular sus espinas (se recomienda usar guantes gruesos, tijeras y pinzas; las espinas pueden retirarse quemándolas en una hornilla). Puede adquirirse en mercados y herbolarios populares. En otros países, donde esta planta no es común, puede encontrarse en viveros especializados en plantas del desierto o, en raras ocasiones, en tiendas esotéricas.

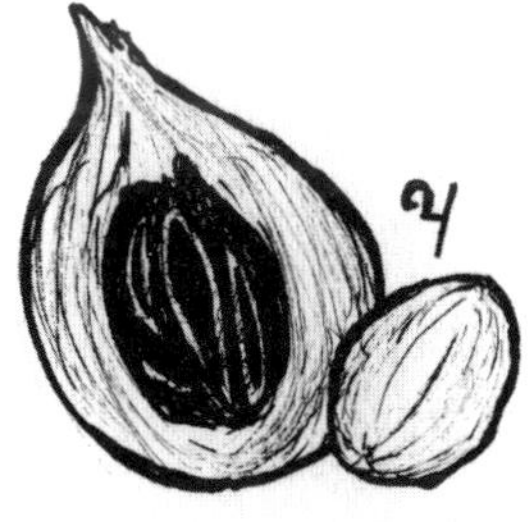

Nuez moscada (*Myristica fragrans*)

La Nuez moscada es una especia de dulce aroma que se utiliza para atraer el amor y fomentar la intimidad. Posee propiedades afrodisíacas, promueve el romance y la sexualidad. Es importante usarla con moderación, ya que en dosis altas puede resultar tóxica. La Nuez moscada aporta vigor, vitalidad y tiene un efecto calorífico sobre el cuerpo. Se asocia con la buena suerte y se usa para favorecer los juegos de azar. Además, promueve la visión espiritual y la percepción psíquica. Puedes encontrarla en supermercados, tiendas esotéricas y tiendas especializadas en especias.

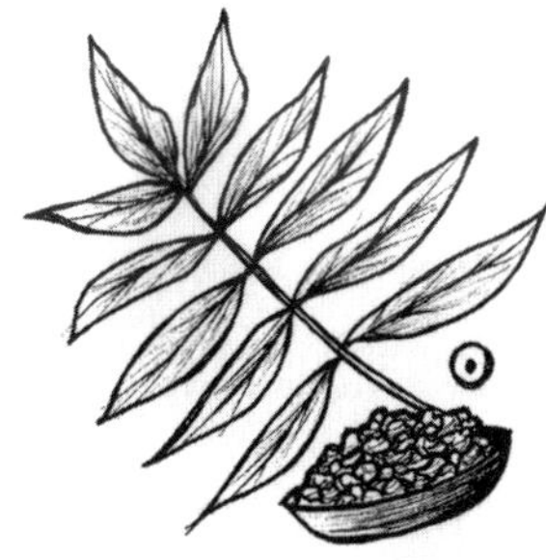

Olíbano (*Boswellia sacra*)

Conocido también como Frankincienso, esta resina aromática se quema para purificar, elevar las vibraciones y auspiciar un ambiente místico y espiritual. Se ha usado desde tiempos remotos como incienso sagrado en ceremonias, y es común en las iglesias cristianas, a menudo combinada con otras resinas aromáticas. El Olíbano revitaliza, aporta confianza, alegría y entusiasmo. Se encuentra fácilmente en tiendas esotéricas o por internet.

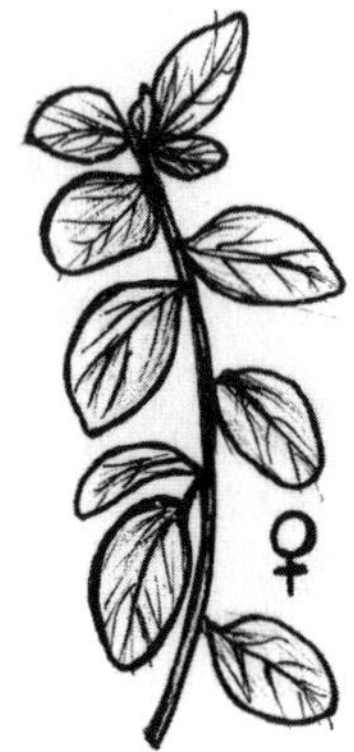

***Orégano** (Origanum vulgare)*

El Orégano es conocido por atraer la buena suerte y la alegría. También es excelente para las protecciones energéticas, la salud y la curación. Se asocia con la diosa Afrodita, lo que lo convierte en un ingrediente ideal para hechizos y rituales del amor. Debido a su uso culinario, es una planta fácil de encontrar en supermercados, tiendas de especias y herbolarios. Si deseas cultivarlo, los viveros siempre tienen esta poderosa planta.

***Ortiga** (Urtica spp.)*

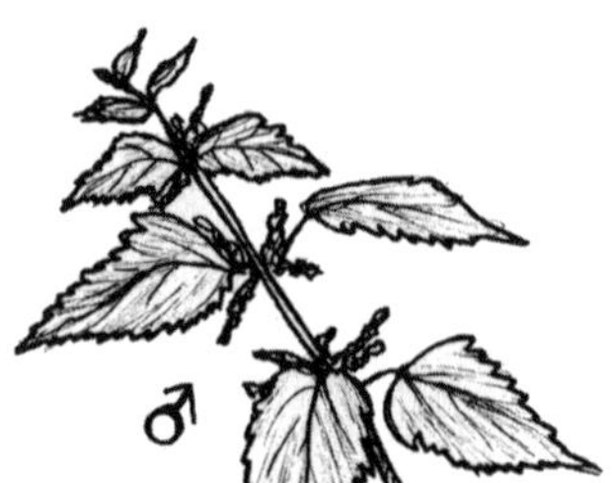

La Ortiga es una planta urticante y fogosa, altamente recomendada para el exorcismo, la curación y la protección. Se utiliza en rituales para romper maleficios y, cuando se cuelga en saquitos alrededor del cuello, mantiene alejados a los enemigos y protege contra ataques espirituales. Es una planta algo caprichosa que crece donde quiere, por lo que debemos respetar su espacio si aparece en nuestro jardín. También se puede sembrar si se adquiere una planta o semillas. Se cosecha con guantes (o acudiendo a una técnica del campo, que consiste en untar las manos con saliva para evitar el ardor). Su poder urticante se pierde cuando se seca o se sumerge en agua caliente. La Ortiga está disponible en herbolarios, tiendas naturistas y esotéricas.

***Palmita** (Loricaria ferruginea)*

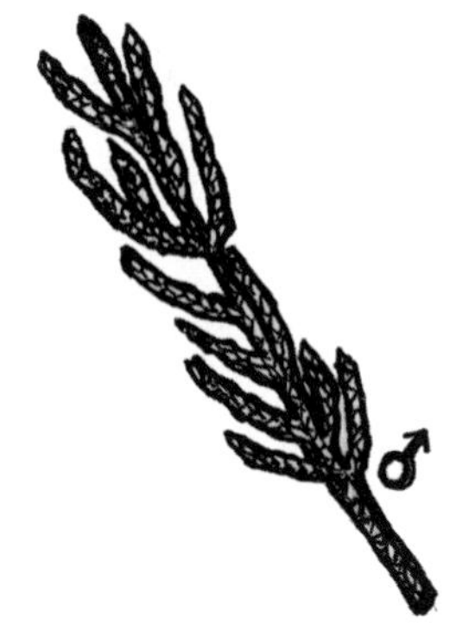

Originaria de la sierra peruana, la Palmita se quema para purificar y elevar las vibraciones de los espacios y personas. Está asociada con el arcángel Miguel y es un excelente protector, ya que su humo mantiene a raya las entidades negativas. Es una planta rara, incluso en Perú, por lo que puede ser difícil de encontrar. Sin embargo, es posible hallarla en tiendas esotéricas y hierberas en lugares como Cusco, donde es más común. En otros países puedes encontrarla por internet o en tiendas especializadas en artículos chamánicos y ceremoniales peruanos.

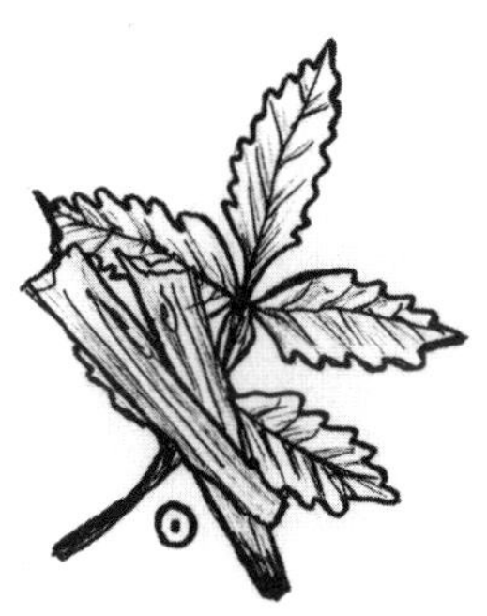

Palo santo *(Bursera graveolens)*

El Palo santo es una madera sagrada de aroma agradable, que eleva las vibraciones de los espacios y las personas. Se utiliza para remover enfermedades, tristeza y apatía, trayendo luz, claridad y fortaleciendo el sistema inmunológico. Su humo purifica, eliminando parásitos y energías densas atrapadas en espacios cerrados o en el aura. Esta madera aromática se ha puesto muy de moda y suele encontrarse fácilmente en tiendas esotéricas y herbolarios. En algunos países es posible adquirir Palo santo de cosecha sostenible, pero es muy raro ver el árbol fuera de su tierra nativa.

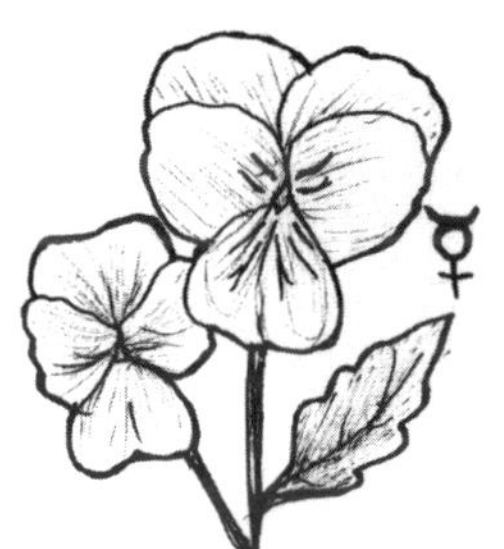

Pensamiento amarillo *(Viola pedunculata)*

El Pensamiento amarillo, como todas las flores de Pensamiento, tiene propiedades específicas asociadas con su color. Esta planta es ideal para abrir la mente, traer nuevas ideas y estimular la creatividad y la comunicación verbal. Es una planta mercurial que se utiliza quemada para enviar mensajes a personas que se encuentran lejos. Además, aumenta la clarividencia y las habilidades mentales. El Pensamiento amarillo florece en primavera y se puede encontrar fácilmente en viveros o en tiendas que venden flores comestibles. Cuando necesito flores de Pensamiento de un color específico, suelo comprar la planta en el vivero y cosechar sus flores poco a poco para secarlas y tenerlas disponibles para rituales y usos especiales.

Perejil *(Petroselinum crispum)*

El Perejil es una planta ampliamente utilizada para atraer el amor y la buena suerte. Se considera un poderoso afrodisíaco y se usa para atraer pareja y abrir caminos en el amor. Al ser tan común, lo encontramos fácilmente en supermercados y herbolarios.

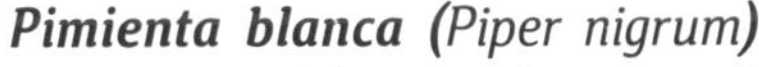

Pimienta blanca *(Piper nigrum)*

La Pimienta blanca es la misma baya del *Piper nigrum* o Pimienta negra, pero en un estado diferente de maduración. Es una especia que puede usarse para neutralizar disputas, aclarar malentendidos y aliviar tensiones entre las personas o en el hogar si se quema o se agrega en baños de paz. Además, es excelente para la purificación y, como todas las Pimientas, es una buena protectora. Potencia los rituales de apertura de caminos. La Pimienta blanca se encuentra fácilmente en supermercados, tiendas especializadas en especias y, ocasionalmente, en tiendas esotéricas.

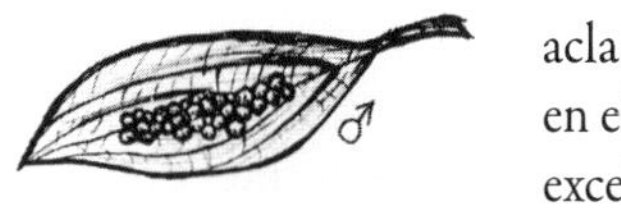

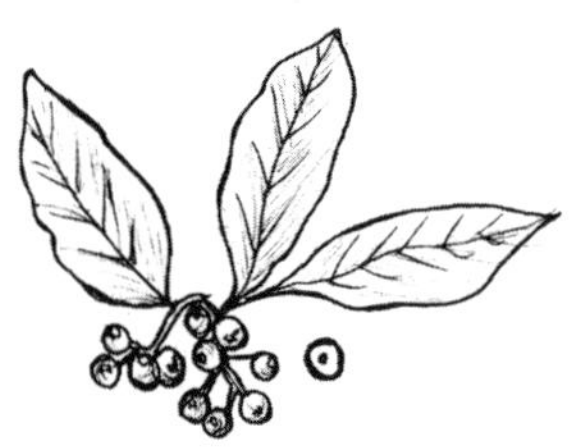

***Pimienta dulce o guayabita** (Pimenta dioica)*

Esta especia, cálida y de energía brillante, es excelente para atraer confianza, alegría, entusiasmo y seguridad. También está asociada con el amor, porque activa el deseo y la felicidad en la pareja. Mejora el estado de ánimo en general. Se encuentra comúnmente en mercados y tiendas de especias. El árbol de Pimienta guayabita tiene hojas muy aromáticas, que también se pueden utilizar, aunque no es tan común encontrar un ejemplar.

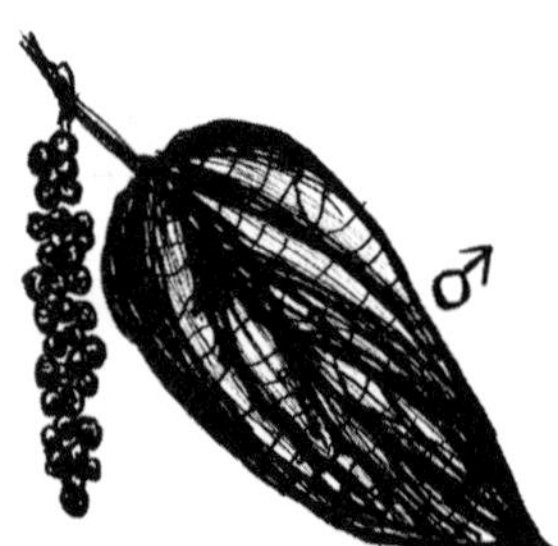

***Pimienta negra** (Piper nigrum)*

La Pimienta negra debe quemarse en pequeñas cantidades y mezclada con otras hierbas, ya que su humo puede ser irritante. Es una poderosa planta destructora de maleficios, capaz de alejar todo tipo de males y remover enfermedades. No puede faltar en fórmulas de protección y exorcismo, y se recomienda usarla en números impares para potenciar su poder. Esta especia aleja la envidia y a los enemigos. Además de su uso mágico, la Pimienta negra es comúnmente utilizada en la cocina y tiene propiedades medicinales. Se encuentra fácilmente en supermercados, tiendas de especias y tiendas esotéricas.

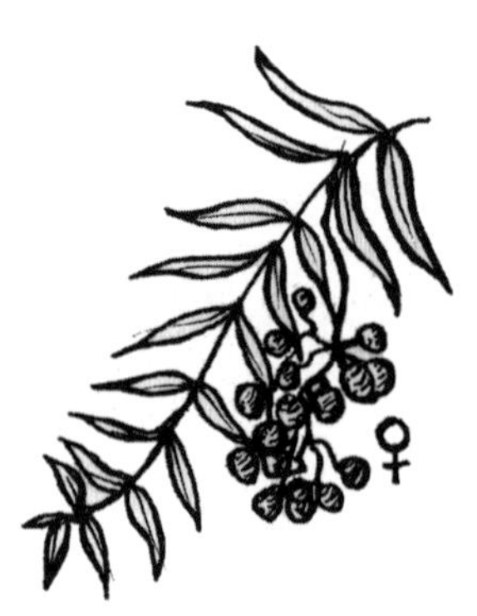

***Pimienta rosada** (Schinus terebinthifolius)*

A pesar de su nombre, la Pimienta rosada no proviene del Pimentero (*Piper nigrum*), sino de los árboles *Schinus*, que pertenecen a una familia diferente. La Pimienta rosada es dulce y se utiliza principalmente en trabajos relacionados con el amor. Tiene propiedades analgésicas potentes cuando se aplica externamente, y su aceite es muy eficaz en rituales de curación. Esta "Pimienta" no es fácil de encontrar y suele ser bastante costosa, especialmente en países donde no crecen los árboles *S. molle* o *S. terebinthifolius*. Se puede buscar en tiendas de especias o supermercados con secciones *gourmet*. Si tienes la suerte de encontrarte con estos árboles en tu localidad, puedes cosechar las bayas directamente. En algunas áreas, estos frutos se desvanecen en la tierra sin que la gente sepa de su valor mágico, medicinal y culinario.

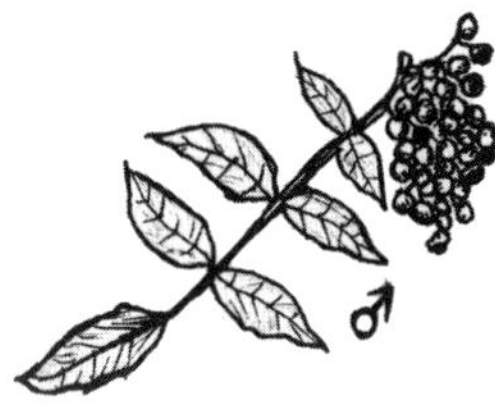

Pimienta de Sichuán *(Zanthoxylum piperitum)*

La Pimienta de Sichuán es una especia fuerte y poderosa que se utiliza para destruir maleficios y alejar enemigos. Es ideal para potenciar rituales de limpieza y destierro, y también es útil para estimular la actividad. Esta Pimienta, originaria de Oriente, puede encontrarse en tiendas especializadas en especias o en tiendas que venden insumos para cocina asiática.

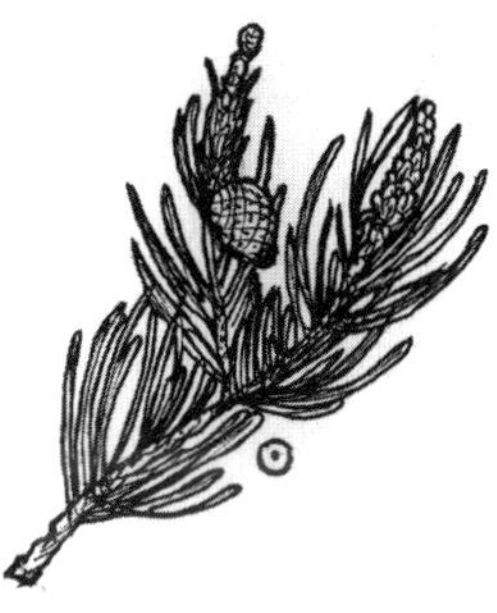

Pino *(Pinus spp.)*

El Pino es un espíritu noble y protector, que enraíza las mentes perdidas en las nubes, trayéndolas de nuevo a la Tierra. Es conocido por aumentar la confianza, auspiciar la salud y ser símbolo de rectitud, protección y fertilidad. El Pino atrae buena suerte y amistades nobles. Esta planta es muy popular y se encuentra fácilmente en parques, plazas, jardines y bosques de coníferas. También se puede adquirir en viveros. En algunas ocasiones lo he visto en hierberas y tiendas esotéricas, debido a su gran valor medicinal y espiritual.

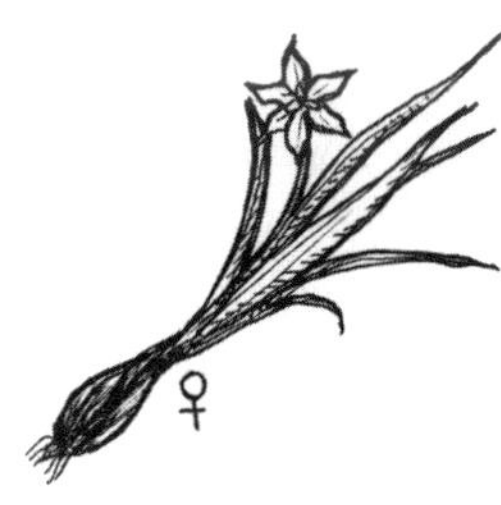

Piri-piri *(Eleutherine bulbosa)*

El Piri-piri es una raíz amazónica, conocida en Perú por su aroma almizclado, terroso y dulce. Se utiliza principalmente para atraer el amor, el dinero, el empleo y la buena suerte en general. Es un ingrediente fundamental en la famosa pusanga, una poción amazónica utilizada para el amor y la atracción. El Piri-piri solo se consigue en Perú, y en otros países lo más probable es que debas buscarlo en línea.

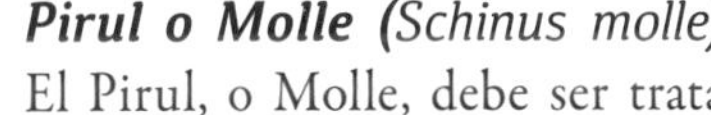

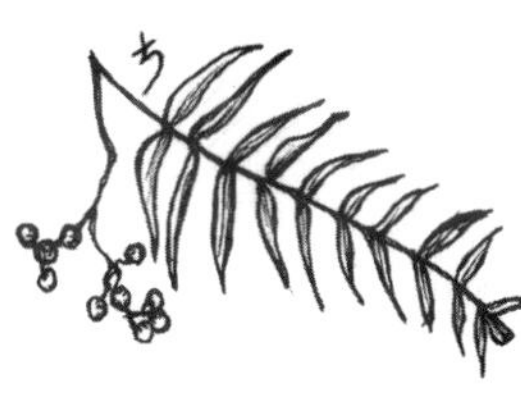

Pirul o Molle *(Schinus molle)*

El Pirul, o Molle, debe ser tratado con mucho respeto. Su espíritu está profundamente conectado con el más allá, y se considera un excelente exorcista, capaz de alejar todos los males si se barre el cuerpo o un espacio con sus ramas. Es importante evitar quemar sus hojas. El Pirul corta y libera patrones negativos profundamente arraigados, renueva la salud y protege contra toda clase de negatividades cuando se colocan sus ramas en el hogar. Sus bayas son dulces y aromáticas, promueven la prosperidad y se usan en talismanes o sahumerios. Se recomienda pedir permiso a su espíritu antes de recolectarlo. Esta planta es muy prolífica, especialmente en climas secos y medianamente áridos. En países como Perú y México, el Pirul se encuentra fácilmente tanto en hierberas como en el monte o en las calles.

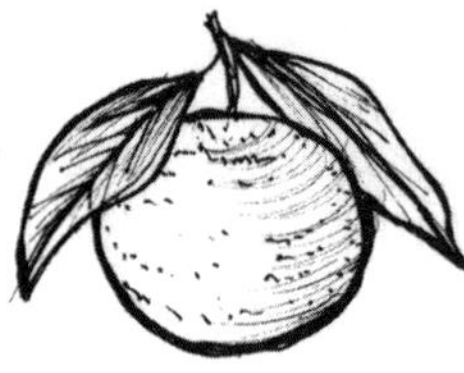

Pomelo o Toronja ***(Citrus maxima)***
El Pomelo es conocido por sus propiedades antidepresivas y estimulantes. Es un excelente purificador y depurador físico y energético. Se puede trabajar con él para expulsar emociones o dolores guardados en el interior, y también es ideal para despejar y armonizar el aura. Esta fruta es fácil de encontrar en fruterías y supermercados.

Retama ***(Spartium junceum)***

La Retama tiene flores amarillas con potentes virtudes para abrir caminos y derribar obstáculos. Potencia trabajos de prosperidad, éxito y florecimiento. También es una excelente protectora para los viajeros que la llevan consigo y, mezclada con Laurel, puede ser útil para lograr la victoria en temas legales o mercantiles. La Retama se encuentra en algunas regiones de Latinoamérica y Europa, por lo que vale la pena investigar si crece en tu área. En Perú se vende en hierberías y crece en los bordes de los caminos, especialmente en el Cusco, donde es muy apreciada.

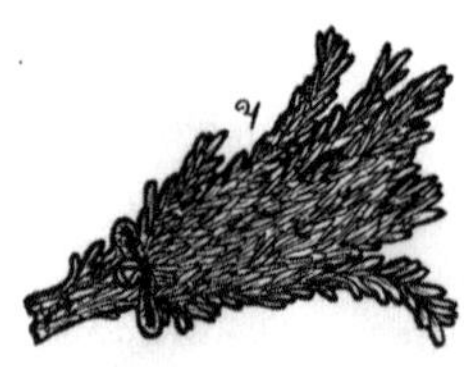

Romero ***(Rosmarinus officinalis)***
El Romero es el espíritu de la fortaleza. Aporta alegría, confianza, buena suerte y salud. Es un gran purificador, protector y armonizador tanto del hogar como de las personas. Su humo dulce es agradable para los espíritus guardianes de los hogares y santuarios naturales. Además, fortalece la concentración y auspicia la evolución personal. Esta planta es muy conocida y fácil de conseguir en viveros, hierberas, tiendas naturistas, esotéricas y supermercados.

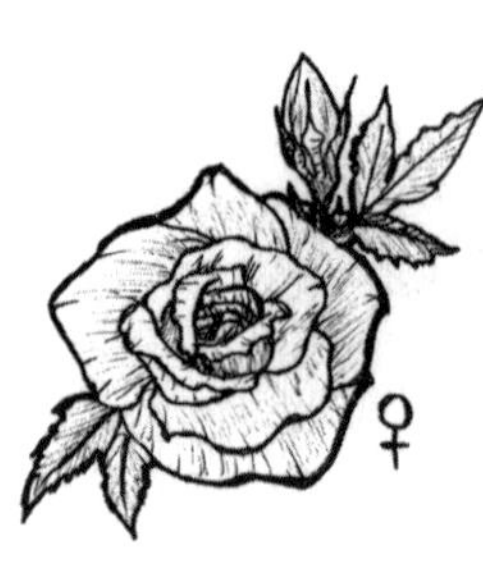

Rosa ***(Rosa spp.)***
Cada variedad tiene sus propias cualidades, pero en términos generales, la Rosa es un espíritu poderoso que encarna los principios del amor. Limpia, protege y sana los traumas y bloqueos emocionales. Es una gran aliada en trabajos relacionados con el amor, la salud y la evolución personal. Las espinas de la Rosa se usan en talismanes de protección. En el jardín es una gran protectora, feroz y fiel a los habitantes del hogar. Existen muchos tipos de Rosa, desde las especies con grandes flores comunes en floristerías, hasta las "Rosas enanas", también conocidas como "Rosas de té". Se recomienda comprar varios Rosales y sembrarlos en casa. A veces, las hierberas venden Rosas orgánicas frescas o secas. Es importante que cualquier Rosa que se use en la piel o se ingiera provenga de cultivos orgánicos. Según D. Schulke, las Rosas más poderosas son aquellas que crecen de forma silvestre.

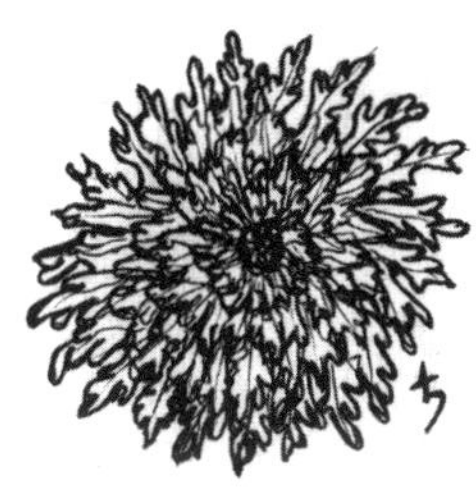

Rosa de Jericó *(Anastatica hierochuntica)*

Conocida también como Doradilla, la Rosa de Jericó está asociada con la inmortalidad y posee un poder mágico muy fuerte. Atrae y materializa lo que se le pida con fe y respeto. El agua donde esta planta vive es especialmente poderosa para purificar y despejar espacios, siempre que sea fresca. Se utiliza en rituales y hechizos para manifestar deseos como éxito, empleo, cargos, asuntos legales, evolución, curación, dinero, clientes, entre otros. Es fácil encontrarla en tiendas esotéricas.

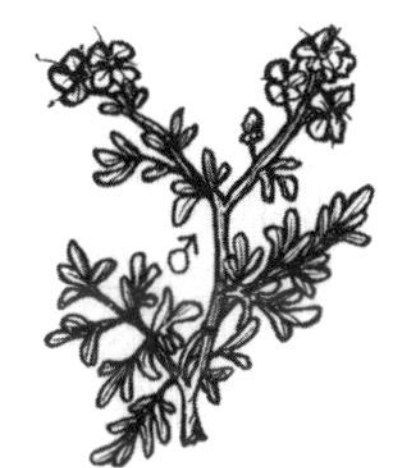

Ruda *(Ruta chalepensis), (Ruta graveolens)*

La Ruda tiene un carácter fuerte y debe ser trabajada con cuidado y respeto. Es una planta exorcista por excelencia, capaz de expulsar todos los males y alejar los peligros. Con su energía caliente, empodera las voluntades débiles, brindando confianza y poder espiritual. Es una gran aliada en la defensa espiritual. Se encuentra fácilmente en hierberías, tiendas esotéricas, viveros e incluso supermercados.

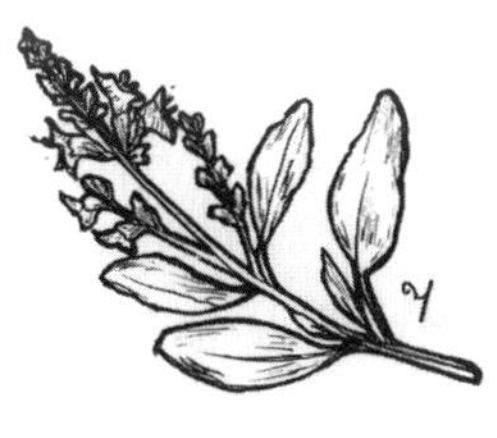

Salvia *(Salvia officinalis)*

La Salvia es una planta poderosa que no debe faltar en trabajos de curación, purificación y meditación. Amplifica la intuición, expande la consciencia y conecta con la sabiduría interior. No debe confundirse con la Salvia blanca (*Salvia apiana*), ya que sus usos y propiedades son diferentes. La *Salvia officinalis* es medicinal y muy popular en la cocina, por lo que es fácil encontrarla en hierberías, viveros, supermercados y tiendas esotéricas.

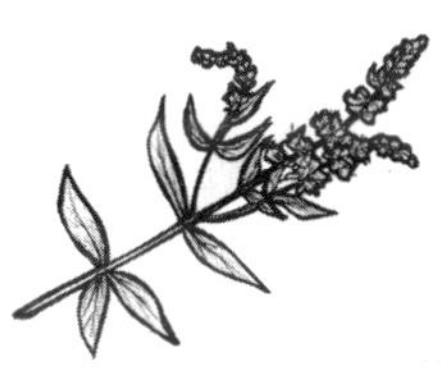

Salvia azul *(Salvia farinacea)*

Esta variedad de Salvia es excelente para proteger y purificar. En México se quema para despejar los ambientes y alejar energías negativas. Se puede encontrar en viveros, pero es menos común que otras variedades.

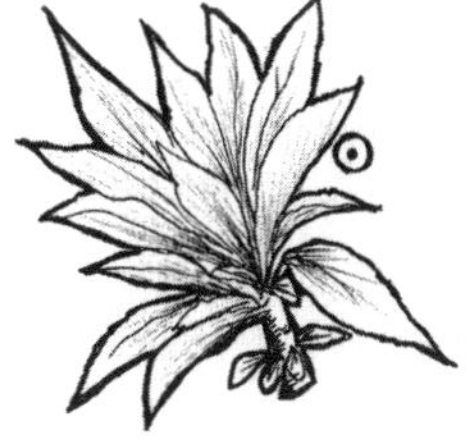

Salvia blanca *(Salvia apiana)*

La Salvia blanca tiene la capacidad de invocar a los ancestros y posee poderosas propiedades curativas. Se utiliza para extraer enfermedades, expulsar entidades maléficas y elevar las plegarias al reino espiritual. Es una de las plantas más populares en el movimiento espiritual actual, y se encuentra en tiendas esotéricas y chamánicas.

Sándalo blanco (*Santalum album*)

El Sándalo es una madera aromática muy respetada en las culturas orientales. Eleva las vibraciones de los espacios y personas, favoreciendo la espiritualidad, la meditación y la contemplación. Brinda claridad mental y protege el campo áurico de bajas vibraciones. También es protector contra enfermedades. Se puede encontrar en tiendas esotéricas y, en ocasiones, en tiendas especializadas en insumos de la India. Mi recomendación es adquirir Sándalo de calidad ayurvédica por internet, para asegurar su pureza.

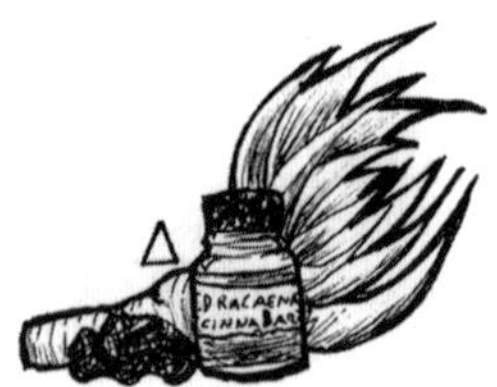

Sangre de dragón (*Dracaena cinnabari*)

A diferencia de la Sangre de grado (*Croton lechleri*), la Sangre de dragón proviene de otro árbol, y se utiliza desde tiempos remotos como elemento potenciador en hechizos y rituales, ya que se considera similar a la sangre por su color rubí. Esta resina tiene poderosas propiedades para la curación y protección energética. Se recomienda adquirirla en tiendas esotéricas físicas o virtuales, o en apotecarios que trabajen con hierbas identificadas por su nombre científico. Es importante tener cuidado, ya que hay confusión con otras plantas que llevan el mismo nombre. Es posible encontrar estos productos en Latinoamérica, pero se debe verificar su autenticidad.

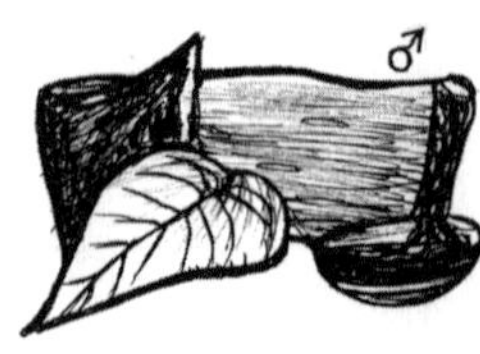

Sangre de grado (*Croton lechleri*)

Proviene de un alto árbol de la selva amazónica, muy apreciado por sus virtudes sanadoras y regenerativas de tejidos. Se utiliza para potenciar trabajos de curación y protección, y es excelente en baños rituales para cerrar fisuras energéticas causadas por daños espirituales o maleficios. Además, fortalece a los enfermos para que sanen rápidamente. La Sangre de grado también puede usarse como pintura corporal ritual para aumentar el poder espiritual. Es fácil de encontrar en Perú en hierberías y tiendas naturistas; fuera de este país se consigue principalmente por internet o en tiendas especializadas en insumos peruanos o ceremoniales.

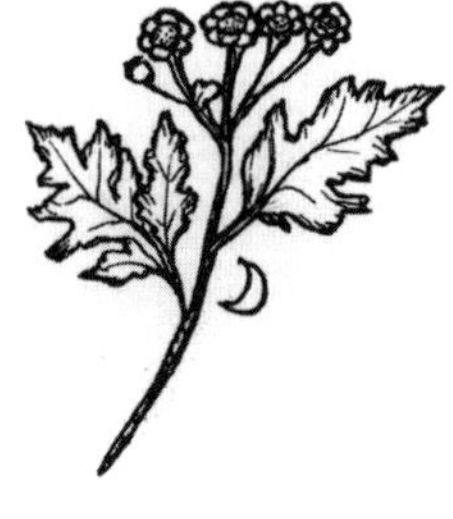

Santamaría (*Tanacetum parthenium*)

Conocida como *feverfew* en inglés, esta planta amarga es altamente apreciada por sus propiedades analgésicas. Se utiliza para tratar dolores menstruales, fiebre, artritis y migrañas. En la magia, la Santamaría es empleada para trabajos de curación y purificación, y también se asocia con el regreso de la paz y la tranquilidad.

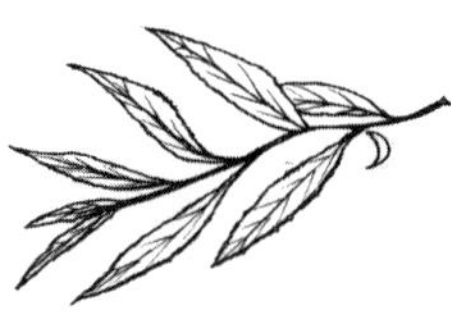

Sauce blanco (*Salix alba*)
Considerado la "aspirina" del reino vegetal, el Sauce es un poderoso analgésico y aliado en procesos de dolor físico y emocional. La dama del Sauce alivia las penas del corazón, abriendo portales mágicos hacia el subconsciente, las memorias prenatales y aspectos lunares en general. Además, es conocido por ser un árbol protector, cuya presencia inspira silencio e introspección. Se puede encontrar en hierberías o en línea.

Semilla de Coriandro (*Coriandrum sativum*)
También conocida como semilla de Cilantro, esta especia es aromática y dulce. Se utiliza en trabajos de amor y prosperidad, especialmente para atraer dinero y empleo. Además de su valor culinario, la semilla de Coriandro tiene un gran poder mágico. Se consigue fácilmente en tiendas de especias y esotéricas.

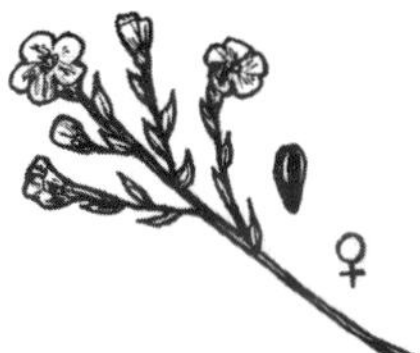

Semilla de Linaza (*Linum usitatissimum*)
Ideal para atraer paz y neutralizar estados nerviosos, compulsivos o iracundos, la semilla de Linaza es conocida por sus beneficios alimenticios y mágicos. Se encuentra fácilmente en supermercados y tiendas naturistas.

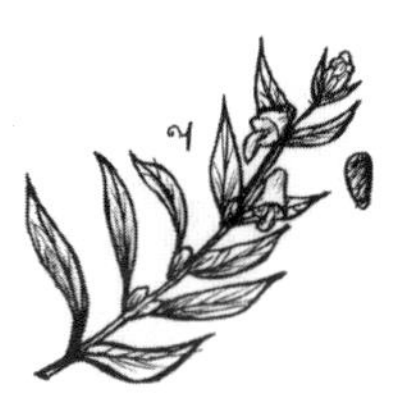

Semillas de Sésamo o Ajonjolí (*Sesamum indicum*)
Utilizadas en trabajos de evolución espiritual y material, las semillas de Sésamo (o Ajonjolí) están asociadas con el dinero, el éxito, la fertilidad, la prosperidad y la abundancia. Cada semilla representa una moneda, una bendición, un cliente, etc. Se consigue con facilidad en tiendas de especias y supermercados.

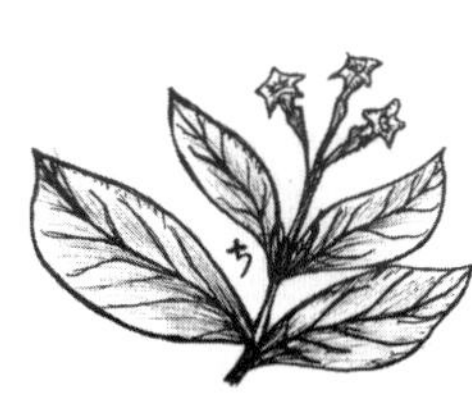

Tabaco (*Nicotiana spp.*)
Nota: Venenoso, no ingerir. Utilizado en sahumerios para la purificación, el exorcismo, para preparar el espacio para la llegada de los espíritus guías y para honrar a muertos y ancestros. El Tabaco tiene grandes poderes y debe ser tratado con respeto y humildad. Remueve eficazmente la negatividad, la enfermedad y es un gran aliado para romper maleficios. Atrae confianza, promueve la espiritualidad, enseña rectitud y brinda paz y entendimiento superior. El Tabaco orgánico se puede encontrar en tiendas esotéricas, hierberías populares o tiendas especializadas en insumos para fumadores. Es crucial no utilizar el Tabaco de cigarrillos comerciales, ya que está cargado de sustancias tóxicas. El Tabaco limpio y orgánico trae mejores beneficios espirituales y medicinales.

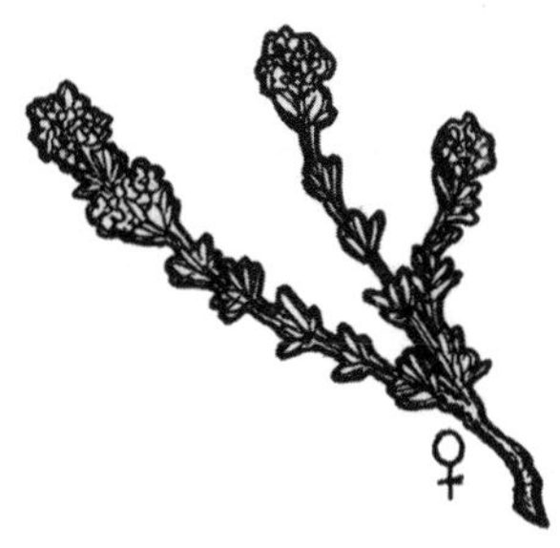

***Tomillo** (Thymus vulgaris)*
Es un potente purificador que se utiliza para remover enfermedades y males espirituales. También es una gran planta de protección para la salud. Se dice que el Tomillo (especialmente sus flores) tiene una conexión con las hadas. Es una hierba culinaria fácil de encontrar en supermercados, viveros y hierberías. Personalmente, prefiero comprar Tomillo fresco y secarlo en casa, aunque también se puede plantar en el jardín. Es una bonita y protectora presencia para la familia y el hogar.

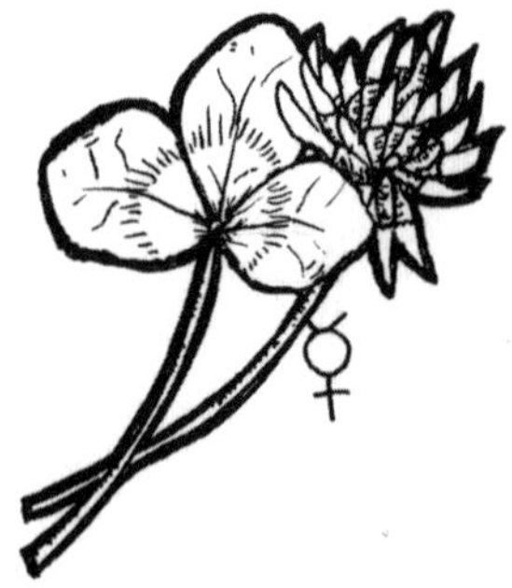

***Trébol blanco** (Trifolium repens)*
Esta planta ayuda a conectar con el niño interior, la fe, la esperanza y la alegría. Sus flores poseen una gran luz espiritual y se utilizan para atraer la buena suerte y la curación. El famoso Trébol de cuatro hojas es considerado un amuleto para cumplir deseos, siendo símbolo de virtud y gran protección espiritual. El Trébol blanco es bastante silvestre y crece donde quiere. Si puedes cosechar sus flores, sécalas para tenerlas a mano cuando las necesites. Aunque es menos común, se puede encontrar en algunas hierberías, mientras que el Trébol rojo, conocido por sus beneficios para la salud femenina, posee virtudes espirituales distintas del blanco y es más fácil de encontrar.

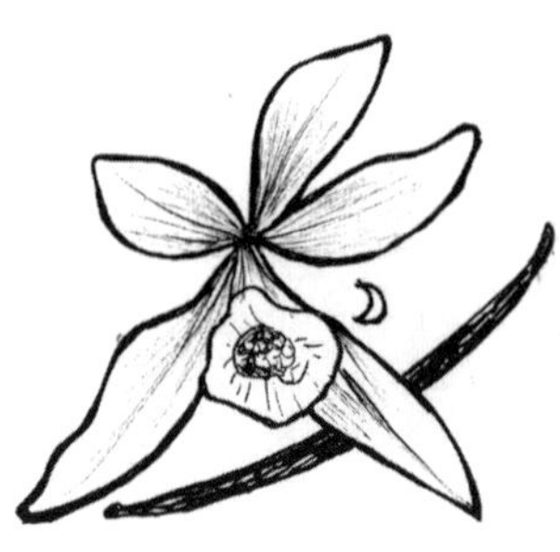

***Vainilla** (Vanilla planifolia)*
La caprichosa Vainilla tiene un aroma dulce y fétido a la vez, y se utiliza para purificar y armonizar el campo emocional. Es especialmente beneficiosa para los nativos de signos de agua, ya que los ayuda a sortear las fluctuaciones emocionales. Aunque a menudo se asocia con el amor, la Vainilla es también una excelente planta de limpieza y protección espiritual, otorgando invisibilidad y poder en rituales de curación. Se recomienda siempre usar Vainilla auténtica, ya sea la vaina o un extracto cien por ciento natural, y evitar la vainillina sintética, que es una imitación de baja calidad. Se puede encontrar en supermercados, tiendas de insumos para repostería o por internet.

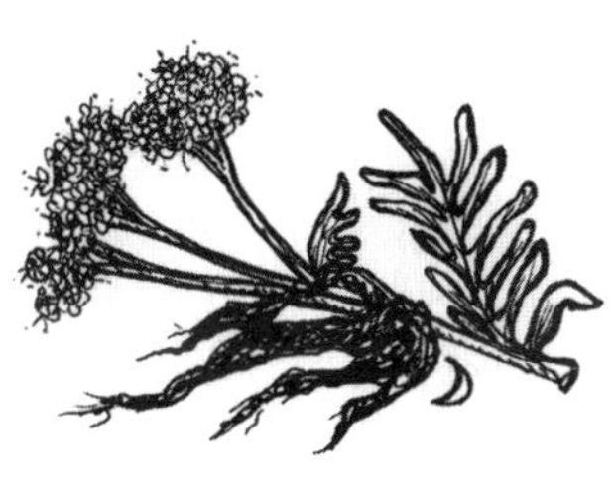

***Valeriana** (Valeriana officinalis)*

La raíz de Valeriana, con un olor desagradable para algunos, tiene muchos poderes ocultos. Es famosa por ser un remedio para tratar los nervios, el insomnio e inducir un sueño profundo. Se debe usar con precaución, ya que en dosis altas puede ser contraproducente. La Valeriana también confiere protección y es útil para acompañar a personas muy nerviosas o explosivas. Además, se recurre a esta raíz para trabajar con los sueños y el plano onírico. Se encuentra fácilmente en hierberías y tiendas naturistas por su valor medicinal.

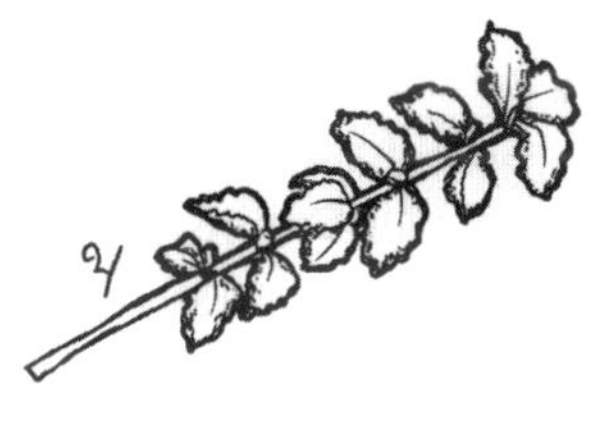

***Vaporub o Atamel** (Plectranthus tomentosa)*

Esta planta se utiliza principalmente para tratar dolores de cabeza, resfriados y tos, debido a su aroma alcanforado. A nivel mágico, es excelente para las curaciones y para atraer la energía del dinero. En Latinoamérica es una planta popular que se ve comúnmente en jardines y entradas de casas. Aunque no la he visto en hierberías o tiendas naturistas, se encuentra con facilidad en viveros, donde se ofrece como planta ornamental.

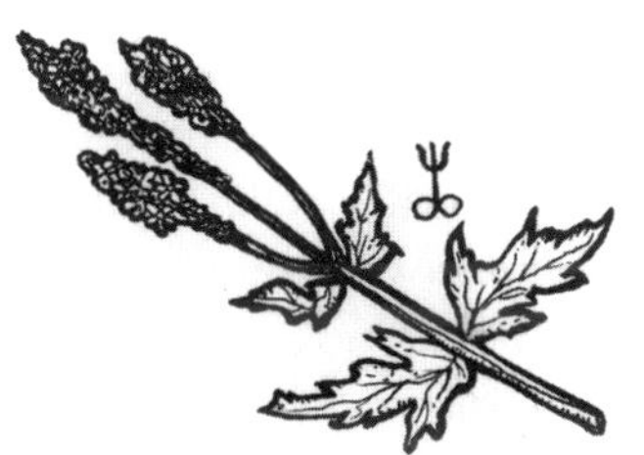

***Verbena** (Verbena officinalis)*

Hija de Venus, esta planta guarda los poderes del amor. Es excelente para sanar conflictos en las relaciones y ayudar a aquellos que buscan mejorar su relación consigo mismos. La Verbena es una planta mística utilizada en purificaciones y exorcismos. También se considera protectora contra la negatividad y los maleficios. Debido a sus grandes virtudes medicinales es fácil de conseguir, especialmente en hierberías y tiendas naturistas. Es importante no confundirla con otras variedades como la Verbena azul o la Verbena de limón, ya que *Verbena officinalis* no es aromática.

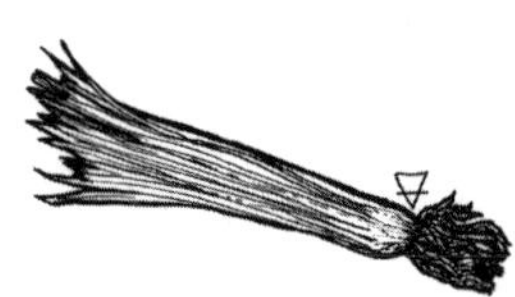

***Vetiver** (Chrysopogon zizanioides)*

Esta raíz aromática, de aroma dulce y almizclado, se utiliza para manifestar peticiones y atraer el éxito, el dinero, el empleo y el amor. Se encuentra en tiendas esotéricas y, a veces, en hierberías. Si deseas cultivarla en casa, puedes conseguirla fácilmente, ya que es muy buscada por su utilidad para estabilizar terrenos debido a sus profundas y fuertes raíces. Es una planta altamente recomendable para tener en el hogar por su energía estabilizadora y protectora.

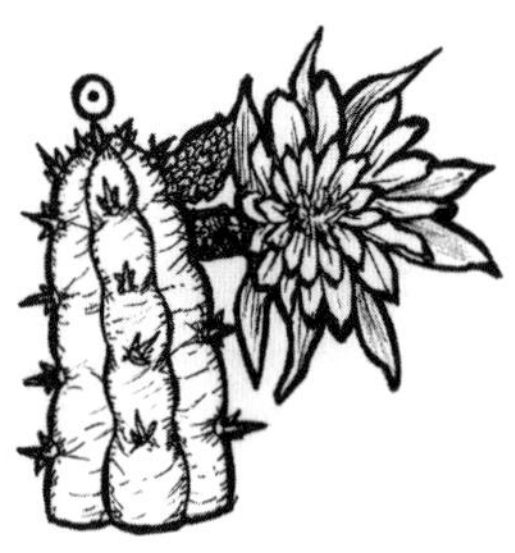

***Wachuma** (Echinopsis pachanoi)*

El Cactus enteogénico conocido como Wachuma posee grandes poderes espirituales. Es utilizado en casas y negocios para proteger y atraer buena suerte. Este cactus fortalece la energía y resguarda maravillosamente los espacios. Es un espíritu sabio que canaliza luz espiritual desde las altas esferas hacia la Tierra, siendo también un excelente protector de altares y lugares ceremoniales. Se encuentra principalmente en Perú, en viveros, en la montaña y en hierberías. Fuera de Perú se puede conseguir en algunos viveros especializados. Se recomienda investigar bien las características físicas del cactus para asegurarse de que se trata de la especie correcta.

Waxflower o Flor de cera

(Chamelaucium uncinatum)

Este es un arbusto exótico originario de Australia, con flores rosas y un aroma similar al Pelargonio. Se utiliza en sahumerios y hechizos para atraer el amor, la amistad y mejorar las relaciones. Es una especie rara, pero en ciertos viveros o floristerías especializadas en plantas importadas podría estar disponible. Ignoro si es común en Europa o Norteamérica, pero sin duda puede encontrarse ocasionalmente en tiendas especializadas.

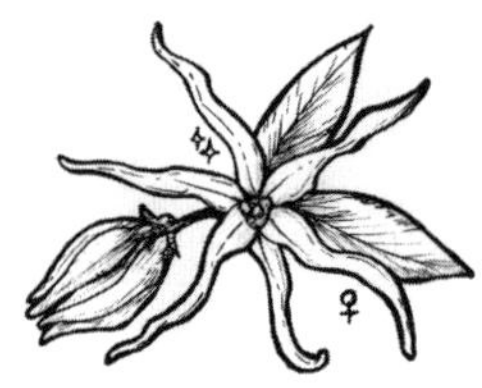

***Ylang-ylang** (Cananga odorata)*

Las flores de Ylang-ylang son afrodisíacas y muy poderosas para la atracción, pues promueven la sensualidad y la seducción. Sin embargo, fuera de las regiones en que crece de manera natural, no es fácil encontrar flores secas o frescas, y mucho menos la planta. Por lo general, el Ylang-ylang se consigue en forma de aceite esencial, que conserva todas sus propiedades para la atracción y la energía de amor.

OTROS INGREDIENTES Y SUS VIRTUDES ESPIRITUALES

Aceite de Almendras

Un aceite dulce, suave y gentil. Se utiliza para fórmulas del amor, para los endulzamientos, para la curación y la tranquilidad. Trabaja siempre con aceite de Almendras orgánico sin aditivos. Es común encontrar pseudoaceites de Almendras llenos de colorantes y aromas artificiales. A veces está mezclado con aceite mineral para abaratar su costo. El precio dice mucho de la calidad de este aceite. Invierte un poco más para obtener calidad, ya que su pureza es fundamental para aprovechar sus propiedades.

Aceite de Coco

Aceite caliente, estimulante y protector. El óleo de Coco es un poderoso afrodisíaco, favorece la unión sexual, aumenta la sensibilidad y permite el flujo del placer. En otros aspectos, el aceite de Coco es protector y purificador. Existen tres tipos: extravirgen natural (blanquecino al endurecer, con olor a Coco), fraccionado (transparente, no se endurece con el frío) y con aroma neutro (se endurece y es blanco). Usa el tipo que más te guste, de acuerdo con tu necesidad.

Aceite de Oliva

Óleo pesado, proveniente de las Aceitunas u Olivas. Desde la antigüedad se ha apreciado como aceite sacramental, usado para bendecir, consagrar y ungir imágenes sagradas. Este aceite tiene un fuerte poder de protección, purificación y consagración.

Agua bendita

Sea proveniente de una iglesia o preparada por el practicante de magia, el agua bendita posee una vibración espiritual elevada que purifica y despeja. Atrae la paz y promueve un estado de claridad. Es un excelente recurso para eliminar energías negativas, proteger espacios y personas, y restaurar la armonía. En muchas tradiciones se cree que el agua bendita es capaz de limpiar tanto a nivel físico como energético, disipando bloqueos espirituales y restaurando el equilibrio. Además, las aguas de pozos o lagunas sagrados también son consideradas benditas, ya que se cree que tienen una conexión directa con la energía del lugar y con los espíritus guardianes que los habitan.

Agua de mar

El agua de mar purifica, exorciza y ayuda enormemente en trabajos de curación. Debido a su conexión con la energía del océano, se dice que posee una vibración alta y profunda que limpia el cuerpo y el espíritu. Es recomendable tomarla de playas limpias o de zonas donde haya poca contaminación. El agua de mar también se utiliza para la limpieza energética de espacios y para fortalecer la protección espiritual.

Agua florida

Este perfume espirituoso, compuesto por ingredientes como Limón y Hierba limón, tiene la capacidad de despejar, clarificar y armonizar la energía. Se utiliza para elevar el espíritu, reconfortar en momentos difíciles y restaurar la paz en un entorno cargado. La original agua florida se produce en Perú y es muy usada en rituales chamánicos, aunque hoy en día es conocida y utilizada mundialmente. Debido a su popularidad, existen diversas imitaciones y vasta variedad de recetas artesanales, pero la auténtica agua florida sigue siendo un recurso muy potente en la práctica espiritual.

Agua kananga

Este perfume refrescante y dulce se utiliza principalmente en trabajos espirituales relacionados con el amor, la abundancia, el florecimiento y la evolución personal. El agua kananga se elabora con esencia de Ylang-ylang (*Cananga odorata)*, una flor conocida por sus propiedades afrodisíacas y de armonización. Su aroma dulce y floral favorece los trabajos de conexión emocional y fortalecimiento de las relaciones.

Agua de Rosas

En su forma más natural es un hidrolato que se obtiene a partir de las Rosas por método de destilación simple. Es importante buscar un agua de Rosas orgánica, cien por ciento natural, sin colorantes ni aditivos artificiales. El agua de Rosas real es incolora y tiene un delicado aroma a Rosa. Es conocida por sus propiedades calmantes, emolientes, antiinflamatorias y regenerativas para la piel. A nivel energético es un modulador anímico que equilibra las emociones y fomenta la armonía interior, lo que la convierte en un excelente remedio para la paz emocional y el bienestar general.

Aguardiente de Caña y ron blanco

El aguardiente de Caña y el ron blanco son altamente valorados en las prácticas mágicas, por su capacidad para limpiar y despejar el campo áurico. Se emplean en baños de limpieza y despojo, porque ayudan a eliminar energías estancadas y negativas. Además, el alcohol, al ser un conductor energético, facilita la canalización de las emanaciones espirituales. Ambos se utilizan también como ofrendas a espíritus y divinidades en diversas tradiciones.

Alcohol

El alcohol etílico es ampliamente utilizado en prácticas esotéricas y espirituales debido a su capacidad para retener y catalizar energías. Además, es la base ideal para la creación de perfumes y extractos, comúnmente llamadas tinturas, ya que captura las propiedades físicas y energéticas de las plantas y elementos que se infusionan en él. En magia se usa también como vehículo para liberar o canalizar energía espiritual, ayudando a potenciar trabajos y rituales.

Azúcar rubia

El azúcar rubia es conocida por sus propiedades de atracción y endulzamiento. Se utiliza para atraer lo que deseamos, como amor, prosperidad, clientes o la resolución de conflictos. Al igual que las abejas se sienten atraídas por la miel, el azúcar "atrae" lo que se le pida, especialmente en hechizos de amor y trabajos que impliquen suavizar una situación o atraer buena fortuna. También se usa para "endulzar" los corazones endurecidos por el sufrimiento, la ira o las malas experiencias. Es una excelente ofrenda que se puede ofrecer para pedir por la paz emocional y la reconciliación.

Azufre

El azufre es un mineral con un olor muy fuerte y penetrante, que debe usarse con precaución debido a sus propiedades irritantes, especialmente si se quema. En el ámbito mágico tiene una notable capacidad para expulsar energías densas y entidades maléficas. También se utiliza en la remoción de maleficios y en trabajos de despojo. A pesar de su potencia, debe ser usado en pequeñas cantidades, como una pizca en baños o sahumerios, ya que puede causar irritaciones en las vías respiratorias si se emplea de forma incorrecta.

Cascarilla

La cascarilla, hecha principalmente de cáscaras de huevo pulverizadas, es utilizada para contener, proteger y delimitar la energía durante trabajos mágicos. Se usa comúnmente para trazar símbolos de protección o para crear círculos mágicos en los que se concentran las energías del ritual. También se emplea para proteger a los participantes de influencias negativas o externas, y es una herramienta valiosa para mantener el orden y la seguridad energética durante los trabajos rituales. Además, se considera una excelente ayuda en trabajos de protección y en rituales de cierre o apertura de espacios espirituales.

Champaña

La champaña es un licor asociado con celebraciones y momentos de triunfo, por lo que en la magia se utiliza en baños y rituales destinados a atraer éxito, victorias y abundancia. Su efervescencia simboliza el dinamismo y el ascenso, y se incorpora en prácticas para activar energías de éxito y prosperidad.

Leche

La leche es un líquido poderoso cargado de simbolismo de vida y nutrición. En prácticas espirituales se usa como ofrenda a los espíritus de la naturaleza y a la Madre Tierra, pues representa el cuidado, la fertilidad y la nutrición. En baños brinda calma, purifica el aura y promueve la belleza y la juventud. Es especialmente útil para calmar la ansiedad y los nervios; ayuda a equilibrar las emociones y restaurar la paz interior. Se recomienda usar leche orgánica, preferiblemente sin procesar, para aprovechar su energía de la forma más pura y natural posible.

Miel

La miel es considerada un néctar mágico con fuertes propiedades protectoras y curativas, gracias a su vinculación con el sol. Es un vehículo de dulzura y abundancia, y su uso en la magia atrae bendiciones, amor, salud y éxito. En baños y otros preparados mágicos líquidos, la miel ayuda a revitalizar el cuerpo y la mente, restaurando la energía y atrayendo lo positivo. Su dulzura también sirve para suavizar relaciones tensas, promoviendo la reconciliación y el bienestar. La miel se usa tanto en la magia de amor como en trabajos de prosperidad. Es también un antiguo elemento ofertorio para las divinidades y espíritus de la naturaleza.

Miel de amor

La miel de amor es una variante esotérica de la miel, especialmente creada para trabajos de amor y atracción. Con su dulce aroma y propiedades magnéticas, es utilizada en hechizos para atraer el amor, fortalecer relaciones o mejorar la conexión emocional entre dos personas. También se emplea en rituales donde el objetivo es aumentar la sensualidad y la armonía en una relación. Esta miel puede ser añadida a preparaciones líquidas o utilizada en ofrendas mágicas para trabajar con las energías del corazón.

Plata coloidal

La plata coloidal es agua cargada con pequeñas partículas de plata, conocida por sus poderosas propiedades curativas y desinfectantes. En la medicina tradicional ha sido utilizada durante siglos por sus beneficios para el sistema inmunológico y la estimulación de las glándulas. Espiritualmente, la plata resuena con la energía lunar, lo que la hace excelente para trabajar la intuición y la conexión con lo espiritual. Se usa en rituales de curación, equilibrio emocional y fortalecimiento de la intuición, ayudando a sanar tanto el cuerpo físico como el emocional. La plata coloidal también favorece el restablecimiento del equilibrio energético en el cuerpo.

Sal marina

La sal marina es un elemento antiguo de gran poder en la magia y la espiritualidad. Además de ser esencial para la vida, su uso en rituales tiene la capacidad

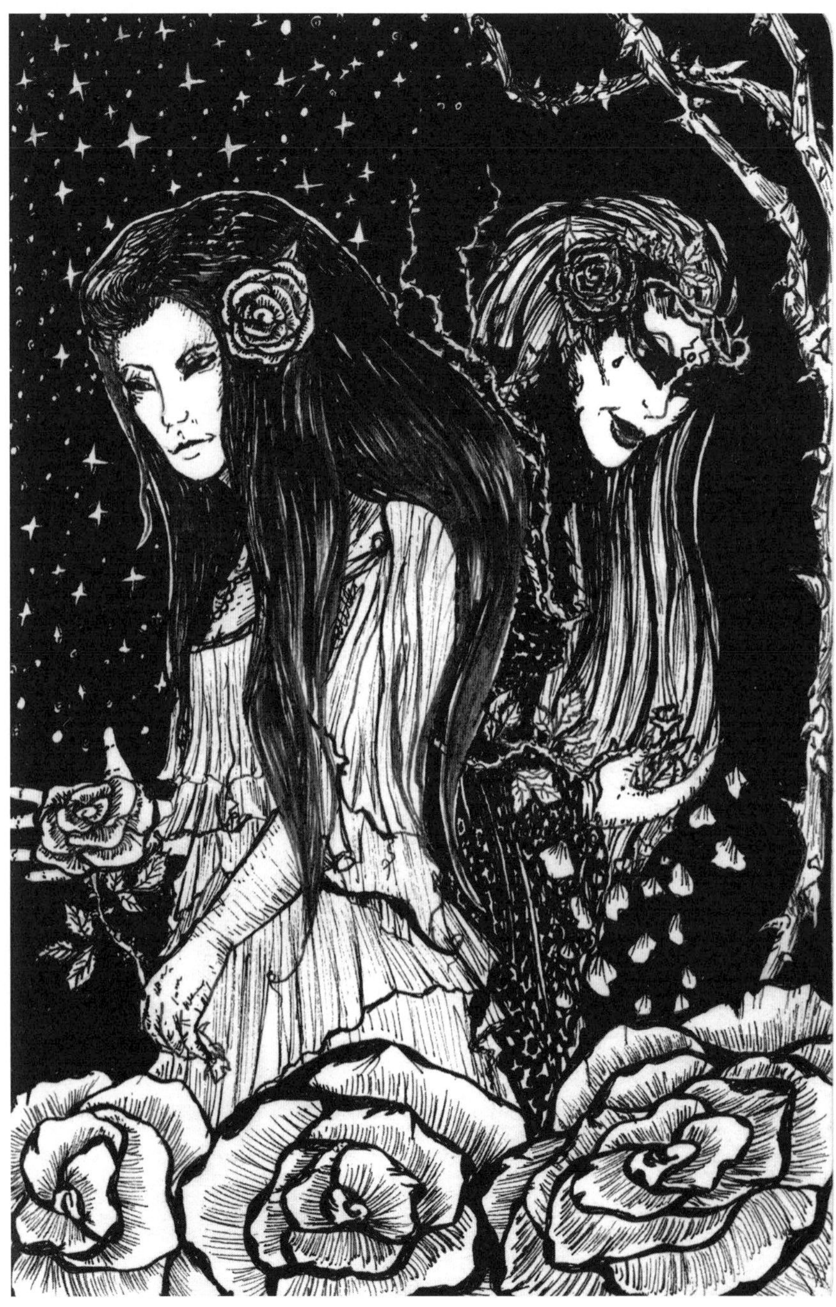

La Rosa: gracia celestial y espina

de neutralizar energías negativas, desbloquear obstáculos y restaurar el flujo de energía positiva. La sal actúa como purificadora, eliminando la negatividad y promoviendo un balance energético saludable. Se utiliza comúnmente en baños rituales y sahumerios para limpiar espacios y personas. Es recomendable no usarla de manera continua por más de tres días seguidos, ya que su poder puede ser contraproducente si se emplea en exceso.

Vino

El vino es considerado un licor sagrado en muchas culturas y tradiciones espirituales. A menudo se utiliza como ofrenda a las entidades espirituales y se ofrece en agradecimiento por favores recibidos. Su uso en rituales mágicos también está relacionado con la celebración y la conexión espiritual, pues el vino, como símbolo de abundancia y alegría, ayuda a elevar la energía de los rituales. En trabajos de prosperidad, amor y agradecimiento, el vino es una bebida que invita a la comunicación con el plano espiritual y se emplea para fortalecer la relación con entidades benevolentes.

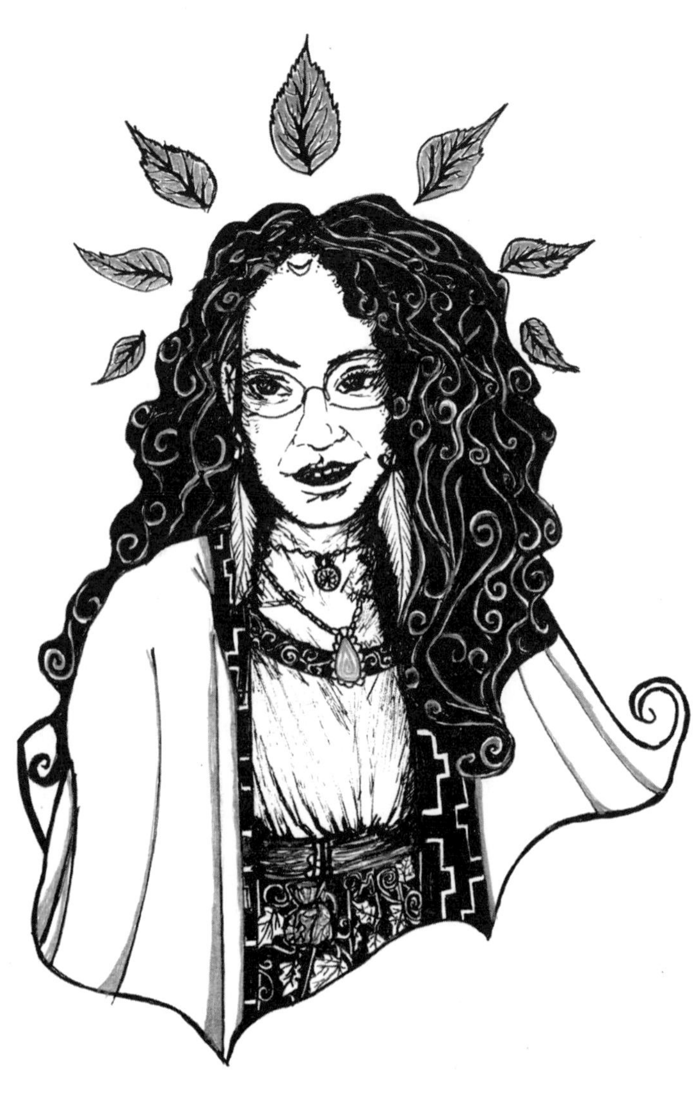

Faemana, caminante del Sendero Esmeralda

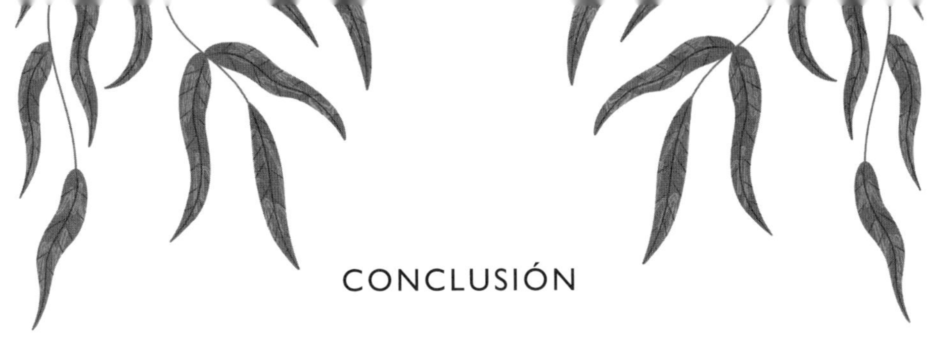

CONCLUSIÓN

El Sendero Esmeralda: un viaje de vida

La sabiduría de las plantas está disponible para todos nosotros cada día, en servicio para la evolución de la humanidad. El conocimiento brindado en este libro no es más que una herramienta para poner en práctica. Es a través de la experimentación que podemos realmente integrar en nuestra vida y camino mágico la sabiduría de nuestras hermanas verdes. Todo lo compartido es la decantación de años de exploración y búsqueda y, sobre todo, constante relacionamiento. Si bien hoy sé muchas cosas, siempre siento que todavía tengo mucho que aprender. Este camino es infinito, fascinante y maravilloso.

El desarrollo como practicantes del Sendero Esmeralda toma tiempo, pues representa un compromiso con nosotros mismos y con los poderes que nos acompañan. Ya sea que sientas o no el llamado a profundizar más en este camino, las plantas estarán siempre allí para guiarnos y aliviarnos en esta transición llamada vida terrenal: esta es la ancestral alianza entre ellas y la humanidad.

Y siempre recuerda: el camino de las plantas es esencialmente solitario, y las verdaderas maestras son ellas mismas. Los maestros humanos solo muestran el camino o entregan llaves. Pero, al final, son los seres vegetales quienes te guían a través del mágico, sinuoso y misterioso Sendero Esmeralda.

Que este conocimiento nacido desde el amor, por el amor y para el amor te sirva y nutra de la mejor forma.

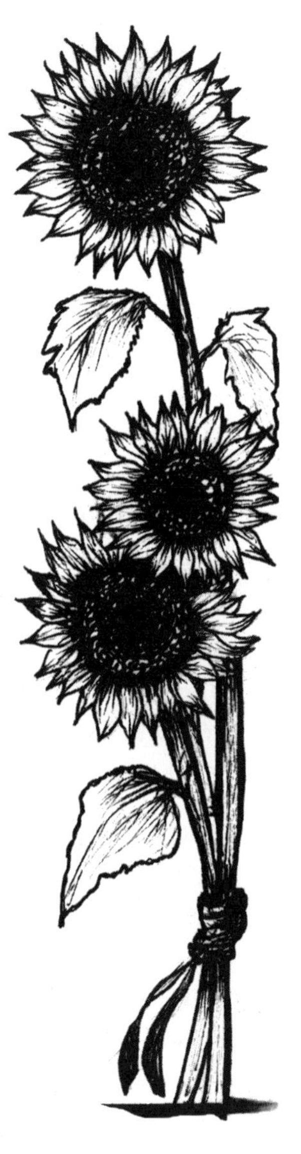

Bibliografía

Blanco, C. *Manual Esotérico*. Bogotá: Editorial Solar. 1988

Bussmann, R., Sharon D. *Plantas de los cuatro vientos: flora mágica y medicinal del Perú*. Editorial Graficart, 2007.

Coby, Michael. *Grimorio de la senda de los venenos: herbolaria oscura, magia venenosa y aliados siniestros*. Vermont: Inner Traditions en Español, 2025.

Cunningham, S. *Cunningham's Enciyclopedia of Magical Herbs*. Woodbury, Minnesota, 2012.

Cunningham. S. *Enciclopedia de cristales, gemas y minerales mágicos*. Minnesota: Llewellyn Español, 1999.

Hall, J. *Crystal Prescriptions: The A–Z Guide to Over 1,200 Symptoms and Their Healing Crystals*, Reino Unido: O Books, John Hunt, 2006.

Pearson, N. *Crystal Basics: The Energetic, Healing, and Spiritual Power of 200 Gemstones*. Destiny Books, 2020.

Putz, R. *Botánica oculta: Las plantas mágicas según Paracelso*. Barcelona: Editorial Pons, 2006.

Sedir, P. *Occult Botany: Sedir's Concise Guide to Magical Plants*. Vermont: Inner Traditions, 2021.

Wigington, P. *Herb Magic: An Introduction to Magical Herbalism and Spells*. Emeryville, California: Rockridge Press, 2020.

Williams, J. *The Green Arte: The Craft of the Herbwise*. Aeon Books, 2022.

LIBROS DE INTERÉS RELACIONADO

Runas para la bruja verde
Un grimorio de hierbas
por Nicolette Miele

En este innovador grimorio, la bruja herbolaria Nicolette Miele examina las conexiones de hierbas y plantas de cada una de las 24 runas del futhark antiguo, así como las correspondencias con deidades, astrología, tarot y cristales. Explora cómo se pueden combinar runas y plantas en hechizos y rituales para manifestar, proteger, curar, desterrar y más.

Herbolario de la senda de los venenos
Hierbas nocivas, solanáceas medicinales y enteógenos rituales
por Coby Michael

Parte grimorio y parte formulario herbal, esta guía de la senda de los venenos de la herboristería oculta comparte historia, tradición e información práctica sobre el uso de las plantas venenosas y mágicas, que pueden alterar la conciencia. Coby Michael explica cómo trabajar con hierbas nocivas en rituales y hechizos, como espíritus familiares de las plantas, medicinas potentes y sustancias visionarias.

Grimorio de la senda de los venenos
Herbolaria oscura, magia venenosa y aliados siniestros
por Coby Michael

El especialista en herbolaria oculta Coby Michael rinde homenaje a las plantas mortíferas, indeseadas y salvajes de la herbolaria oscura. Explora cómo emplear el poder de estas plantas en rituales, prácticas de magia y sanación espiritual, y nos presenta un compendio completo con correspondencias mágicas y recetas para trabajar con determinadas plantas venenosas aliadas.